Gehen verstehen
Ganganalyse in der Physiotherapie

観察による歩行分析

原著　Kirsten Götz-Neumann

訳　月城慶一　広島国際大学教授　総合リハビリテーション学部
　　山本澄子　国際医療福祉大学大学院教授　福祉援助工学分野
　　江原義弘　新潟医療福祉大学副学長
　　盆子原秀三　了徳寺大学教授　健康科学部理学療法学科

医学書院

Kirsten Götz-Neumann（キルステン・ゲッツ・ノイマン）
Martinstraße 42
40223 Düsseldorf Germany

Authorized translation of the German language edition
"Gehen verstehen Ganganalyse in der Physiotherapie"
published by Georg Thieme Verlag.
Copyright © 2003 by Georg Thieme Verlag.
Book cover design : Martina Berge, Erbach

© First Japanese edition 2005 by Igaku-Shoin Ltd., Tokyo

Printed and bound in Japan

観察による歩行分析

発　行	2005年6月1日　第1版第1刷 2017年11月1日　第1版第17刷
原著者	Kirsten Götz-Neumann
訳　者	月城慶一・山本澄子・江原義弘・盆子原秀三
発行者	株式会社　医学書院 代表取締役　金原　優 〒113-8719　東京都文京区本郷1-28-23 電話　03-3817-5600（社内案内）
印刷・製本	三美印刷

本書の複製権・翻訳権・上映権・譲渡権・貸与権・公衆送信権（送信可能化権を含む）は株式会社医学書院が保有します．

ISBN978-4-260-24442-8

本書を無断で複製する行為（複写，スキャン，デジタルデータ化など）は，「私的使用のための複製」など著作権法上の限られた例外を除き禁じられています．大学，病院，診療所，企業などにおいて，業務上使用する目的（診療，研究活動を含む）で上記の行為を行うことは，その使用範囲が内部的であっても，私的使用には該当せず，違法です．また私的使用に該当する場合であっても，代行業者等の第三者に依頼して上記の行為を行うことは違法となります．

JCOPY〈出版者著作権管理機構　委託出版物〉
本書の無断複製は著作権法上での例外を除き禁じられています．複製される場合は，そのつど事前に，出版者著作権管理機構（電話 03-3513-6969，FAX 03-3513-6979，info@jcopy.or.jp）の許諾を得てください．

訳者序

　本書の著者，Kirsten Göetz-Neumann はドイツ人の理学療法士であり，観察による歩行分析グループ（O. G. I. G.：Observational Gait Instructor Group）の代表者である．彼女は臨床歩行分析のメッカといわれるランチョ・ロス・アミーゴ病院において世界中から尊敬されている Jacquelin Perry 博士より直接の指導を受け，「観察による歩行分析」の手法を確立した．歩行分析という言葉からは，通常，大掛かりな機器を使用した計測とデータ分析を思い起こしがちであるが，「観察による歩行分析」では理学療法士や医師などの医療従事者が目で観察することによって適切な評価を行うことを目的としている．さらに，評価の根底にはバイオメカニクスの知識と豊富なデータによる裏づけがあることが，この方法の特色である．現在，Kirsten Göetz-Neumann は，「観察による歩行分析」の普及のために世界各国で積極的に活動をしている．

　2002 年に本書の訳者の 1 人である江原がドイツで行われた著者のセミナーに参加したことが，「観察による歩行分析」を日本に紹介するきっかけであった．江原は彼女のセミナーに感銘を受け，是非，日本国内の医療従事者に紹介したいと考え，日本でのセミナーを企画した．その結果，Kirsten Göetz-Neumann は 2003 年から連続して 3 年間，来日して計 7 回のセミナーを開催している．いずれのセミナーも盛況であり，O. G. I. G. で通常行われる定員 30 名のセミナーは広報から 72 時間で満員となる人気であった．2005 年 2 月には，東京で 600 名以上の参加者によるセミナーも行われた．

　原著は Kirsten Göetz-Neumann が「観察による歩行分析」のエッセンスを記したものである．彼女はこの内容が日本語で理解されることを強く望み，一方で彼女のセミナーの参加者から原著の内容を日本語で読みたいという強い希望があった．そこで医学書院の大野氏のご協力を得て出版されることになったのが本書である．原著はドイツ語で書かれているため，ドイツ語からの和訳はドイツ語が堪能な月城が行った．その後，バイオメカニクスの観点から山本と江原が訳文を見直し，盆子原が理学療法の分野に関して訳語の指導とアドバイスを行った．そして最後に 4 名の訳者全員で内容の確認を行い仕上がったのが本書である．訳が不十分な点は，本書の特色であるわかりやすい図が補ってくれることを期待している．本書によって，「観察による歩行分析」の手法のみならず，動作に障害がある方の治療に対する著者の熱意を感じていただければ幸いである．

2005 年 4 月

月城慶一　山本澄子　江原義弘　盆子原秀三

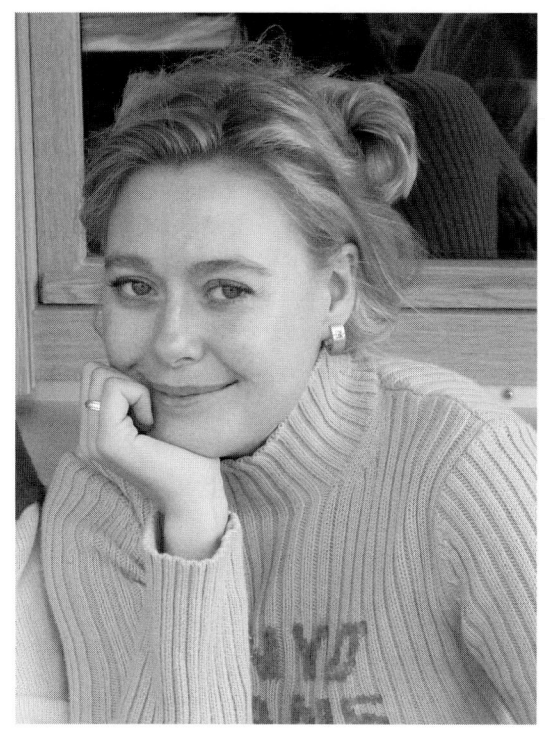

著者紹介：Kirsten Götz-Neumann

理学療法士（PT），歩行分析インストラクター，Observational Gait Instructor Group（O. G. I. G. 観察による歩行インストラクター・グループ）会長．PNFに関して医療費承認機関が承認している講師ならびに国際PNF協会の講師．ドイツ神経言語協会（社団法人）のNLP講師をトレーニングする資格をもつ．

Kirsten Götz-Neumannは1986年にケルン整形外科総合大学で学びPTの国家資格を取得した．その後PTとしていくつかの病院，診療施設，大学付属病院で経験を積む．1990～2000年までボンとレーバークルゼンにあるPTのためのドイツ卒後研修アカデミーで講師を務める．そこでは，神経系，PNF，理学療法，歩行分析における専門領域のクラスを受け持った．教鞭をとるかたわら1994年，ドイツ健康介護本部にて教育者としての上級資格を取得．そのときの研究テーマは「人間歩行の生理学」であった．以上の活動のかたわら，自ら独立して臨床現場で活躍するPTとして，またさらにPNFインストラクターとしても活躍した．

2001年からは，独立したPTとしての診療/理学療法の他に，歩行分析のエキスパートならびにリハコンサルタントとして活躍し，ケルンのスポーツ大学のバイオメカニクス科で教鞭もとる．

Kirsten Götz-Neumannは現在，Observational Gait Instructor Group（O. G. I. G. 観察による歩行インストラクター・グループ）の会長である．この協会は1998年にアメリカのロサンゼルスで，ランチョ・ロス・アミーゴ国立リハビリテーションセンターと南カリフォルニア大学によって設立された，歩行と動作分析のエキスパートのための協会である．

技能と資格，そして長年培ってきた首尾一貫し矛盾のない学術的知識の臨床における活用手腕を背景に，彼女は国内外の多くの有名なリハビリテーション施設において神経/整形外科系疾患のリハビリテーションに対し，多くの貴重な助言を与え，進むべき方向性を示してきた．彼女の力点は，歩行と運動分析の最新の情報と，動きの学習，動きの制御，臨床における神経学と運動学，「実証に基づいた医療」の導入，そしてチーム医療であった．

O. G. I. G.の会長としての活動と長年にわたって培ってきた神経/整形外科系疾患のリハビリテーションにおける専門鑑定技術は，ノルトラインヴェストファーレン州の医師会社団法人による診断技術育成のための作業部会が推進する「医療の卒後教育」の一環としてのワークショップ「歩行を理解する─歩行と動作分析─」として認知されるに至った．

Kirsten Götz-Neumannは理学療法士協会と北アメリカ歩行/動作分析協会の会員である．彼女は国内外で尊敬され注目されているPTであり教育者である．

日本語版への序

日本の読者の皆さんへ．この日本語版をお手元に届けることができ，このうえもなく幸せである．作家であり哲学者でもあるヨセフ・アディソンは「人生の喜びは，やるべきものがあり，愛すべきものがあり，望むべきものがあること」と言っている．私もそれにならってわたくしの幸せを以下の3つで表現しようと思う．

1. やるべきものがある―すなわち他のひとにとって意味があり，役に立つこと

私の理学療法的な援助によって，もっと楽にもっと生き生きと歩けるようになりたいという患者の希望が叶えられたとき，私は最高の喜びを感じる．私は長い間，自分に欠けているのは高度な臨床上のスキルだと思い込んでいた．しかし，経験を積み重ねることにより，それより大事なことは治療に先立って歩行の異常を信頼性の高い体系的な方法で分析すること，しかもそれは静的な分析でなくダイナミックな動的な分析であると気がついた．

その際，「観察による歩行分析」は非常に効率的・効果的な方法となるが，それを理解するためには，確立された教育体系のもと，運動学・運動力学の原理にもとづいた歩行分析法に関する知識を学ばなくてはならない．

科学の進歩によって私たちは日進月歩の膨大な知識を自由に手に入れることができるようになった．しかしながら，科学と臨床の間には非常に大きなギャップがあり，残念ながら科学者達の苦労が日々の臨床に反映されることは少ないのが現状であり，特に患者にとってこのことは嘆かわしいことである．本書の目的はこのギャップを埋め，最新の科学的な知見を理学療法士や関連職種の皆さんが行う日々の臨床に役立てていただくことにある．したがって日常診療において最適な治療効果を得るために，この本の内容が役立つよう極力わかりやすく書くことに重点をおいた．

本書で紹介している歩行分析・動作分析の方法は体系化されており，臨床で観察される歩行異常の主原因が明確に定義されているため，非常に効率よく学ぶことができる．臨床上の問題点が明確にされれば個々の患者に合った治療戦略を作成でき，それによって患者の障害は恒久的に緩和され，より高いQOLを得ることができる．私はこのような思いをもって，O.G.I.G.のセミナーを開催しており，このような書籍を世に出すこととなったのである．

さて，「観察による歩行分析」を実行し，患者の主な問題点に照準を合わせた効果的な治療戦略を作成するために，理学療法士はまず何を知らないといけないのだろうか．

第1に健常歩行に関する客観的な知識と歩行のメカニズムをしっかりと理解する必要がある．しかしながら，観察という手段を通して患者の問題点を把握するためには，理論上の知識だけでは不十分である．短い時間の中で行われる歩行の各相を判別し，その相の中で起こる現象を見分け，国

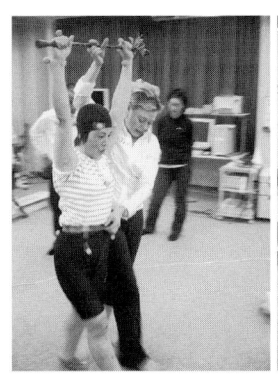
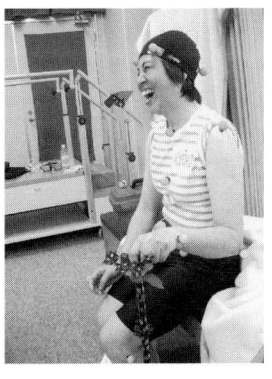

際用語（RLAMCによる）にもとづいてそれらを分類できなくてはならない．さらに少なくとも43の歩行異常に関する詳細な知識も必要である．私たちは1.4秒という短い時間に起こる運動をテーマにしている．「観察による歩行分析」では特にこの点が重要で，すなわち短時間の現象ゆえに鋭い観察のためのスキルが必要となってくる．したがって，特定の訓練の繰り返しが必要となるため，O.G.I.G.では資格をもつ講師がトレーニングコースを開催しており，患者の状態を記録する標準フォームも開発している．体系的な基礎教育と観察能力のトレーニングによって，はじめて臨床的評価が迅速かつ効率的に実施できるようになり，効果的な治療戦略が作成できるようになる．

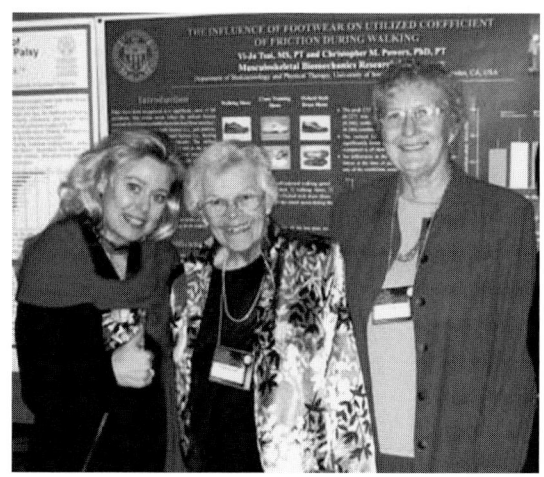

Gait & Clinical Movement Analysis Society Congress 2004, Lexington/USA. Centerにて，Dr. Jacquelin Perry（中央），JoAnne K. Gronley（右），K. Götz-Neumann（左）

2．愛すべきものがある―この魅惑的なことがいかにして始まったか：友と仲間達に感謝

2年前に発刊されたドイツ語の原書に引き続いて日本語版が発刊に至ったのは，単に歩行分析が重要だからという理由だけではない．この本を皆様のお手元に届けるべく献身的に努力してきた人々がいたからである．この本を書こうという動機を与えてくれ，支えてくれた友人と，今回の翻訳を企画し信頼と信念をもってその実現に努力してくれた多くの友人を紹介したい．この努力に深く感謝するとともに，このような友人をもてたことは私にとって大きな喜びである．私たちは自分たちが行おうとしていることについて，情熱と愛情を分かち合うことができたのではないだろうか．患者の未来を少しでもよくするために，治療法と評価法の研究開発にベストを尽くす仲間達と志を共にできることは素晴らしいことである．

私はロサンゼルスのランチョ・ロス・アミーゴ国立リハビリテーションセンター・病理運動学研究所で多くの友人達に恵まれた．そこで私はJacquelin Perry博士と出会うことができた．彼女は素晴らしく聡明で尊敬できる女性であり，科学者にして教育者でありインスピレーションの源である．私は彼女から多大な恩恵と影響を受けた．現在でも，私が新潟医療福祉大学の江原教授と進めているプロジェクトについて彼女のアドバイスを受けている．

ロサンゼルス南カルフォルニア大学のChristopher M. Powers助教授からも多大な影響を受けている．彼は患者の評価と治療に全身全霊で打ち込む偉大な人間であり療法士であり科学者である．彼との共同作業ができ幸せであり，以来，友情はずっと続いている．

江原義弘教授に心から感謝する．江原氏はバイオメカニクスの専門家で，私たちは数年前に英国オックスフォードで開催されたVICON™セミナーで出会った．私は彼をドイツで開催したO.G.I.G.アドバンストコースに招待し，その後，彼は私を日本に招いてくれた．彼のたゆまぬ熱心さにより日本でもたくさんのことが実現できた．現在，新潟医療福祉大学とはVICON™を使ったプロジェクトを進行しているが，それだけでなくこれからもたくさんのプロジェクトを江原氏と一緒に実現したいと思っている．

山本澄子教授に特別の感謝を表したい．彼女は素晴らしく知的でユーモアにあふれ，エネルギッシュに仕事をする．私の本の翻訳が医学書院から出版できたのは彼女の尽力であり，とても感謝をしている．彼女のあらゆる面でのサポートと友情には表現できないくらい感謝し，今後とも一緒に仕事ができたらと考えている．

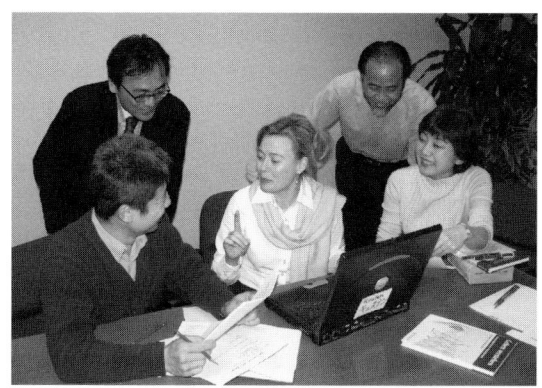

私の友人であり，今回の翻訳に関ってくれた方々

オットーボック・ジャパン株式会社で義肢装具士として献身的に働く素敵な男性にも感謝の言葉を述べたい．月城慶一氏はこの翻訳本を発行してくれる出版社が確定する以前から，原書の翻訳に取り組んでくれていた．月城氏に感謝すると共に，彼にこの翻訳チームで献身的に翻訳を行ってもらえてほんとうに幸運だったと思っている．

盆子原秀三氏にも深い感謝の念を表したい．盆子原氏は翻訳チームの有能な理学療法士であると同時に両国リハビリテーション専門学校の教員でもある．盆子原氏の学校で，私は日本で最初のO.G.I.G.セミナーを開催している．

福井勉助教授に感謝する．福井氏は聡明な理学療法士であり，かつ私が出会った最高のオーガナイザーの1人である．福井氏は480名の参加者を集めて最初のO.G.I.G.講演会を組織してくれ，次の大会も大いに期待したいと思っている．福井氏と彼のポスチャー研究会のスタッフに深く感謝したい．

他にも私を施設に招いてくれ，日々の臨床の歩行分析応用について活発にサポートしてくれた，たくさんの素晴らしい魅力的な研究者，医師，理学療法士の方々に心から感謝する．その中でも特に藤田保健衛生大学の才藤栄一教授，群馬大学の内山靖教授，海老名総合病院の小澤敏夫氏らに感謝したい．

次回私が日本を訪れる際には，現在，新潟医療福祉大学と進めているプロジェクトがさらに先に進むように願っている．この機会に歩行分析の手法がさらに臨床的なものに総合化できたら幸いである．同大学の高橋栄明学長と理学療法学科長黒川幸雄教授にも感謝したい．

紙面の関係で1人ひとりの名前をあげることはできないが，たくさんの方々にお礼を申し上げたい．裏方としてサポートしてくれたたくさんの方々，協力していただいた患者の皆さん，講師の方々や学生さん達，そして患者へのさらなるサポートが可能なように歩行分析法がもっと一般化しもっと普及することに関心のあるすべての方々に感謝したい．

皆さんが本書を手にすることができたのは医学書院の努力のおかげである．この本の価値を認め日本語版を出版することに協力いただいたことに感謝したい．

3．望むべきものがあること

多くの患者に効果的な援助がより早く得られること，治療がうまくいくことに最も価値があるということを療法士が実感すること，歩行分析がさらに普及し患者の利益を第一に考える献身的な療法士からのフィードバックによってその方法がさらに改良され続けること，を私は望んでいる．

ベートーベンの言葉を借りれば，「他のひとの幸福と喜びに貢献できれば，その分だけあなたも幸福になれる」のである．

読者の皆さんがこの日本語版をお読みになることで，科学的な基礎知識に基づく歩行分析法を

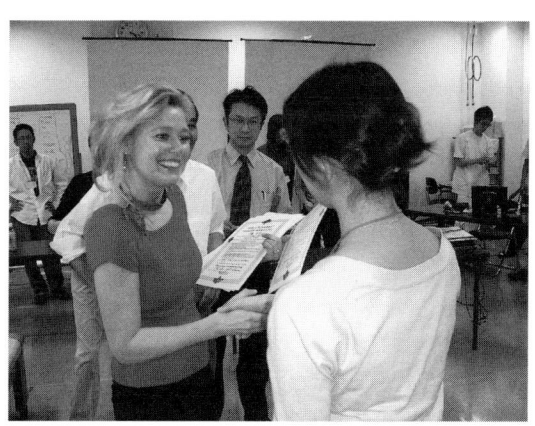

日々の臨床の中で用いることに喜びを感じていただけるよう希望している．将来的に患者はより高度な評価と治療が受けられるようになるに違いない．しかしながら，本書を通じて皆さんはすでにその一部分を手に入れているのである．

いつの日か，動作分析・歩行分析は患者にとって十二分に実用的な真の援助となり得ると考えられるが，今はまさにそれに一歩近づいたと言えるのである．

日本で開催されるO. G. I. G. セミナーでお会いできるのを楽しみにしています．

Düesseldorf, Germany April 2005-04-29
Kirsten Göetz-Neumann
※私に直接コンタクトをおとりになりたいとお考えの方は英語で下記のアドレスにEメールをお送りください．お待ちしています．
kirsten@gehen-verstehen.net

Preface to the Japanese edition

Dear colleagues, dear readers, I am extremely pleased to be able to present to you this special Japanese edition of my book – which you are holding in your hands right now. My sincere pleasure is based on three elementary pillars which the writer and philosopher Joseph Addison put thus: **"The three grand essentials for happiness in this life are: something to do, something to love, something to hope for."**

1. Something to do   ... that is meaningful and of high relevance to others.

It makes me tremendously happy every time one of my patients – with the support of my work as a physical therapist – manages to make his or her wish come true of being able to walk more easily and more upright.

For a long time I thought that it was technical and/or practical skills that needed further developing. But my daily work showed me that – beyond good practical skills – a reliable, systematic analysis of movement and gait, rather than just a static analysis prior to treatment, is of vital importance.

Qualified observational gait analysis is such an efficient method of analysis, provided it is properly applied, grounded on comprehensive knowledge in kinematics and kinetics of gait, and through adequate schooling and specific training of qualified observation.

Science places extensive knowledge at our disposal – a knowledge that is continually verified and updated through many studies. However, in many places huge gaps in knowledge exist, because many things that have been researched and developed by scientists with much effort are hardly ever applied in daily clinical practice. This is indeed deplorable, in particular for our patients!

It is the aim of this publication to fill these gaps and to convey the latest scientific findings to all physical therapists and other interested persons. In doing so, I put particular emphasis on making the facts clearly understandable as well as highly applicable in daily clinical practice regarding optimal treatment results.

The systematic method of gait and movement analysis introduced in this publication is so efficient because the main cause of the existing observable gait deviation is exactly defined. Once the problem has been detected, an effective, individual treatment strategy can be devised for each patient, the aim of which is to permanently alleviate his or her ailment and to restore an improved quality of life. This book as well as the international seminars on the topics of gait and movement analysis by the Observational Gait Instructor Group (O.G.I.G.) stem from my desire to convey this knowledge to you.

What does a therapist need to know in order to conduct an observing gait analysis and to develop an efficient treatment strategy precisely targeting the patient's main problem?

First of all, it is important to know and understand the objective facts of normal gait and of gait mechanics thoroughly. However, theoretical knowledge alone is not sufficient to analyse patients' problems qualitatively through the means of visual observation. One needs to be able to distinguish the various phases of gait and their specific processes, which take place in a fraction of a second and to classify them according to the international terminology (RLMAC). Furthermore, you need in-depth knowledge of a minimum of 43 pathological deviations. And here we are talking about a process of movement, that takes place in about 1.4 seconds. This shows the particular challenge of "observing" gait analysis, namely demands on observation skills. These therefore need to be schooled through specific and repeated training. The necessary training courses by competent instructors are offered e.g. within the training programs of the O.G.I.G., which developed a standardised assessment tool to record the patient data observed during examination. With the help of qualified education and the training of observation skills you can examine quickly and efficiently in daily clinical practice and introduce effective treatment strategies. Helping patients quickly and effectively means acting in a truly humanitarian way.

2. Something to love   ... how the magic started: friends, companions, and acknowledgements

This Japanese edition following the German edition two years later is not only due to the high importance of gait analysis, but also to the fact that there are people who committed themselves to presenting this book to you. People whom I am happy to call my friends and who initiated and supported the idea of writing a book through their trust and their belief in this project – up to the translation into Japanese. I feel deep gratitude and joy for this support. We share the same passion and the same love for what we do. It is wonderful to belong to a group of people who are able to put their best efforts into research and development in order to be able to examine and treat patients better in future.

I feel blessed by all my friends at the Pathokinesiology Laboratory at Rancho Los Amigos National Rehabilitation Center in Los Angeles/USA. There I met Dr. Jacquelin Perry, a wonderful, brilliant and generous woman, scientist, mentor and source of inspiration. I owe a great deal to her! The upcoming project at Niigata University of Health and Welfare that I will conduct together with Dr. Ehara and others will also be supported by Dr. J. Perry.

Furthermore, I would like to mention Associate Prof. Christopher M. Powers of the University of Southern California, Los Angeles/USA, who applies all his strength to be able to examine and treat patients better in future – great person, physical therapist and scientist. I am happy about our cooperation and, indeed, our friendship. Chris, we will rock ...!

Thank you from all my heart to Dr. Yoshihirio Ehara, an imminent scientist in biomechanics. We met a few years ago in Oxford/UK at a VICON™ seminar. He spared no expenses, travelling to Düsseldorf (Germany) to participate in an advanced class of O.G.I.G.. It was also he who invited me to come to Japan. Yoshi, my friend, I owe all the wonderful things that became possible in Japan to your unflagging enthusiasm! I already look forward to our future projects like the one at Niigata University of Health and Welfare that is also supported by VICON™.

Special thanks to Professor Sumiko Yamamoto, a wonderful, intelligent and humorous woman with boundless energy. It is due to her determination and commitment that my book was shown to Igaku-shoin publishers. I thank you for this, dear Sumiko. I cannot express adequately how much I appreciate your support in many areas as well as your friendship. I already look forward to our future cooperation!

A word of thanks is due in many ways to a fantastic man who works with great dedication as orthotist for the Otto Bock Japan K.K.. He translated major parts of this book without knowing whether it was ever going to be published. My dear Keiichi Tsukishiro, I thank you and am extremely happy that you are part of our team into which you brought your enthusiasm in such a way.

My deep gratitude for his support also goes to Syuzo Bonkohara, a very able physical therapist in a team of translators as well as a teacher of the Ryogoku Vocational college of Rehabilitation in Tokyo. At his school I was given the chance to conduct the first O.G.I.G. seminar.

I owe special thanks to Professor Ben Fukui, an intelligent physical therapist and one of the best organizers I ever met. He organized the first O.G.I.G. congress with over 480 participants and I already look forward to his other events. Ben, a big thank you to you and the team of the "Society of Posture"!

I am also extremely grateful to many other wonderful and fantastic professors, physicians and physical therapists who invited me to their institutions, thus actively supporting the application of gait analysis in daily clinical practice with patients. Special thanks to Prof. Eiichi Saitoh of Fujita Health University, Prof. Yasushi Uchiyama of Gunma University and Toshio Ozawa of Ebina Sogo Hospital.

During my next visit to Japan the exciting project at Niigata University of Health and Welfare that already started will be continued. I am very happy about the enthusiasm the topic of gait analysis meets with at this place! I would like to thank the dean of the university, Prof. Takahasi, and the head of the physical therapy department, Prof. Kurokawa, very much.

My sincere thanks go to many people who cannot be named here in person. Thank you to all the supporters and assistants in the background, to all the patients who participated, and to the many lecturers, students and other interested persons helping the topic of gait analysis to become more widely known and to gain further support for the patients' benefit.

The fact that you are now holding this work in your hands is due to the important Medical Book Publishing Department of IGAKU-SHOIN Ltd. I explicitly want to thank you for your great appreciation of this work and our pleasant cooperation on this edition.

3. Something to hope for ... that many patients will be helped in a quick and effective way, that successes in treatment will show therapists the high value of their work and that gait analysis will keep improving through dissemination and feedback from committed therapists ... for the patients' benefit...

"You are a happier person than before whenever you bring happiness and joy to other people," to quote the great composer Ludwig van Beethoven.

Accordingly, I hope and wish that you, esteemed readers, as well as ourselves will take pleasure in this special Japanese edition of my book when you employ gait analysis with its scientific foundations in your daily practice. The great vision that in future more and more patients will receive better examination and treatment is now also in your hands to some extent.

The aim that one day movement and gait analysis is worldwide synonymous with real help for patients that is affordable as well as practicable, has come a bit closer...!

Should you wish to contact me, I would be happy to receive your email in English at my address kirsten.goetz@knuut.de

Maybe we will meet some day – in one of the O.G.I.G. courses in your great country, Japan.

Düesseldorf, Germany April 2005-04-29

Kirsten Göetz-Neumann

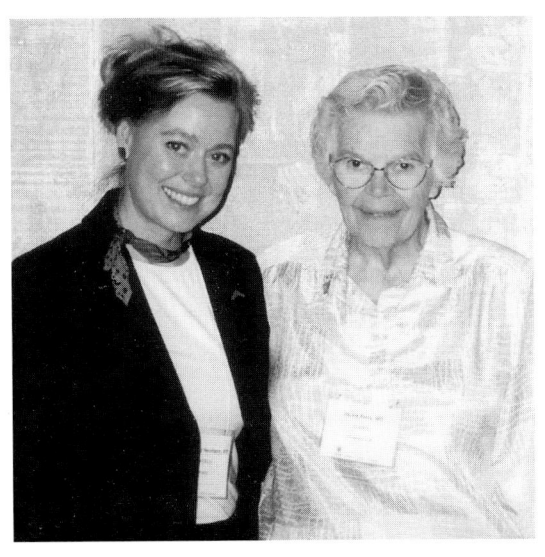

推薦のことば

　歩行とは関節の可動性，選別された筋肉の動きそして固有感覚の織りなす協調運動である．これによって身体は望みの方角へある速度で動くことが可能となる．この協調運動を阻害する多くの病気と障害がある．PTには，阻害要素を知りそれを改善するためのコンセプトづくりが要求される．このニーズに答えるため，私はPTのグループと一緒に「ランチョ・ロス・アミーゴ歩行分析法」をつくり上げた．それは健常歩行と病的歩行の分析と解釈/解明を可能にし，科学的に説明するシステムである．その活動を基に英語の本をまとめた．この本には臨床や研究分野で広く受け入れられている解釈に対する科学的裏づけが含まれている．しかしドイツ語でコンセプトを組み立てなければならないPTに対して，臨床の問題を英語で表現して理解してもらうのは困難であった．Kirsten Götz-Neumannは経験豊かな臨床家としてまたPT指導者としてこの問題を理解し，ドイツ語を話す仲間のためにドイツ語の本をまとめる必要性を認識した．そしてランチョ・ロス・アミーゴ国立リハビリテーションセンターならびに他のリハビリセンターに彼女はいくども足を運ぶことによって，歩行に関する彼女自身の知見を深めていき，包括的だが歩行に焦点を合わせた本をドイツ語で書いた．この本はランチョ・ロス・アミーゴ歩行分析法を土台としてはいるが，直訳をはるかに上回るものである．PTならびに研究者としての経験を生かし，またドイツ人としてKirstenはオリジナル版の内容を咀嚼し改編した．

　本書には観察による歩行分析法と装置を用いた歩行分析法の両方が述べられている．このことによって特別な装置を用いる高度な分析を必要とするような場面で，PTが歩行を評価する能力がさらに高まるであろう．

　この本はPTのために書かれた本だが，広範囲の歩行に関する専門知識を切望するすべての臨床家にとって，歓迎されると私は確信している．

Jacquelin Perry, M. D., Sc. D. (hon)

　南カリフォルニア大学　整形外科名誉教授
　南カリフォルニア大学　生体運動学と理学療法名誉教授
　ランチョ・ロス・アミーゴ国立リハビリテーションセンター　病理運動学名誉チーフ

はじめに

　私はPTであることが好きである．自分の仕事場で，患者が再び自主性と独立性を取り戻すことができたとき，信じられないくらいの幸せと喜びを彼らとともに体験してきた．しかし大きな喜びと同じくらいの苛立ちと痛みも体験した．それは私の患者に改善がみられないことを認めざるをえなかったときである．

　多くの患者と接してきて，またPTの講師として，特に歩行障害に関して患者をもっと援助するための情報が不足していることに気づいた．いくつかの異なるコンセプトのさまざまな歩行に関するセミナーを受講してきてある程度は上達したが，私自身がどのタイミングでどのような理学療法を施すべきかを本当に理解するには至らなかった．それに加え，自分の生徒やセミナー受講生に公平で正直な答えを与えたかったし，自分自身に説明がつかないことは彼らにも説明したくはなかった．古典的見解を立証せずに伝えることにもためらいがあった．

　効果的な理学療法の道を求める旅は冒険に満ちていて，多くの発見と，今は親友と呼べるすばらしい幸せに満ちた人々との出会いをもたらした．なによりも患者の障害や困難の原因を正確に突きとめ，それに対し目的を明確にして治療することによって，効果的に助けることができることを身をもって体験した．入念で正確なPTとしての検査は，その後に続く治療・練習にとって必要不可欠である．そのためにPTは正常運動の総合的な関連づけに関する必要な知識を持ち合わせると同時に，自主的に検査ができ，原因を判断できなければならない．主たる原因を知り患者の望みとゴールを理解したとき，PTは患者の心身のバランス状態を考慮して目的に合った治療を施すことにより，効果的に介入することができる．

　治療の中で導入されるテクニックは，目的のための手段でしかない．大切なことは，それらの効果が厳格な研究において立証されていることであり，現在の科学に対し整合性を有していることである．持ち込まれたテクニックもその実際の効果を確かめなければならない．

　すべての治療とテクニックの選択と応用は，患者の機能的能力を改善するという視点に立ってなされるべきである．そのことが保証されない限り，われわれPTとしての努力は患者にとって価値のないものとなる．言葉を変えれば，客観的に検査され確証を得られたとしても患者の望みにつながらないのであれば無意味である．それに加えて無駄なコストがかさむことにもなる．

　今手にしている本書を通して，私は，皆さんの前に山積している課題に対し，適切な準備をするための，可能な限り最良な検査と判断のツールを提供する．それに加えて，正常動作と歩行のメカニズムに関して客観的なチェックポイントを挙げる．検査時の正しいやり方と必要なチェックポイントを示すことによって，発見した事項の解釈方法と正しい判断の仕方を身につけることができる．本書では，表現が正確で実態を理解しやすい用語を用いている．この用語は専門領域を越え，また国境を越えて理解される．そしてすべての理学療法のチームに活用されることに意味がある．さらに本書では多くの症例において，患者の意識も練習に取り込まなければならないことを示した．どのような方法がその際効果的で，どういった結果を期待できるかを紹介している．

　本書では以下のことに重点をおいた．すべての記述は最新の科学的データの裏づけがあり，読者が追体験することができる．さらに個々の患者の多面性をできる限り認知し，取り込むことにも重

点をおいた．

　2本の脚で自立して痛みなくまっすぐ立ち，再び歩くことは，私たちに託されたすべての患者の一番の望みである．人間の直立歩行に生涯の仕事を捧げた J. Perry, D. Sutherland, V.T. Inman, D.A. Winter, そしてその他多くの偉大な科学者ならびに臨床家たちによる，多くの経験と知識を生かせるかどうかは私たち次第である．患者を効果的に助けたいということが，私たち PT の自主的な義務であるならば，それが意のままになる潜在力として利用され，患者の幸せのために活用されることこそが重要である．

　しっかりした基礎に基づく歩行分析が，もはや小さなエリート集団の特権知識としてではなく，近い将来，理学療法の検査の一部となるように皆さんも貢献していただきたい．そのような歩行分析は，治療技術や治療方法とは完全に独立しており，幾重にも証明され科学的に裏づけされたものである．それゆえ客観的でオープンなものである．特に PT の教育にかかわる教育者は，次世代を担う PT にこの根本的な基礎知識を伝え，新しい可能性の開拓につなげることができる．

　現在では患者への介入方法には本当に多くの方法がある．それらのうちどれが有用であるかは，それぞれ特有の状況にある患者にどれだけ効果をもたらすかによって決まる．その介入方法がどの方法論に属しているかは問題ではない．大切なことは介入の効率であり，何よりも主たる問題を突きとめることである．そうすれば理学療法がもっと効果的になり，やさしく自然でかつコストを軽減できるであろう．

　今後は，オープンで事実に即していて，具体的な客観的事実に基づいた判断と実証ずみの治療法を駆使できる PT だけが，患者の望みをかなえ本当の手助けを約束できる．もちろんそのためには，私たちすべてがちょっとした勇気をもち，しっかりと取り組むことが必要である．なぜならそれまで信じていた考えに固執せず，新しい疑問と答えに取り組む必要があるからである．そのことにさえ不安を抱かなければ，この本を読むことで多くの興味深い事柄にめぐり合うであろう．

　親愛なる読者である皆さん，そして O.G.I.G. 歩行分析セミナーの参加者に心から感謝する．歩行ならびに動作分析を理学療法におけるスタンダードな検査にしていくというビジョンは，ともに参加して学びとったことを臨床で生かしていく人たちによってのみ実現される．

　だからこそ私は喜びと感謝の念をもって，すべての仕事仲間と PT の学生と患者，そして興味をもたれた方々に，より歩行を深く理解していただくためにこの本を捧げる．歩行は驚くべき包括的で永劫的なテーマのエッセンスである．

　皆さんの職場において多くの成功と患者の苦悩が軽減されることを願ってやまない．ひょっとしたらお目にかかれることがあるかもしれない．その時までさようなら！　うまく歩かせ給え．

Kirsten Götz-Neumann

P.S.　革命的なインターネットの発展のおかげで著者と読者の皆さんの距離はたった一回のマウスクリック分しか離れていない．読者の皆様の声をお待ちしている．
www.gehen-verstehen.net　または
Kirsten.goetz@knuut.de　まで

謝辞

　愛してやまない父 Heinz Götz と母 Anneliese Götz に感謝する．彼らは私に，勇気と忍耐の大切さを教え，幸運は偶然ではなく継続した仕事の産物であることを教えてくれた．そして，本当の意味における人を再び脚の上に立たせるという，すばらしい創造的な職業を学ばせた．彼らをいつまでも愛する．姉の Gundhild，洗礼立会人の Gaby，Inge や Jürgen や多くの親戚たちは，いつも遠く離れていた私を支えてくれた．Ingo，コンピューターでつまずいたときに助けてくれてありがとう．Rolf，法律がからむ問題ではあなたの支えが役立った．ありがとう．

　直立歩行に生涯の仕事を捧げた偉大な先輩がもしいなければ，この本は生まれなかった．Jacquelin Perry 博士を心から尊敬し，先生に心から感謝する．助言者として彼女はランチョ病理運動学研究所のチームの中で私を叱咤激励しつつ鍛えてくれた．チームの Sara Mulroy 博士，Jo-Anne K. Gronley，Walt Weiss，Lara Boyd，Judy Burnfield，Ernest Bontrager，Charles Whitehead は，いつも惜しむことなく知識を分け与えてくれた．

　観察による歩行インストラクター・グループ（O. G. I. G.；Observational Gait Instructor Group）の仲間と，歩行と臨床動作分析学会（Gait and Clinical Movement Analysis Society）の仲間に感謝する．とりわけ Sutherland 博士の継続的な支えと活気を与えたてくれたディスカッションに感謝する．

　O. G. I. G. の今や伝説となっているコースの中で苦労と喜びを分かち合った，今は同僚であり一緒に仕事をしている O. G. I. G. の研究者である Christopher M. Powers 博士の貴重なすばらしい助言のみならず，友情に特に感謝する．

　医療診断援助のためのドイツ協会（社団法人）が私のセミナー『歩行を理解する』をノルトラインヴェストファーレン州の医師の生涯教育点数として認定していただいたことに感謝する．私を勇気づけ政治的にも強くした Medica 学会事務局長の Gerd Fischer 氏には，特に感謝する．E. Böhle 氏，J. Querbach 氏，Heinz von der Stein 氏が，この意味あるテーマを認め，支援が行きわたるようご尽力いただいたことに感謝する．ドイツ理学療法の発展のためにさまざまな協会が手を取り合って一緒に仕事をすることを強く望む．

　Dagmar Kleemann 女史，Margit Gehrig 女史，Rosi Haarer-Becker 女史をはじめすべてのティーマ出版社の方々がこの本を世に送り出してくれたことに感謝する．Rosi，あなたが私の担当でいてくれて私はどんなに幸せだったか．辛抱してくれて助けてくれたあなたの友情に感謝する．

　Beate Selker，Betty Bruchhausen，Susanne Gessner，G.-P. Brüggemann 教授，Mathias Bankay 博士，江原義弘博士，Peter Frommelt 博士，Ronny Wöstmann，Heidi Singleton，Catherine Luckett，Maria Braun，Carsten Schäfer，Biggi Meyer，Math Buck，Angelia Nöll-Seeger，Margaret Oechsner，Linda Lackner，Catrin Haufe，Nicole Anton-Prass，Sabine Weratschnig，Elly Hengeveld，Antonio Stricagnoli，TM Stevens，Bruce & Bea Swedien，そして "I'm walking, yes indeed!" を歌ってくれた Fats Domino，多くの友人，仕事仲間，助言者，偉大な人たちの支え，アドバイス，そして建設的な意見に感謝する．

　Miriam Brown，私たちの友だち関係はかけがえのないものだ．いつも側にいてくれてありがとう．私はあなたをとても大事に思っている．

　Martin Baltscheit…．マーティン，あなたの風刺

漫画は本当にすばらしい．1994年以来風刺漫画を提供してくれてありがとう．われわれの友だち関係が終わりませんように．

　Alexander Meyer，かつての私の学位論文『人の歩容の生理学』(本書『観察による歩行分析』の土台)をRosiに受け継がせてくれてありがとう．

　この本が世に出るために支えてくださったその他多くの方々に心から感謝する．

　最後に，私の夫Geraldに感謝する．この本が私にとって本当にどれだけ意味があり，そのために私と私の周りにどれだけのことが要求されたかは，あなただけが知るであろう．この本を書き上げるための勇気と力をくれたあなたに感謝する．

　われわれに身をゆだねたペーター，そしてすべての患者にこの本を捧げる．

目次

1 冒険的進化―直立歩行の歴史 ――――――――――――――――――――― 1

2 歩き方―ヒトの歩容の生理学 ―――――――――――――――――――― 5
  2.1 健常歩行の前提条件 ………………………………………………………………… 5
  2.2 「正常」とは？ …………………………………………………………………… 7
  2.3 歩行周期と各相 …………………………………………………………………… 9
      2.3.1 歩行周期，歩幅，歩隔　9
      2.3.2 違っているようで同じ―知っておくべき用語　9
      2.3.3 歩行周期の各相―それぞれの特徴と役割　10
      2.3.4 「正常な」歩幅の要因　15
      2.3.5 歩行の対称性と合理性のための指標　16
      2.3.6 歩行速度―1つの重要な指標　17
      2.3.7 小さな子どもの健常歩行　20
      2.3.8 高齢者の健常歩行　20
      2.3.9 歩行と走行の違い　21
  2.4 "パッセンジャー"と"ロコモーター"―歩行する身体の基本的な見方 ……… 22
      2.4.1 "パッセンジャー"　22
      2.4.2 "ロコモーター"の4つの機能　24
  2.5 歩行の各相の運動学と運動力学―キーコンセプト ……………………………… 39
  2.6 各関節の詳細 ……………………………………………………………………… 46
      2.6.1 足関節と中足指節間関節（距腿関節とMTP関節）　47
      2.6.2 距骨下関節　57
      2.6.3 膝関節　60
      2.6.4 股関節と骨盤（寛骨大腿骨関節）　68
      2.6.5 体幹　75
      2.6.6 腕　77

3 観察による歩行分析 ――――――――――――――――――――――― 81
  3.1 観察による歩行分析の歴史 ……………………………………………………… 81
  3.2 観察による歩行分析でできること ……………………………………………… 82
  3.3 問題解決方法―臨床における観察による歩行分析 …………………………… 83
  3.4 原因のカテゴリー ………………………………………………………………… 87
  3.5 18のヒントとコツ―観察のための手がかり …………………………………… 95
  3.6 検査の実施 ………………………………………………………………………… 98
  3.7 記録とO.G.I.G.歩行分析シート ………………………………………………… 102

4 計測装置を用いた歩行分析 ——— 107

5 病的歩行—逸脱運動の原因と影響 ——— 111

5.1 足関節における 12 の逸脱運動 ……… 112
- 5.1.1 主たる問題としての足関節の過度の底屈，ローヒール，フォアフットコンタクト，フットフラットコンタクト，フットスラップ　*112*
- 5.1.2 主たる問題としての足関節の過度の背屈　*119*
- 5.1.3 主たる問題としての過度の回外（内反）　*123*
- 5.1.4 主たる問題としての過度の回内（外反）　*124*
- 5.1.5 主たる問題としてのヒールオフ，早すぎるヒールオフ　*125*
- 5.1.6 主たる問題としてのノーヒールオフ　*125*
- 5.1.7 主たる問題としてのトゥドラッグ（つま先が床をこすること）　*125*
- 5.1.8 主たる問題としての反対側の伸び上がり　*126*

5.2 足趾の 3 つの逸脱運動 ……… 126
- 5.2.1 主たる問題としてのアップ　*126*
- 5.2.2 主たる問題としての伸展不足　*126*
- 5.2.3 主たる問題としてのクロートゥ/ハンマートゥ　*127*

5.3 膝関節の 7 つの逸脱運動 ……… 127
- 5.3.1 主たる問題としての屈曲制限　*127*
- 5.3.2 主たる問題としての膝関節の過度の屈曲　*130*
- 5.3.3 主たる問題としての動揺　*131*
- 5.3.4 主たる問題としての膝関節の過伸展と急激な伸展　*132*
- 5.3.5 主たる問題としての膝関節外反・内反　*134*
- 5.3.6 主たる問題としての反対側の膝関節屈曲　*137*

5.4 股関節の 7 つの逸脱運動 ……… 137
- 5.4.1 主たる問題としての屈曲制限　*138*
- 5.4.2 主たる問題としての過度の股関節屈曲　*139*
- 5.4.3 主たる問題としてのバーストレトラクト　*141*
- 5.4.4 主たる問題としての股関節内旋　*142*
- 5.4.5 主たる問題としての股関節外旋　*143*
- 5.4.6 主たる問題としての股関節の内転・外転　*143*
- 5.4.7 主たる問題としての過度の股関節外転　*145*

5.5 骨盤の 9 つの逸脱運動 ……… 146
- 5.5.1 主たる問題としての骨盤のもち上げ　*146*
- 5.5.2 主たる問題としての骨髄の後傾　*146*
- 5.5.3 主たる問題としての骨盤の前傾　*147*
- 5.5.4 主たる問題としての前方回旋不足　*148*
- 5.5.5 主たる問題としての後方回旋不足　*148*
- 5.5.6 主たる問題としての過度の前方回旋　*148*
- 5.5.7 主たる問題としての過度の後方回旋　*149*
- 5.5.8 主たる問題としての観察肢の骨盤の落ち込み　*149*
- 5.5.9 主たる問題としての反対側の骨盤の落ち込み　*150*

	5.6	体幹の5つの逸脱運動 ···151
		5.6.1 主たる問題といての体幹の前傾　*152*
		5.6.2 主たる問題としての体幹の後傾　*153*
		5.6.3 主たる問題としての体幹の側屈　*154*
		5.6.4 主たる問題としての体幹の過度の前方回旋　*156*
		5.6.5 主たる問題としての体幹の過度の後方回旋　*157*

6　心と考え方―治療における考え方 ── 159

　6.1　ある治療コンセプトのモデル ···159
　6.2　病因論と健康生成モデルの相違 ···160
　6.3　実践 ···161
　6.4　結論 ···162

7　歩行に対する心理的影響 ── 163

8　さいごに ── 169

　　　付録：O.G.I.G―歩行分析基本データ・フォーム ·······································171
　　　用語解説 ···176
　　　文献 ···179
　　　索引 ···183

冒険的進化―直立歩行の歴史

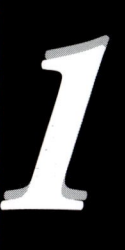

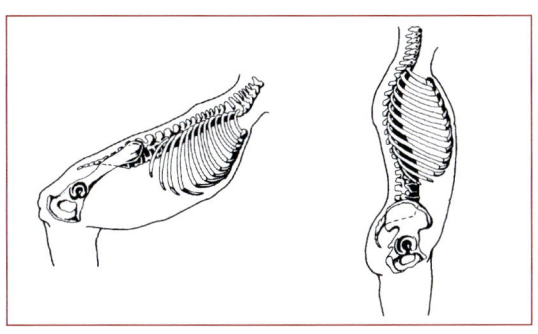

図1.1　サルとヒト

ホモサピエンスの直立姿勢とそれに伴って必然的に起こった二足歩行は，哺乳類の中でも，また現在生息している霊長類の中でもきわめて特異なものである．ヒトが進化の過程で直立姿勢と二足歩行を獲得したのは最近のことではなく，すでに数百万年前からの特徴である（Keki 1999）．

世界中の科学者が，ヒトがどのようにしてある日直立したかという疑問に対し，研究を重ねてきた．それに対しては数多くの説と論議がある．特に論議されているのは，ヒトと今日生息している類人猿の親類的関係の関連づけだが，本書ではその論議の詳細は割愛する．

現在共通認識されていることは，まずヒトの進化の過程において，初めは水平だった身体がやがて斜めになり，最後に直立の姿勢に変わっていったという説である．それに伴い身体構造も大きく変わっていった．さまざまな頭蓋骨を観察し，そこから頸部の筋形状を推測した場合，以下のことを知ることができる．ヒトへと進化する過程で頭蓋骨の重心（図1.2a-dの矢印）は脊椎との連結部分である環椎後頭関節開口部（図1.2a-dの三角）に近づいてきている．

ヒトの進化の過程で重要なステップは，身体全体の構造が2本足で立ち歩くという機能に適応したことである．そこで，しばしば主張される説は，その適応はまず足から始まり，上へ上へとヒトへの進化の過程が広がっていったという説である．

直立姿勢は歯並びの変化も引き起こした．鮮新世では粒状のものと，口に入れ噛み砕いて栄養供給になりうるすべてに適応していた．直立歩行は，類人猿の祖先に遡ると考えられる．Brachiatoren（木の上に住むサル）の上腕は木の上の生活に適応して前足をぶら下げるために用いられた．Facchini（1991）によれば，それは進化の後戻りを防ぐ特別な進化だそうである．

今日の一般的な知見によれば，ヒトニザルの祖先は地面の上に暮らす四足動物でもHomoniden

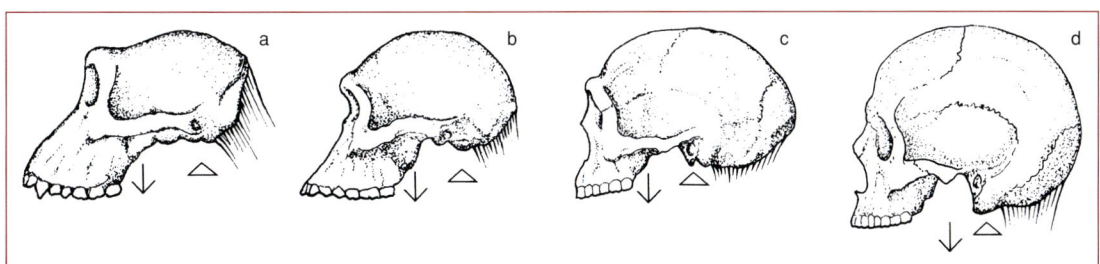

図1.2　頭蓋骨と頸部筋
a：ゴリラ，b：オーストラロピテクス，c：ホモエレクトゥス，d：ホモサピエンス

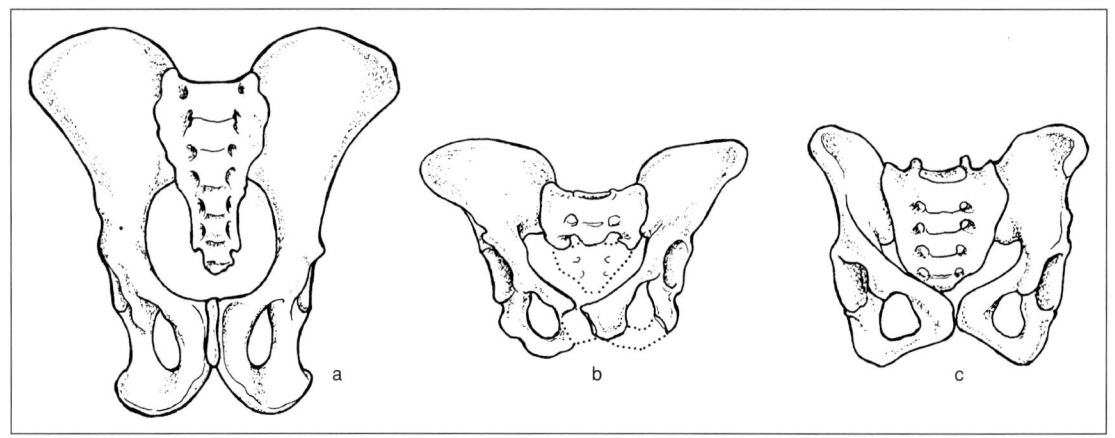

図 1.3　骨盤
a：チンパンジー，b：オーストラロピテクス，c：ブッシュマン

（ヒトに似た生きもの）でもなかった．彼らの筋骨格系は陸上でも木の上でも移動できた．さらに短い時間であれば直立したり，かがんだ姿勢をとることもできた．直立姿勢への前段階の適合は脊椎の起立と骨盤の幅の広がりと前傾であった（**図 1.3**）．しかしながら，このような変化は同時に起こってはいない．

化石発掘により原始時代の太古のオーストラロピテクスのような中間形状の存在があったことが裏づけされている．彼らは直立姿勢が可能で，たとえば危険に直面した場合は木によじ登ることができる長い腕を持っていた．その能力は，不完全な二足歩行の身体構造を補っていたといえる．

そしてようやく二足歩行が登場する．Facchini（1991）によれば，二足歩行は多くの利点をもたらした．後ろ足の上に立ち，直立して歩いた類人猿は，身を隠すものが何もない大地もしくはまばらな木々の中で周囲を見渡すことができ，どう猛な動物の接近など危険をいち早く知ることができた．同時に自分の群やグループに目を行き渡らせることもできた．それまで上体を支えるために使用していた腕は，自由となり，防衛や狩猟，たとえば棒を振り回す，石を投げるなどに使えるようになった．そして腕は歩く機能を失っていった．

二足歩行は，家族のそして社会的な結びつきを強くした．それはどのような意味かというと，食料を集め保管場所に運ぶという行為が可能になったことである．男は食料獲得の役割を担い，女は子どもに食べさせた．子どもは，まず初めに親に助けられて，二足歩行を習得したに違いない．そしてそのことが家族のそして社会の結びつきを深めた．道具を考えて作り出すということは，まだまだ先のことである．ヒトの進化とともに，徐々に文化ができていった．直立姿勢と二足歩行の利点は，しかしながら犠牲も要求した．脊椎にかかる強い荷重は脊椎を磨耗させ，現代人が患う腰痛の原因になった．

正確にいつ二足歩行が始まったかは，科学的に明確にすることはできていない．今まではオーストラロピテクス・アファレンシス（二足歩行していた存在）が「最初のヒト」とされていた．その有名な代表者は Lucy と呼ばれ，今から約 360 万年前に生きていた．彼女の骨は 1974 年にエチオピアのアファール地方で見つかっている．Mary Leakey が，1978 年にタンザニアで発見したラエトリの足跡も，同様にオーストラロピテクスのものとされている．

これらの人間そっくりの足跡は，火山の凝灰石の中にみつかっている．それらの足跡は大きさがさまざまで，土踏まずもあった．親指は他の指と並んでおり，その強くへこんだ跡は，ヒトの二足歩行の特徴的な蹴り返しと一致していた．写真による分析で，足跡は体重の乗せ方と力のかけ方が，現代人の二足歩行に表れる特徴とたいへん似

ていることが判明した（Day / Wickens 1989）．

　数年前に国際的な研究チームが，エチオピアの首都アディスアベバの北部の村アラミスで最も古いヒトの祖先の骨を発見した．その化石は440万年前のものでLucyの残骸より80万年も古いものであった．このように直立歩行の歴史は，さらに古く遡ることがわかった．科学者はこの新しく発見したタイプにオーストラロピテクス・ラミダスと名づけた．このヒトの始祖は森の中に住み，直立して歩行し，木の上で寝た．研究者はオーストラロピテクス・ラミダスの体格が，Lucyよりもっとチンパンジーに似ていることを報告している（1994年9月23日のWZ新聞記事より）．

　多くの発見により，われわれの始祖は間違いなく350万〜400万年前から二足歩行へ適応性を有していたということができる．しかしいつから二足歩行への進化は始まったのであろう．400万年前のラエトリの足跡が，すでにそのころ二足歩行が完成していることを示しているように，二足歩行への進化のそもそもの始まりは，500万年から1,000万年前，すなわち中新世の後期にまで遡ると考えられる（Jablonski / Chaplin 1993）．それは石器を用い始めたり，脳が大きくなり始めた時期よりも前ということになる．

　二足歩行に進化した理由は，中新世後期の地球規模の気候の変化に関連している可能性がある．Hominoiden（ヒトに似た生きもの）が多く発見された東アフリカ地域で，熱帯雨林が後退していった．それにつれて森からさまざまな新しい生活空間が生まれた．木がまばらの草原地帯である．これらの新しい生活空間へ適応する必要性が，二足歩行とその後に起こるさまざまな進化の原動力であるといわれている（Keki 1999）．

　しかし，おそらく二足歩行によって，その他のさまざまな進化が可能になった，もしくは呼び起こされたのであろう．科学者であり心理学者であるメリーランド・バルティモア・カントリー大学のRobert Provineは，二足歩行に関するそれまでに探り出された情報をもとにして，以下のような興味深い主張をしている．「…略…二足歩行への進化が会話能力の獲得を可能にした…略…」（Vaas, Bild der Wissenschaft 2000）．

　彼の主張を簡単にいえば，私たちの祖先は直立して歩くことができた後，会話能力を獲得したということである．そしてそれは，ヒトとサルの笑い方の違いから説明される．Provineは自分の仮説をウォーキートーキー理論と名づけている．ヒトの笑いはすばやい音響の繰り返しであり，細かく刻まれた呼気から成り立っている．その際，母音に似た音が断続的に声帯を通って発せられる．

　それに対しチンパンジーの笑いは「のこぎりで木を切るような音」のように聞こえ，激しい吸気と呼気の連続で成り立っている．チンパンジーの骨格は，肺と声帯を利用して複雑な発声をすることを妨げている．Provineによればその理由は，事実，チンパンジーがほぼ常に4本足で移動していることによる．もともと呼吸のリズムと移動動作は深い関係があった．前足が地面に着いていたとき，肺は空気でいっぱいだった．直立歩行は移動動作に依存しない肺の動きを可能にした．二足歩行は，ゆえに笑いと複雑な会話が可能になる前に生じたに違いない．そして笑いと会話は，移動に依存しないある発声のリズムの意のままになった．音声言語の起源は，少なく見積もって1万年，多く見積もって数十万年前と推定されている．

　南カリフォルニア大学のMichael Arbibも，会話の発達と二足歩行は関係がある，との見解である（Vaas, Bild der Wissenschaft 2000）．しかしながら彼は，発話的コミュニケーションの普遍的な形の笑いは，副次的で重要ではないという意見の側に立っている．「より複雑な理解をし合うことができたのは，自由になった手のおかげである．発声は手振りに従ってなされ，手振りによる意思表示や説明を強めるために行われた．もしわれわれが四足のままだったら，手振りでコミュニケーションを行うのは困難であっただろう」（Rudiger Vaas, Bild der Wissenschaft 2000）．

　ヒトの進化は，姿勢と動作，直立歩行，コミュニケーション，会話そして文化が互いに関連していることを示している．生活空間もしくは生活方法が変われば，自動的にその新しい状況への適応が起こり，存在するものの変化が起こる．現在で

もヒトは，最新の生活環境に適応していくという意味において変化し続けている．平均身長の増大，運動不足，体重増加はその例である．

1万年後，ヒトはどのように歩いているのか．そのとき，平均的な体格はどのようになっているのか．生体力学は変化しているのか．万物は変化するのが当然である．それは私たちが生きている宇宙の法則であり，私たちはそこから学んでいく．

歩き方
―ヒトの歩容の生理学

2

2.1 健常歩行の前提条件

　ヒトの歩容は，個々人によって大きく異なる．それは身体条件や生活環境，そして振る舞い方，さらには認識と運動の発育に伴って発達するさまざまな基礎能力が異なることによる．このため歩容を画一的に確定することはほとんど不可能である．

　しかしながら多くの研究により，調和のとれたスムーズな流れの歩容ならびに動作は，いつも同じ前提条件と基礎能力が必要であることが証明されている．それは身体にとって有意義(個々の課題と環境に応じていること)で，運動生理学的に無理なく，かつエネルギー消費の少ない動作が可能であるかどうかである．以下に運動生理学的に無理のない歩行を可能にするためのいくつかの前提条件を挙げる．1～6は身体的-心理的な前提条件，7～13は必要とされる能力である(Arendと Higgins 1976, Hedin-Anden 1994).

1a　健康なエネルギー供給：筋の良好な代謝機能，健全な心肺機能．

1b　健全な脳内の神経伝達と代謝：神経伝達物質(たとえば興奮させるアセチルコリンや興奮を和らげるガンマアミノ酪酸)による興奮と抑制のバランス．

2　健康な関節：健全な骨と軟骨と関節包と靱帯．

3　中枢運動プログラム，脊髄性のステップジェネレータ(Atwood / MacKay 1993)：歩行周期はインテルメジン領域(脊髄)の中で，振動しているインターニューロンのネットワーク，すなわち中枢パターン・ジェネレータによってプログラミングされている．このネットワークが遊脚期と立脚期を交互に生じさせる．中枢パターン・ジェネレータに作用する強い感覚信号と反射は，両脚と体幹の相から相への連動を誘発する信号を発動する．

　中枢パターン・ジェネレータでは相反の刺激伝達が関与している．踵が床に接地することによって，伸筋群の活動が誘発される．アキレス腱反射が，立脚期の終わりの主導権をとる．足から荷重が抜けていき股関節は伸展位にあるころ，反対側の脚に体重が移行する．そして膝の屈曲を始めることができる．その際，両脚間で相と相の強固な動きの連結が起きている．中枢レベルで自動的に誘発されるステップは，原始的でぎこちないロボットのようである．そこには健常歩行のやわらかな調子の変化の流れが欠けている．

　横断中枢の中では，たとえばベルリンのHesse博士が提唱しているように，脊髄レベルに機械的に歩行を指揮するプロセスが存在する．しかしながらこの実験の被験者は体幹がつるされ，さらにPTの手助けに依存している状態であった．自発的な移動でなくても，心理的な獲得感は強いかもしれない．中枢パターン・ジェネレータのさらなる活用として，ラットやネコだけでなくヒトにおいても脊髄損傷の後，再び歩行ができるようになるための研究が始まっている．

4　視覚システム：目，視神経と脳の視覚中枢の良好な働き．患者の視力に障害があった場合，歩行能力は著しく侵害される．

5　健康な神経-筋システム：運動の調和，筋，筋緊張と知覚が健全であること．

6　意欲：歩くための基礎的な必要条件である．患者は自らの意思で立ち上がり，歩くことを希求しなければならない．気持ちのもちようが振る舞いに影響を与えることは，一般に知られているが，機能的な活動において，それがどれだけ大きく影響するかは，あまり知られていなかった．神経生理学者は最近まで，大脳辺縁系が運動システムには間接的にしか影響しないと考えていた．しかしながら最近の研究では，大脳辺縁系の神経経路は，脊髄レベルで直接運動システムに介入していることがわかっている．両方のシステムは高い次元で一体をなしており，だからこそ理学療法において患者の意欲は非常に重要なのである．

『エキスパートのPTは，その事実の重要性を知っている』と主張しているのは，PTで神経生理学者であるDarcy A. Umphred教授である．彼女も大脳辺縁系がヒトの動きを特徴づけるという考えをもっている(Umphred 2000)．M.O.V.E.とはさまざまな大脳辺縁系の機能を意味した略語である．

M = motivation and memory（動機づけと記憶）
- 動機づけ：何かを学びとりたい，もしくは試みたい，もしくは状況を利用したいと望むこと
- 記憶：気づくことと覚えていること

O = olfaction（嗅覚）：においの影響を振る舞いの中で示す．たとえば「これはくさいな（なにか怪しいな）」といった言い回し．莫大な香水産業の存在

V = viscera（内臓的領域，本能：口渇，空腹，体温調節，内分泌機能）
- 交感神経もしくは副交感神経による反応
- 大脳辺縁系の機能を反映した末梢の自律神経系による反射

E = emotion（情動，とらえ方と態度）
- 自画像と自己価値評価
- 感情的身体像
- 情動的過緊張
- 物事のとらえ方，社会的能力，意見

しばしば患者は，情動によって，できるはずのことでもできなくなることがある（例：患者がつまずき倒れることを心配していることをPTが気づかず，患者の感情にまで十分に立ち入らなかった場合には，たとえ理学療法のコンセプトが機能的に正しくてもその理学療法は効果的ではない）．

> **解剖学的補説**：大脳辺縁系は脳の異なった領域を神経細胞で互いに連結している特殊な機構であり，情動の起点とみなされている．大脳辺縁系は大脳半球の内側部にあって，2つの脳室と脳梁の辺縁を取り囲んでいる．それには海馬体，帯状回，脳弓，側頭葉の神経細胞領域，扁桃核，さらに嗅内皮質が含まれている．これらはすべて視床下部と密に関連をもち，自律機能の調整，情動すなわち快感や不快感の形成などに重要な意味をもっている．

7　姿勢のコントロール：体幹と四肢を，状況に応じて安定させたり，移動のために体勢を整える能力．

8　動的バランス：歩き始め，歩行中，停止，常にバランスを保てる機能，平衡感覚．

9　チェック性動作：身の周りに起こる物理的な現象の情報をとらえる能力．そのために必要な動作は，動きの流れの中に統合され，知覚のプロセスをサポートする．

10a　他の動作から独立させて手を使うこと：2つの課題を同時に互いに依存させずに行いやり遂げる能力．ここでは歩行しながら手と腕を用いた複合課題(dual task)を指す．たとえば，腕を歩行

の補助として使うこともできるし（腕を振る，もしくは歩行補助具を持つ），他の目的にも役立たせることができる（たとえば車に向かって歩きながら，手に買い物袋を持つ）．

10b　体幹もしくは四肢を左右対称ないし非対称に動かすこと：課題に応じて，腕を交互に同じように動かせる，もしくはたとえば物を運ぶときなど，非対称に動かすことができる能力．

11　選択的な弛緩：筋収縮を効率よく利用する能力．筋の収縮と弛緩の制御のこと．

12　慣性力の利用：外部力と内部力をある運動から次の運動への移り替えに利用でき，動きを統合できる能力．それによってエネルギー消費を抑えることができる．

13a　力をより大きく出すこと：課題に対しどれくらいの力が必要か，そしてその力を発揮できるための前提条件を査定できる能力．

13b　力を抜くこと：たとえば階段を下りるときなど，内部力と外部力を制御できる能力．

2.2　「正常」とは？

歩行に関する情報は限りなく多く，数えきれないくらいの研究がこのテーマに費やされた．歩行分析装置の急激な増加により，引き続き情報量が増加することが予想される．しかし，どの情報が検査と理学療法にとって重要なのか．PTは何を頼りにどうやって過剰な情報の中を進めばよいのか．

ロサンゼルスにあるランチョ・ロス・アミーゴ国立リハビリテーションセンターの病理運動学研究室のJacquelin Perry博士と彼女のチームは，論文（Perry 1992）の中で，「正常」（平均をとった際にみられる特徴）とみなすことができる人の歩行の機能を記述している．その際，彼女らは男女合わせて健常者420人の，滑らかな平地における自由歩行を検査している．被験者は西洋人で年齢は6〜87歳．結果を歩行の各パラメータの値ではなく，4つの年齢層の正常領域として示している．

本書の歩行の特徴に関する記述には，歩行速度（m/分），ストライド長（m），ケーデンス（1分当たりの歩数），関節角度，関節モーメント，筋の活動と筋収縮のタイミングといった指標が用いられている〔本書では但し書きをしていない場合，大部分はPerry（1992）の研究結果に基づき，正常領域の平均結果を示している〕．

もちろん歩行は，運動力学と運動学的要素によって表現され，説明がなされうる側面を多分に含んでいる．それに加えてヒトの直立歩行は，さまざまな他の要素によっても影響を受ける．そのことについてみていく．

目を凝らして観察すると，多くの人がいわゆる"正常"と呼ばれている歩行とは少し違った歩き方をしていることに簡単に気がつくはずである．そのことからPTは，「正常」とどれだけ違っているか？ということにのみ着目した歩行分析は回避すべきである．なぜなら個々人の歩行は，複合的に影響し合っている要素を考慮に入れなければならないからである．どのようであれば個々人にとってふさわしいかをもって，正常とみなすべきである．たとえば，マサイ族に対して，そんなに膝を曲げて歩かないほうがよいとは誰も思わない．アフリカの乾燥草原で生活している人々にとっては，膝を曲げながら歩くことは普通で，しかも重要なことである．地面の状態がこの移動方法の特別な適合を要求している．

与えられた環境や条件に適合した結果，人々はそれぞれ異なるように歩く（Mulder 2001）．歩行は両足の活動のみによって決まるのではなく，周りの状況と自分の目的に対する体全体の表現である．

さまざまな個体差はとりわけ以下の要素によって生じる．

- **年齢および性別**：幼児（1歳程度）は足関節底屈位歩行をする．すなわち前足部で歩く．高齢者は，多くの場合身体中のいくつもの関節が屈曲した姿勢で歩行し，時には股関節の伸展制限がみられる．平均歩行速度は約 74 m/分（女性）から約 82 m/分（男性）まで幅がある．
- **身長，体重，体格と質量分布**
- **路面の性質，状態**：硬いところ（コンクリートや石畳）の上を歩くのか，軟らかい地面（森の中，砂浜）を歩くのか
- **履物の種類**：パンプス，サンダル，運動靴
- **生活状況**：肉体労働，デスクワーク，職業スポーツ
- **生活環境**：安心できる家庭の中，慌ただしい歳末大売出しのデパート，PTが患者を治療する病院のリハ室
- **精神状態とその時々の気分**：歯医者の予約，恋人との約束，精神的重圧
- **ファッション，着用している服の状態**：身につけているものによる妨げ．たとえば窮屈なジーパン，膝の高さまでスリットの入ったパンツ，ゆったりとした服
- **グループや教室内での所属意識と個人的表現**：派手なピップホッパー，体幹をのけぞらせ左右に揺らす歩行（デュシェンヌ症候群の初期に似ている），兵隊の行進，腕を体幹から大きく離すように振る歩行，特に目的を意識した歩行
- **歩く課題と目的**：課題と目的によって歩き方は異なってくる．たとえば，ウィンドウショッピング，荷物を運ぶとき，もしくはちょっと遅刻しそうなときの速歩き
- **歩行の課題の複合性**：歩行は，ある場所から別の場所への移動を可能にする．しかし時には，同時にやらなければならない課題によって大きく影響を受ける．手と腕の複合体はその際，重要な役割を果たす．手と腕が自由な場合，急いで歩いているときなど腕を積極的に振ることで，歩行をサポートすることができる．手と腕に課題があると歩行にはさまざまな作用が生じる．たとえば，脚にさらに負担を加える，大きな荷物を腕に抱える場合や，熱いコーヒーカップを机まで持っていくときなど

以上の要素により，健常歩行には非常に幅広いバリエーションが生じる．このためPTとしての課題は必ずしも一般的な標準にこだわらずに個々の患者の病理を理解することと，その患者にとっての標準に戻すことである．

個々人がそれほどまでに多様で異なっているのであれば，何のためにそもそも一般的に標準とされている数値（標準値）を学んでおく必要があるのだろうか．それは標準値によって，歩行の機能的流れと物理的な前提条件を知ることに意味があるからである．さらに歩行の各瞬間における標準値，たとえば関節モーメント，角度，加速度と荷重などを知ることができる．それらは観察による歩行分析を成功させるために決定的な要素である．本書の中で順を追ってすべての要素を紹介し解説する．

臨床のためのヒント

まず理学療法の課題は，個々人に許される標準値からの逸脱がその患者の場合にはどの程度可能かを患者と一緒に特定することである．続けて以下のことを確認する．個々人に許された範囲を超えている逸脱運動はどれか，そして歩行にとって機能的に重要な特徴がきちんと存在しているかどうか．逸脱運動と回避動作と機能不足は病理学的に観察され，それぞれに個別の適応となるリハビリテーション・プログラムを必要とする．標準値はPTが理学療法中に行うさまざまな検査において必要な関連数値となり，それによって理学療法の進行状態のチェックを行う．

以上をまとめると，標準値に関する知識は，PTにとってまず客観的に検査し，次に個々の症例に合わせた理学療法プログラムを立案し，最後に成果を事実とデータで示すために必要となる．

ここで，個々の症例に合わせた理学療法プログラムとその課題についてもう少し詳しく述べておく必要がある．J. Higgins / S. Higgins（1995）や

Winstein(1995)，Umphred(1995)，Mulder(2001)などの運動学者ならびに神経学者は，論文の中で運動の学習に関して同じ意見をもっている．

　患者に解決策として既存の理学療法を行う前に，総括的な課題分析（たとえば運動分析ならびに歩行分析）が患者の評価に併せてなされるべきである．さらにPTは患者と一緒に理学療法のゴールを設定するべきである．その際，環境的な要素の重要性も考慮して，患者のための理学療法プログラムを構成していく．動作や動作の解決策の詳細のみが先行するのはよくない．それらは後に，患者がPTの協力を得て練習しながら学んでいくものである．時にはいろいろと試してみたり，失敗したりしながら習得していく．

　しっかりと構成されていてかつ丁寧な処置とは，患者が学びとった方針と知識を自ら活用してみることで動作パターンが改善していくことである．PTの役割は，いうならば動き，環境とのかかわり，要求された課題に対する解決策に関し，自らの身体がそれを学習していくことを患者自身が能動的に発見するようにすることである．

　読者の臨床での患者との経験が，ここで述べた方法の意味を裏づけてくれるであろう．

2.3　歩行周期と各相

2.3.1　歩行周期，歩幅，歩隔

　歩行周期の概念は，同側の足の初期接地から次の初期接地までの時間によって定義づけられている．その他の歩行中に繰り返されるいくつかの行為も概念定義のための要素として考慮することができるが，初期接地が一番明確に観察されるため，歩行周期の始まりと終わりに決められている．

　歩行周期の始めの0％ポイントを身体の一部の床への接地で定義する．同側の足（観察肢）の次の

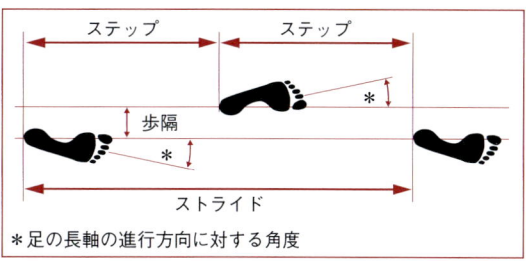

図2.1　ストライド，ステップ，歩隔

床への接地で歩行周期の終わりを定義する．歩行周期の終わりは次の歩行の0％ポイントでもある．同時に反対側の足は半周期遅れで観察肢と同じ動きをする．専門書によってはストライド（stride）を歩行周期の同義語として扱っている場合もある．しかしストライドは距離を表し，歩行周期は時間を表している．

　また，ストライドとステップ（step）も混同しがちである．ステップは片足の踵接地地点から反対側の踵接地地点までの距離，ストライドは2歩分の距離である．歩幅の属性（右足の歩幅か左足の歩幅か）は，測った歩幅の前にあるほう（今遊脚期を終えたばかりの足）にある．患者にとっては距離を稼ぐために左右非対称の歩行をするが，それは左右の歩幅を比べることによって判明する．

　歩隔（step width）は左右の踵の中心間の幅である．歩行時の歩隔は進行方向に対し直角に計測され，標準値は5〜13cmである（図2.1；Whittle 2001）．静かに立っているときは，足の長軸は進行方向に対してそれぞれ7°外旋している．この足の軽度外旋（toe out angle）は歩行のときもみられる．

2.3.2　違っているようで同じ　　　　　——知っておくべき用語

　本書では，健常歩行と病的歩行のいずれをも記述できる前提条件を満たし，一義的に理解ができるランチョ・ロス・アミーゴ方式の用語を用いている．

表 2.1 従来の用語とランチョ・ロス・アミーゴ方式

従来の用語		ランチョ・ロス・アミーゴ方式	
ヒールストライク	踵接地	イニシャルコンタクト	初期接地
フットフラット	足底接地	ローディングレスポンス	荷重応答期
ミッドスタンス	立脚中期	ミッドスタンス	立脚中期
ヒールオフ	踵離地	ターミナルスタンス	立脚終期
トゥオフ	つま先離地	プレスイング(の終わり),イニシャルスイング(の始まり)	前遊脚期の終わり,遊脚初期の始まり
アクセレレーション	加速期	イニシャルスイング(の一部)とミッドスイング	遊脚初期の一部と遊脚中期
ミッドスイング	遊脚中期	ミッドスイング(の一部)とターミナルスイング	遊脚中期の一部と遊脚終期
デセレレーション	減速期	ターミナルスイング(の一部)	遊脚終期の一部

表 2.2 重要な略語

略語	定義	日本語訳
IC	initial contact	初期接地
LR	loading response	荷重応答期
MSt	mid stance	立脚中期
TSt	terminal stance	立脚終期
PSw	pre-swing	前遊脚期
ISw	initial swing	遊脚初期
MSw	mid swing	遊脚中期
TSw	terminal swing	遊脚終期

例 たとえばヒールコンタクトという概念は，踵ではなく前足部で接地する場合，歩行周期の始まりの相を表す用語としては混乱をきたす．それに対しイニシャルコンタクト(initial contact；初期接地)という用語であれば，この歩行周期の始まりを公平に表現し，健常歩行と病的歩行の両方に活用できる．

ランチョ・ロス・アミーゴ国立リハビリテーションセンター(RLANRC)では，従来から用いられている用語とは異なり，イニシャル，ミッド，ターミナルといった中立的な概念を用いている．さらに機能的に非常に重要な意味をもっている歩行周期中の2つのタイミングを独自の方式で名づけている(ローディングレスポンスとプレスイング)．従来の用語との対比を正確に理解するため，表 2.1 の左側に従来の用語と日本語表記，右側に RLANRC 方式の用語とその日本語表記を並べた(この表は国際公用語としての英語の表現を明記しているという点で重要である)．歩行分析のためのソフトウェアを開発しているメーカーもほとんどこの英語の表現を使っている．表 2.2 には重要な略語の一覧を挙げた．

2.3.3 歩行周期の各相—それぞれの特徴と役割

歩行周期はまず立脚期と遊脚期に分けられる．
- 立脚期(stance)
  - 歩行周期中の足が地面についている時期
  - イニシャルコンタクトで始まる
- 遊脚期(swing)
  - 歩行周期中の足が地面から離れていて，スイングにより脚が前に運ばれている時期
  - イニシャルスイング，すなわち足が地面から離れたとき(つま先離地)に始まる

立脚期と遊脚期はさらに細かな相に分けられる．立脚期は5つ，遊脚期は3つの相に分けられ，それらすべての相で以下の3つの役割を果たす(14〜15頁の「歩行周期の機能的課題」を参照)．
- 荷重の受け継ぎ
- 単脚支持
- 遊脚期の脚の前方移動

荷重の受け継ぎは立脚期で起こる．初期接地(イニシャルコンタクト)と荷重応答期(ローディングレスポンス)がこの役割を担う．

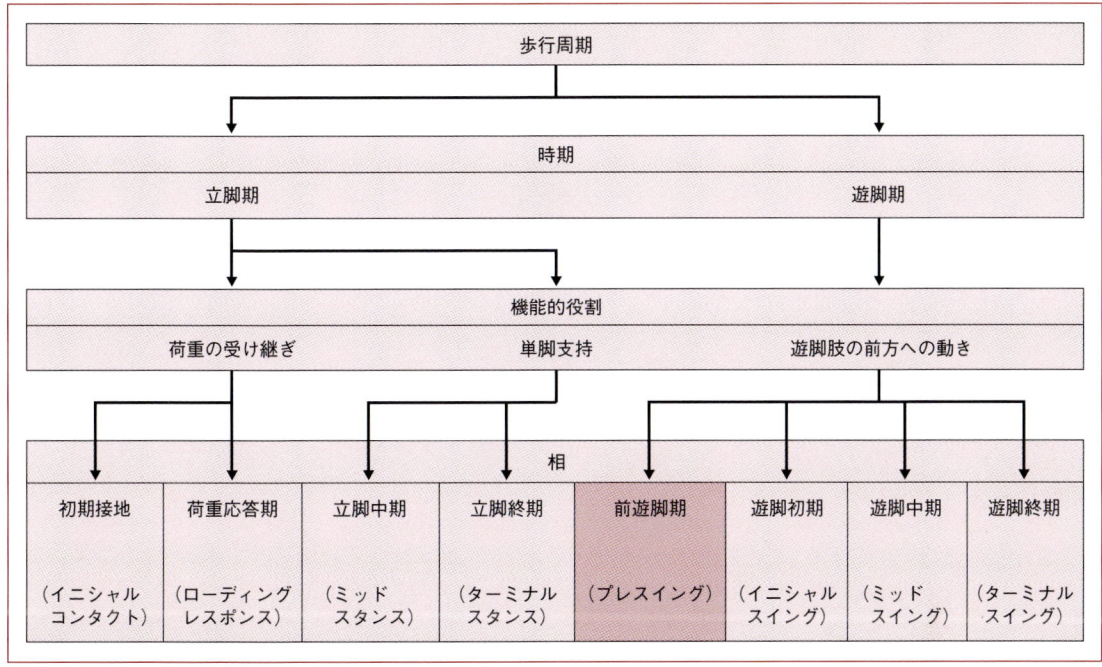

図2.2 歩行周期の細分化

立脚期における2つ目の課題，単脚支持は立脚中期(ミッドスタンス)，立脚終期(ターミナルスタンス)そして前遊脚期(プレスイング)によって遂行される．

前遊脚期は特殊な地位を占める．それは単脚支持を終了させるためスイング動作への移行を開始する．そして遊脚期が始まり，遊脚初期(イニシャルスイング)，遊脚中期(ミッドスイング)，遊脚終期(ターミナルスイング)に遊脚肢の前方への動きを行う．

RLANRCによる8つの歩行の相の定義(図2.2)：健常歩行の場合

■ **第1相　初期接地(イニシャルコンタクト)：歩行周期の0%(図2.3)**

- 歩行周期の終わりと始まりはイニシャルコンタクトで定義される．脚が地面に接触する瞬間である．このタイミングにおける関節のポジションが衝撃の吸収の度合いを決定する．

- この相の役割：立脚期をヒールロッカー(24頁)で始められる脚のポジションにしておくことである．

■ **第2相　荷重応答期(ローディングレスポンス)：歩行周期の0〜12%(図2.4)**

- **始まり**：初期接地で始まる．
- **終わり**：反対側の脚が地面から離れた瞬間．この相では体重がすばやくほぼまっすぐに伸ばされた脚に移ってくる．これは1回目の両脚支持期である(initial double limb support；IDLS)．
- **この相の役割**
  ・衝撃吸収
  ・荷重を受け継ぎつつ安定性を確保
  ・前方への動きのキープ

■ **第3相　立脚中期(ミッドスタンス)：歩行周期の12〜31%(図2.5a，b)**

- **始まり**：反対側の脚が地面から離れた瞬間(トゥオフ)

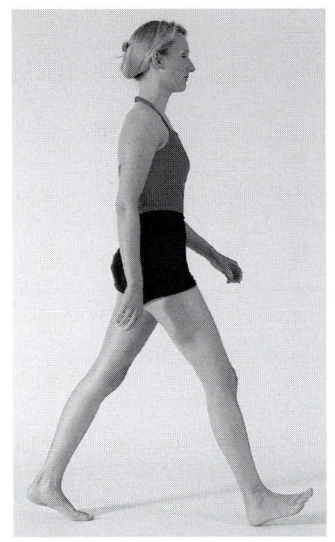
図2.3 イニシャルコンタクト

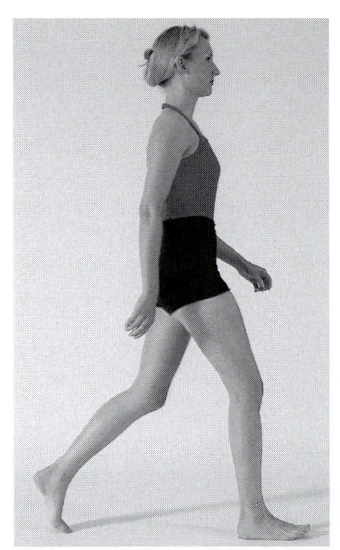
図2.4 ローディングレスポンス

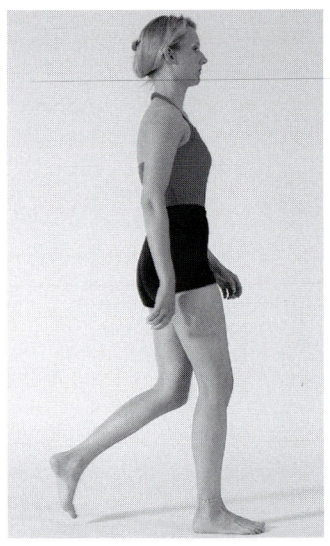
図2.5a ミッドスタンス

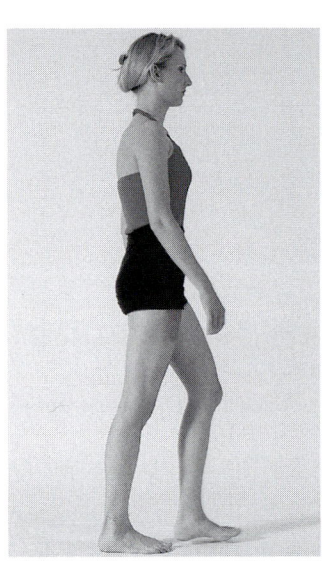
図2.5b ミッドスタンス

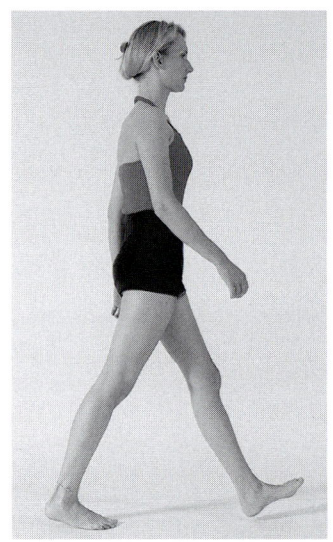
図2.6 ターミナルスタンス

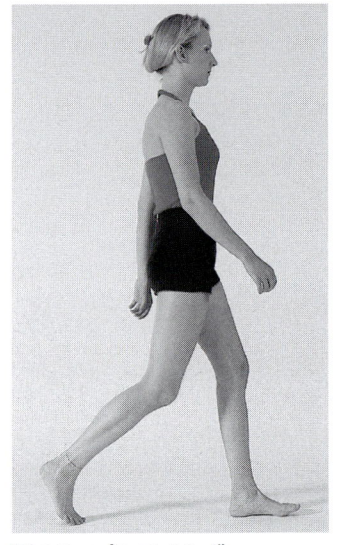
図2.7 プレスイング

- 終わり：観察肢の踵が床から離れた瞬間（身体重心は前足部の直上にある）
- この相の役割
  - しっかりと地についている足を支点とした前方への動き
  - 脚と体幹の安定性の確保

■ 第4相 立脚終期（ターミナルスタンス）：歩行周期の31〜50%（図2.6）

- 始まり：観察肢の踵が床から離れた瞬間
- 終わり：反対側のイニシャルコンタクト．この相の終わりとともに単脚支持が終わる．
- この相の役割
  身体を支持足より前へ運ぶこと

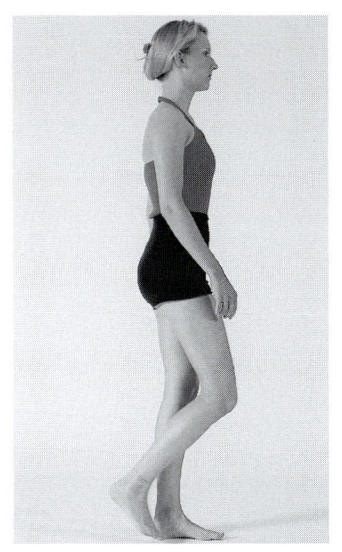

図 2.8　イニシャルスイング 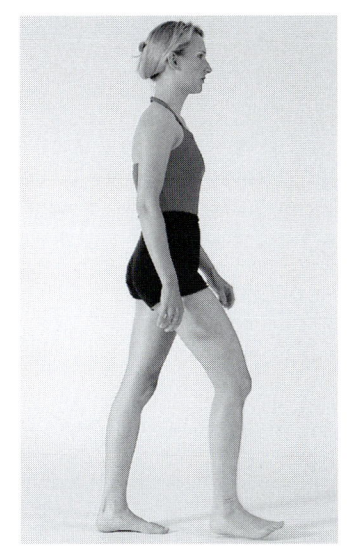　　　　図 2.9　ミッドスイング 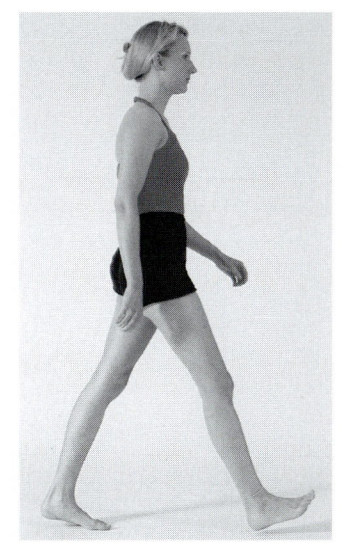　　　　図 2.10　ターミナルスイング

- ■ 第5相　前遊脚期(プレスイング)：
  歩行周期の 50〜62%(図 2.7)

- 始まり：反対側のイニシャルコンタクト
- 終わり：観察肢のつま先が床から離れた瞬間
  この相は2回目の両脚支持期である(terminal double limb support ; TDLS).
- この相の役割
  観察肢のイニシャルスイングの準備

注目　観察肢から反対側への荷重のすばやい移行に関して，多くの歩行分析家はこの時期に荷重が少なくなることに着目してきたが，Perry (RLANRC；Perry 1992)によって定義されたプレスイングという用語は，機能的意味合いをより正確にとらえている．すでに荷重されていない足は，体重移行には積極的な関与をしておらず単に遊脚への準備をしているだけである．すべての筋の活動と動きはその目的のために起こる．

- ■ 第6相　遊脚初期(イニシャルスイング)：
  歩行周期の 62〜75%(図 2.8)

- 始まり：観察肢のつま先が床から離れた瞬間
- 終わり：両側の下腿が矢状面で交差した瞬間

- この相の役割
  ・床から足を離すこと
  ・観察肢を前に運ぶこと

- ■ 第7相　遊脚中期(ミッドスイング)：
  歩行周期の 75〜87%(図 2.9)

- 始まり：両側の下腿が矢状面で交差した瞬間
- 終わり：遊脚肢(観察肢)の下腿が床に対し直角になった瞬間
- この相の役割
  ・観察肢を引き続き前へ運ぶこと
  ・観察肢の十分なトゥクリアランスの確保

- ■ 第8相　遊脚終期(ターミナルスイング)：
  歩行周期の 87〜100%(図 2.10)

- 始まり：観察肢の下腿が床に対し直角になった瞬間
- 終わり：観察肢の足が床に触れた瞬間(イニシャルコンタクト)
- この相の役割
  ・観察肢を前へ運ぶことの終了
  ・観察肢の立脚の準備

表 2.3 立脚期

イニシャルコンタクト	両脚支持
ローディングレスポンス	両脚支持
ミッドスタンス	単脚支持
ターミナルスタンス	単脚支持
プレスイング	両脚支持

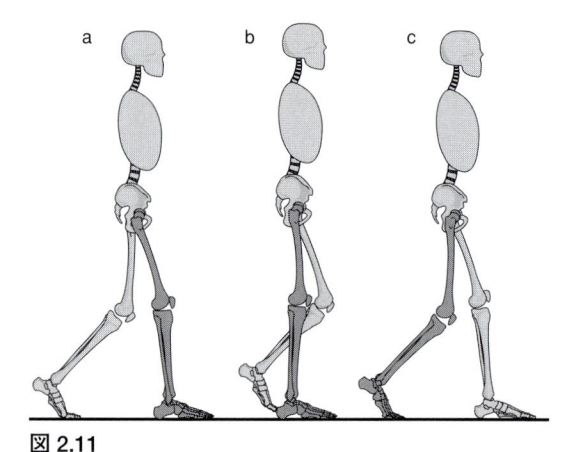

表 2.4 各相の特有の役割

相	特有の役割
イニシャルコンタクト	・衝撃吸収の準備
ローディングレスポンス	・衝撃吸収 ・荷重を支えつつ安定性を保証 ・前方への動きの保持
ミッドスタンス	・支持している足の前足部の上まで身体を運ぶこと ・脚と体幹の安定性の確保
ターミナルスタンス	・支持足(立脚肢)の直上を越えて身体を前に運ぶこと
プレスイング	・遊脚期の準備体勢
イニシャルスイング	・床から足が離れること ・脚を前に運ぶこと
ミッドスイング	・脚を引き続き前へ運ぶこと ・足と床の十分なクリアランスの確保
ターミナルスイング	・脚を前に運ぶことの終了 ・イニシャルコンタクトの準備

図 2.11
a：初期両脚支持, b：単脚支持期, c：終期両脚支持

単脚支持期と両脚支持期

両脚が床に接していれば両脚支持期，片脚だけであれば単脚支持期である（**表 2.3**）．

立脚期の間にリズミカルな単脚支持と両脚支持の交代がある．立脚期は支持の方法によって決定的に以下の3つの区分に分けることができる（**図 2.11**）．

- **初期両脚支持 initial double limb stance**：立脚期はこの区分から始まる．イニシャルコンタクトとローディングレスポンスで両足は床に接している（観察肢：右脚）．
- **単脚支持期 single limb stance**：この区分は反対側の足が床から離れ，遊脚期に入ったときに始まる．観察肢はミッドスタンスからターミナルスタンスである．この期間では片脚（ここでは右脚）で立っている．全荷重は片脚に加わっている．
- **終期両脚支持 terminal double limb stance**：こ

の区分は，反対側の足が初めて地面に接したとき，すなわちイニシャルコンタクトで始まる．そのとき，観察肢（右側）はプレスイングに入っている．この最後の区分は，支持脚（観察肢）が床から離れ，遊脚期に入ると終わる．

注目 両脚支持期は静的な安定度が高い期間である．歩行速度が下がればそれに伴って両脚支持の時間が長くなる．バランス感覚に障害をもつ患者や安定性を得難い患者は，一般的にゆっくりとした歩行速度で歩行する傾向がある．

臨床のためのヒント

単脚支持期の時間は，脚の支持性を評価するうえでよい手がかりとなる．

機能的課題

立脚期には3つの機能的課題がある．
- 荷重の受け継ぎ
- 単脚支持
- 遊脚肢の前方への動き

表 2.5　8 つの相の時間的割合と機能的役割

立脚期：60%				遊脚期：40%			
荷重の受け継ぎ		単脚支持		遊脚肢の前方への動き			
0%	0〜12%	12〜31%	31〜50%	50〜62%	62〜75%	75〜87%	87〜100%
IC	LR	MSt	TSt	PSw	ISw	MSw	TSw

上記のそれぞれが歩行のために特別な役割をもっている（**表 2.4，2.5**）．

■ 荷重の受け継ぎ

これは歩行周期の中で要求度の最も高い課題である．遊脚を終えたばかりでまだ安定性が十分に高くない脚に，すばやく荷重を移行するという要求を満たさなければならない．

■ 単脚支持

反対側の足の離床からイニシャルコンタクトまでが，観察肢の単脚支持である．身体が支持脚（観察肢）の上を移動する．支持脚は身体を支え，前方への動きをキープするという責任を担う．荷重は足の MP 関節の方向へ移動し，それにつれて踵が離床する．

■ 遊脚肢の前方への動き

立脚期が終わるころ（プレスイング），すでに観察肢が遊脚になるための準備体勢が始まる．そして足は離床し，床の上を身体の前方へ向かってスイングする．遊脚肢の前方への動きは膝関節の伸展によって終了し，続いてイニシャルコンタクトの準備がなされる．

■ 健常歩行のタイミング

歩行周期は足の床への接地から，次に起こる同側の足の床への接地までの時間である．この間の時間を歩行周期の 100% とする．歩行周期を大まかに分けると 60% が立脚期で 40% が遊脚期となる．立脚期は 2 回の両脚支持期（それぞれ 10%）と 1 回の単脚支持期（40%）に分けられる．この単脚支持期の時間は反対側の遊脚期の時間と一致することに注意が必要である．

各相の割合（おおよその時間配分）

- 立脚期
  初期両脚支持：10%
  単脚支持：40%
  終期両脚支持：10%
- 遊脚期：40%

注目！　立脚期と遊脚期の実際の時間と時間的割合は，歩行速度によって変化する．80 m/分の少しゆっくりめの歩行では，時間的割合は立脚期 62%，遊脚期 38% である．さらにゆっくりとした歩行では，両脚支持期の時間が長くなる（たとえば片麻痺歩行）．速い歩行ではどうであろうか．速い歩行では両脚支持期が短くなる．走っているときは両脚支持期が消滅する．

反対側で対応している相

観察肢の各相に対応している反対側の相がある．反対側で対応している相を確定すると，観察肢が今どの相にあるかをよりよく特定するための助けになる．**表 2.6** は観察肢の各相とそれに対応する反対側の相を示している．

2.3.4　「正常な」歩幅の要因

正常な歩幅は 7 つの要因によって実現される．

表 2.6 観察肢の各相に対応している反対側の相

観測肢	反対側
イニシャルコンタクト/ローディングレスポンス	プレスイング
ミッドスタンス	イニシャルスイングとミッドスイング
ターミナルスタンス	ターミナルスイング
プレスイング	イニシャルコンタクト/ローディングレスポンス
イニシャルスイング	ミッドスタンス
ミッドスイング	ミッドスタンス
ターミナルスイング	ターミナルスタンス

そのうち3つはターミナルスイングで出現し、4つはターミナルスタンスで出現する。

ターミナルスイング（遊脚肢）

- 20°以下の股関節屈曲
- 5°以下の膝関節軽度屈曲（目視確認ではニュートラル0°）
- 5°以下の骨盤前方回旋

ターミナルスタンス（立脚肢，正常なターミナルスタンスのすべての要因）

- 足関節10°背屈
- 踵離れ
- 股関節20°伸展（トレイリングリム；巻末の用語解説を参照）
- 約5°の骨盤後方回旋

臨床のためのヒント

片麻痺患者に対応する際、特に注意しなければいけないことはターミナルスタンス（歩行周期の31〜50％）のすべての特徴に着目して、患者と共同でその要因を獲得することである。患者の体幹の重心は、支持脚の支持面を越えて前方へ運ばれることが重要である。

そして次のスイングにとって必要な屈曲が起こるためには、十分な股関節伸展がなされるべきである。ターミナルスタンスは多くの患者にとって不安材料である。それゆえPTに対する人間的信頼と理学療法の技能が必要となる。

2.3.5 歩行の対称性と合理性のための指標

以下の指標は歩行の対称性と合理性を示している。

歩幅

歩幅に長さの決まりはない。歩幅は個々人の身長、脚長、歩行速度によって異なり、左右同じであるべきである。歩行速度、すなわち単位時間当たりに歩いた距離は、歩幅に影響される。

左右立脚時間比 stance ratio

立脚時間比は、観察肢の立脚期の時間と反対側の立脚期の時間の比である。通常、両側の立脚時間は同じである。

腕の振り

腕の振りは歩行中に起こる通常の腕の振りである。この腕の動きは骨盤の動き（回旋）とは逆に体幹が反射的に動いた結果起こる。腕の振りの大きさは個々人によって異なり、特徴も違うが、通常

表2.7 さまざまな歩行速度

足(履物)を引きずるようにして歩く	約30 m/分(約1.8 km/時)
ぶらつく	約60 m/分
普通の速さ	約84 m/分(約5 km/時)
せかせか歩き,急ぎ足	約100 m/分
ジョギング	約200 m/分(約12 km/時)
かけ足	約300 m/分
100 m世界記録	約600 m/分(約36 km/時)

は左右対称である．

頭の位置

頭の位置は，周りの状況が見えるようにまっすぐ起きているべきである．

2.3.6 歩行速度―1つの重要な指標

歩行速度は歩行の基本的な指標の1つである．健常者は必要に応じて瞬間的に歩行速度をすぐに変えることができる．それは歩幅や単位時間当たりの歩数の変更によって起こる．

個人にはそれぞれ"自由歩行"の歩行速度があり，それは各々の身体的状況における機能的バランスが最適になるように決められている．Perry (1992) によれば，硬く平坦で滑らかな路面での多数の"自由歩行"の歩行速度の平均は，大人で約82～84 m/分で，子どもと高齢者の歩行速度はそれよりも低くなる．男性の平均は86 m/分 (+5%) で女性は77 m/分 (-6%) である．自由歩行の歩行速度が60 m/分以下の場合，高度の歩行障害を有している可能性がある (Kirtley 1998)．**表2.7** にさまざまな歩行速度を挙げた．

歩行速度計測の重要性

歩行速度は，個々人の歩行能力を知るためのキーとなる指標である．ここでは量的なパラメータとしての歩行速度ではあるが，歩行速度の構成要素である歩幅と単位時間当たりの歩数が，動作の質に対する重要な手がかりとなる．

例 股関節の全置換術を受けた患者が，理学療法を受ける前は10 mの距離を46.44 m/分の歩行速度で歩いていた．そのときの歩幅は0.43 mで，1分当たりの歩数は108歩だった．この患者は10 mを歩くだけで力を使い果たしていた．一通りの理学療法を受けた後，この患者は10 mを68.63 m/分で歩き，歩幅と1分当たりの歩数も伸ばすことができた (それぞれ0.6 mと114歩)．歩行速度が上がったにもかかわらず，体力的には以前ほどつらくなかった．この患者は，移動が単に速くなっただけではなく，動作の質が改善したのである．

それゆえ歩行速度を計測することは，理学療法的治療効果を検査できるという意味でも有意義である．この程度の計測であれば簡単にでき，診察すべき多くの患者がいる中で診療効果のチェックとしても役立つ．計測結果は治癒の全過程で起こった，生理学的かつ機能的変化を示している．また，治癒が進んでいる段階では，患者の運動器のリハビリテーションの進歩に対する証(あかし)が得られる．歩行速度の計測は，標準的な基準で行われるため，結果は計測者に依存することもない．

研究者による研究結果の多くが，歩行速度が歩行の改善の度合いと直接関連していることを示している．なぜなら歩行速度によって，とりわけ運動器の筋力，特に足関節底屈筋群による推進力を直接推し量ることができるからである(それはしかしながら，下腿三頭筋に痙縮のある片麻痺患者には当てはまらない)．

さらに歩行速度の検査結果は，Fugel-Meyerテスト，Barthelインデックス，Bergテストなどの検査結果とも密接な関係がある (Richards et al 1995)．

概念定義

歩行速度，ストライド長（左右の歩幅を合わせた長さ），そしてケーデンス（歩数/分）は歩行の空間的時間的パラメータ（temporal-spatial parameter of gait）と称せられ，それぞれ定義づけられている．

歩行速度

歩行速度は，国際的な計測のスタンダード〔système international；SI（Whittle 2001）〕に即した科学的法則を前提に，m/秒で表される．

しかしながら臨床においてはm/分が好んで用いられる．それはおそらくケーデンス（歩数/分）との互換性のよさや，同じく歩行距離をmで表しているエネルギー消費と直接関連させるためである（Perry 1992）．m/秒からm/分への換算は容易にできる．平均歩行速度は文献によって異なるが，1.4 m/秒ないし84 m/分を平均としていることが多い．

ストライド長

この概念は左右の歩幅を合わせた長さ，mで表される（9頁の「歩行周期の定義」を参照）．ストライド長から，運動器の機能能力と観察肢ならびに反対側の単脚支持期と遊脚期の時間的長さに対して，状況を推測することができる．正常なストライド長の平均は約1.4 mである．

ケーデンス cadence

この用語は1分間当たりの歩数のことである．他の定義との関連性からいえば歩数の代わりにストライド数を使ってもよさそうなものであるが，ケーデンスがよく用いられる（ストライド数よりも歩数のほうがカウントしやすいので，試してみるとよい）．

両下肢は歩行の際，振り子のように下肢長と反比例したある決まった周期（ケーデンス）で振れる．これは一般的に小柄な人ほど大きなケーデンス（歩行周波数）で歩くことを意味している．しかしながら標準値を大幅に下回る例も上回る例と同様に目立つ．文献によると標準ケーデンスは約120歩/分である．ケーデンスの正常範囲は年齢や性別，脚の長さや気持ち・気分で幅広く変化し，100～130歩/分ぐらいである．

歩行の空間的時間的パラメータの算出方法

最も重要な算出すべきパラメータは
- 歩行速度
- ストライド長（左右の歩幅を合わせた長さ）
- ケーデンス（歩数/分）

これらのパラメータを算出する方法はいくつもある．さらに計算式の選択は得られたデータによって異なる．ここで最も重要なことは，臨床に即した方法がパラメータ算出のためにPTに提供されることである．

歩行速度

患者が歩行した距離（たとえば計測距離10 m）とそれに要した時間（秒）をPTが計測すれば，下に示す計算式で簡単に算出できる．

歩行速度（m/秒）＝距離（m）/時間（秒）
m/分への換算：
m/秒×60＝m/分

ストライド長

ストライド長は，肉眼で歩行を観察しても見積もることができない．これを算出するためにPTは，患者が歩行した距離とその際の歩数を知る必要がある．

ストライド長
　＝歩行した距離（m）×2/要した歩数

■ ケーデンス

ケーデンスは，基準となる歩行距離がとれないときや時間がないとき，患者が1分間も歩けないときでも算出することができる．任意の時間，少なくとも10秒以上患者に歩いてもらい，歩数を数える．この方法は100％正確でないにしろ，十分に使える（Whittle 2001）．

ケーデンス（歩数/分）
 ＝数えた歩数×60/歩数の数え始めから数え終えた時間（秒）

その他の利用可能な歩行のパラメータの算出方法

歩行速度は，ケーデンスにストライド長を乗じた値を2で割ったものである．したがってこれらの3つのうち2つがわかれば，あとの1つは算出できる．ケーデンスは通常（歩数/分）で表示される．

m/分で表示する場合
歩行速度（m/分）
 ＝（ケーデンス×ストライド長）/2

自然科学の領域では，現在ケーデンスという概念と定義を，サイクルタイム（cycle time）もしくはストライドタイム（stride time）に置き換えることが多くなっている（単位は秒）．ストライド長は，右の歩幅と左の歩幅から成り立っており，1分間は60秒なので，ケーデンス，すなわち［歩数/分］を120で割り，ストライド数/秒に換算することが可能である．

ストライドタイム（2つの歩数が要する時間を秒で表したもの）＝120/ケーデンス（歩数/分）

代替の方法として，少なくとも10秒間歩数をカウントすることでストライドタイムを計算することが可能である．結果を以下の式に当てはめる．

ストライドタイム（2つの歩数が要する時間を秒で表したもの）＝歩数の数え始めから数え終えた時間（秒）×2/カウントした歩数

標準ケーデンスは約120歩/分である．それは1ストライド（2歩）が1秒かかっていることを意味する（Whittle 2001, Kirtley 2002）．

ケーデンスの代わりにストライドタイムを歩行速度の算出に用いる場合は，次の式に当てはめる．

歩行速度（m/秒）
 ＝ストライド長（m）/ストライドタイム〔2歩分の時間（秒）〕

◆ 臨床のためのヒント

ストライド長を確定するためには，文献の中でいくつかの方法が紹介されている．
- 水性フェルトペンを患者の両方の踵へテープで固定し，1歩ごとに床に印が付くようにする．
- 足の裏にタルクパウダーを付けるか，インクを染み込ませた両面テープ付きフェルトを固定する．そして足跡を計測する．紙の上を歩いてもらってもよいかもしれない．歩幅に関して正確で有用性のある情報が得られる．

歩行パラメータの計測

歩行パラメータの計測と算出の臨床応用のための必要条件
- 正確に測られた10 mの自由に歩行できる歩行路（最低でも5〜6 m）．計測をスタートする位置と終わりの位置は色の付いたビニールテープなどでマーキングする．計測は被験者が同じ歩行速度で決められた区間を歩くことを前提としているため，加速と減速のために計測開始地点の前と終了地点の後にはスペースの余裕が必要である．

- ストップウォッチ
- 場合によっては電卓も便利
- O.G.I.G.(observational gait instructor group；観察による歩行インストラクターグループ)の歩行分析シート(巻末付録参照)

実行編
- スタートのマーキングを越えた1回目のイニシャルコンタクトで，ストップウォッチのスタートボタンを押す．
- 同時に歩数をカウントする．
- 終わりのマーキング(計測路の終わり)を越えた1回目のイニシャルコンタクトで，ストップウォッチのストップボタンを押すと同時に，歩数のカウントを止める．

この方法は歩行距離に関して完全に正確なわけではないが，結果的にあまり問題を及ぼさない(Whittle 2001)．計測結果を評価用紙に記録し，過去もしくはこの後に行う計測結果の比較値とする．

注目 あなたの患者は1分間当たり何歩歩くのか．すでにそれを測り，歩行速度を算出したことがあるか．

PTは理学療法の成果を客観的かつ科学的判断基準で記録しなければならない状況になってきている．そんなときウェブサイト www.gehen-verstehen.net で提供している O.G.I.G. の歩行分析シートがサポートとなる．これは臨床に活用する目的であれば，ダウンロードし，コピーすることが許されている．名人も修業次第である．

その他の補助として有効なのは，患者の歩行を録画し再生して，時間計測と歩数をカウントすることである(3.5章)．

2.3.7 小さな子どもの健常歩行

小さな子どもは生後12～15か月で歩き始める．この年齢で目立つことは大きな歩隔である．小さな子どもはまだ踵から接地しないため，イニシャルコンタクトは足裏全体での接地(foot flat)か前足部での接地である．また交互の腕の振りも起こらない(Whittle 2001)．

子どもの脚は短いので，ケーデンス(歩数/分)も顕著に高くなる．1歳の子どもで約170歩/分で7歳になると約140歩/分に下がる．ストライド長は，ほぼ身長に相当する．身長約0.6 mの子どものストライド長は約0.6 mである．また身長は，歩行速度にもほぼ相当する．身長約0.6 mの子どもの歩行速度は約0.6 m/秒である．

小さな子どもの動作パターンは大人の歩行よりも大きな屈曲角度を示し，脚は遊脚期で外旋する．7歳ぐらいで股関節と膝関節の屈曲角度が変化し大人に近くなり16～18歳ごろ長管骨の骨成長の終わりとともに歩行パラメータが安定する(Kirtley 1998)．

2.3.8 高齢者の健常歩行

高齢者の歩行は，2つの要因に影響される．1つは，年齢そのものによる影響で経年変化によるものである．もう1つは，関節の変形症や加齢によって発症頻度が高くなるパーキンソン病など，病理学的な原因による影響である．

病理学的な変化を考慮しなければ，成人との比較において，高齢者の健常歩行は歩行速度が低下するだけのようにみえる．健康な高齢者の正常な歩容は，病的歩行と全く異なる(Murray et al 1969)．

加齢による歩行の変化は，一般に60～70歳ごろ現れ始める．典型的な変化はストライド長が短くなることと歩隔の増大，ならびに個々人にばらつきがあるものの，ケーデンスの減少傾向である．

さらにストライド長と歩隔とケーデンスの変化から二次的に起こる，立脚期の比率の増大など，いくつかの変化がある．こういったことから，ほとんどすべての高齢者の歩行速度は低下する．

いくつかの異なる研究結果を基に，数人の研究者が「高齢者の歩行の変化は安定性を高めること

に役立っている」ということを主張している（Patla 1995）．ここでの論拠は，なによりもストライド長の短縮と歩隔の増大であり，それらは歩行の際のバランスを安定させることに役立っているということである．ケーデンスの低下とそれに伴う単脚支持期の割合の減少は，立脚期と両脚支持期の割合の増大を導く．

高齢者は，遊脚期における足指の軌跡にも変化がみられる．遊脚期の前半は，トゥクリアランスが増加する．これは歩行時の安全性をより確保しようとする機能と考えられる（Whittle 2001）．

関節の動きにも制限がみられる．股関節において屈曲と，特に伸展の動きが小さくなる．プレスイングで足関節の底屈は減少し，遊脚期で膝関節の伸展が減少する．これらはすべて，ストライド長とケーデンスが変化した結果であり，高齢者が年齢に相応する範囲で動けているならば，病的な変化ではない（Nigg et al 1994）．

注目 多くの高齢者において動的バランス機能が低下し，それがつまずきの原因になっている．この関連において高齢者の理学療法時には注意が必要である．筋力トレーニングもしくはパワー効率を目的とした練習が，しばしば患者の動的な安定性の改善には効果がないことがある（Haines 1974）．

このことから，すべての理学療法的介入は目の前の患者がもつそれぞれの問題に対して慎重に取り組まなければならない．それは，特有の練習プログラムとして物理療法のみならず，空間認知と患者自身の対処の能力や記憶をトレーニングし，精神的な障害を抑えるための十分なメンタル的課題を含んでおく必要がある（cognitive spatial mapping；Patla 1995）．

2.3.9 歩行と走行の違い

走っているときの歩行周期は立脚期と遊脚期の両方で短くなり，両脚支持が完全に消滅する（図2.12）．走行のときは身体のどこも床と接しない時間，飛翔期が出現する．

スポーツ科学者Gollhofer（1994）によれば，下肢の筋機能は疾走の際以下のように変化する．

- 加速するために，スタート直後から下肢の筋が常に活発に収縮する．最高のテンポに達したら，足を着地する直前にのみ短時間収縮する．そこからは，地面を蹴るごとに身体を一定の高さに維持するために，脚をばねのように柔軟にすることで十分である．
- 屈筋群も伸筋群も上記の役割に関与している．通常行われる方法として，下腿を前方へ駆り立てるような働きを意図した伸筋群のトレーニングは，あまり効果がない．

Brüggemannら（2002）によれば，足が地面に接しているとき，足関節周りの足関節底屈筋群が大きく活動することは走行時に荷重が集中している

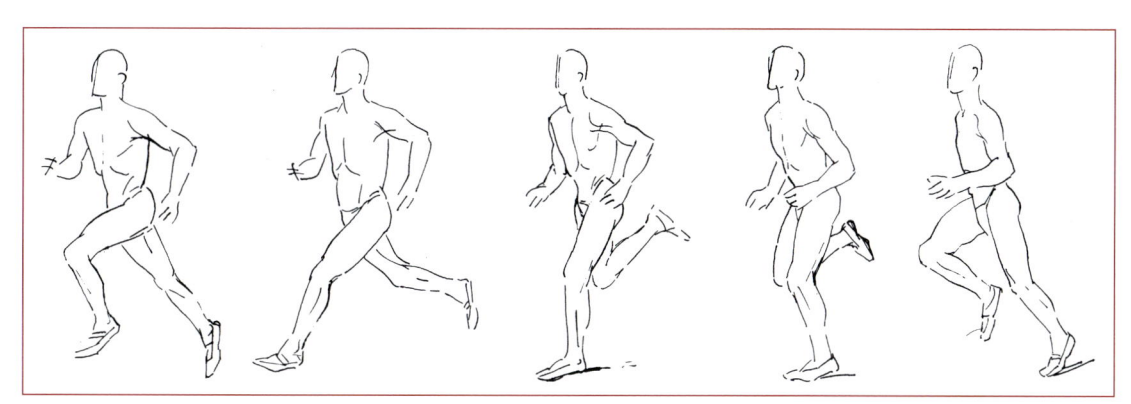

図2.12 走っているときの遊脚期と飛翔期，立脚期（Benninghof 1985）

この期間において，重要な役割を果たしている．これは下腿三頭筋と足関節の理想的な活用と連動を意味している．着地相への準備のために，足関節底屈筋群とハムストリングスが早めに活動することが重要であり，前脛骨筋の活動時間が長すぎると非生産的になる．また遠心性収縮のような緩衝機能としてのハムストリングスのトレーニングはおろそかにされがちである．

2.4 "パッセンジャー"と"ロコモーター" ─歩行する身体の基本的な見方

歩行中，身体は2つの機能的単位である"パッセンジャー"(乗客；上半身と骨盤)と"ロコモーター"(機関車；骨盤と下半身)に分けられる．連結部分としての骨盤は"パッセンジャー"にも属している．

歩行により2つの機能単位の動きと筋の活動が起こる．しかしながら各筋によって機能と集中の度合いは大きく異なる．"パッセンジャー"は基本的に自分の姿勢保持にのみ責任をもつ．このため歩行の正常メカニズムは，"パッセンジャー"への負荷が最小限になれば性能がよいといえる．"パッセンジャー"は"ロコモーター"によって運ばれる自立した単位でないといけない．そのことによって"パッセンジャー"は，前方への移動に依存することなく上半身や腕(もしくは手)，頭を用いた各種の活動(multi task；重複課題)を行うことができる．

"パッセンジャー"が"ロコモーター"の上で姿勢を正すことは，1つの重要な役割を果たしている．"ロコモーター"がどの筋をどの程度働かさないといけないかは，"パッセンジャー"の姿勢で決まるのである(Perry 1992)．

2.4.1 "パッセンジャー"

"パッセンジャー"は，頭部，頸部，体幹，骨盤そして上肢で構成されている．Elfman(1954)は"ロコモーター"にのっている"パッセンジャー"という単位を表す概念として，HAT(Head, Arms, Trunk─頭，腕，体幹)を提唱した．

"パッセンジャー"は，自らの姿勢を保つことが唯一の機能といってもよい．体幹と頭部の筋は，歩行中ほとんど例外なく最小限の姿勢変化でニュートラル・ゼロ・ポジションにするためだけに働いている．

腕も歩行の根本的な動きには何も貢献しないが，歩行をサポートする．腕の振りには，いくつかの少ない能動的な部分と受動的な部分がある．しかしながらそれらは，健常歩行パターンにとっては重要なものではない．実験的に腕の振りを制限して歩行のエネルギー消費を計測しても，計測可能な変化はみられなかった(Perry 1992)．"パッセンジャー"は全身の質量の約70%を占めている．"パッセンジャー"の質量の重心(COG)は，第10胸椎の前にある(LeVeau 1992)．たとえば身長184 cmの男性では，33 cmの長さのてこが"パッセンジャー"のCOGと股関節間中心の間に存在する．制御された下肢の動きによって，HATの下に支持面ができる．このように常に姿勢を正していることが，直立歩行を可能にしている．

たとえば，股関節や膝関節の拘縮といった障害は，代償運動としてのHATの過剰な動きの原因になる．歩行時に，HATは進行方向の直線に対して3つの観察面で移動する．上下，左右移動と進行方向の加速と減速である．これらの動作パターンはそれぞれサインカーブを描くが，それぞれに特徴がある．

上下動

仙骨と体幹と頭部の上下動は一致し(図2.13)，最低地点(ローディングレスポンス，反対側はプレスイング)から最高地点(ミッドスタンス，反対側はミッドスイング)の差の平均値は約2.5 cmである(Perry 1992)．

1歩行周期では上方への動きと下方への動きが

それぞれ2回ある．それらは右のステップと左のステップを反映している．ローディングレスポンスとプレスイングのときに下方への最大の動きが生じる．両方とも両脚支持期である．それぞれの沈み込みの後，"パッセンジャー"は前方へ移動しながらもち上がってくる．その時点は単脚支持期である．すなわちターミナルスタンスとミッドスイング後期である．この上下動の軌跡は，2連続のサインカーブとなる．上下動の大きさは歩行速度によって変化する(Thorstensson et al 1984)．

左右への動き

上下動と同様，HATのすべてのセグメントは左右へも動く(図2.14)．この動きの軌跡の最大左右幅は，平均値4.5 cmである(Inman 1981)．1歩行周期で起こる左右への動きは，1回のサインカーブとなる．

HATはいつも単脚支持脚の方向へ動く．HATの側方への最大の移動はミッドスタンスの終わりに起こり，それは歩行周期の31%時点である．

歩行周期の50%時点(ターミナルスタンスの終わり)に，HATは再び架空のセンターラインの直上になる．そして反対側への移動が始まる．反対側への最大の移動は，歩行周期の81%時点で観察肢のミッドスイング時である．このとき，反対側はミッドスタンスの終わりないしターミナルスタンスの始まりである．

前方への加速と減速

歩行中，前方への加速度は変化し，また身体の各セグメントによって異なる．トレッドミル上でこの現象が計測されている．この歩行速度と関係

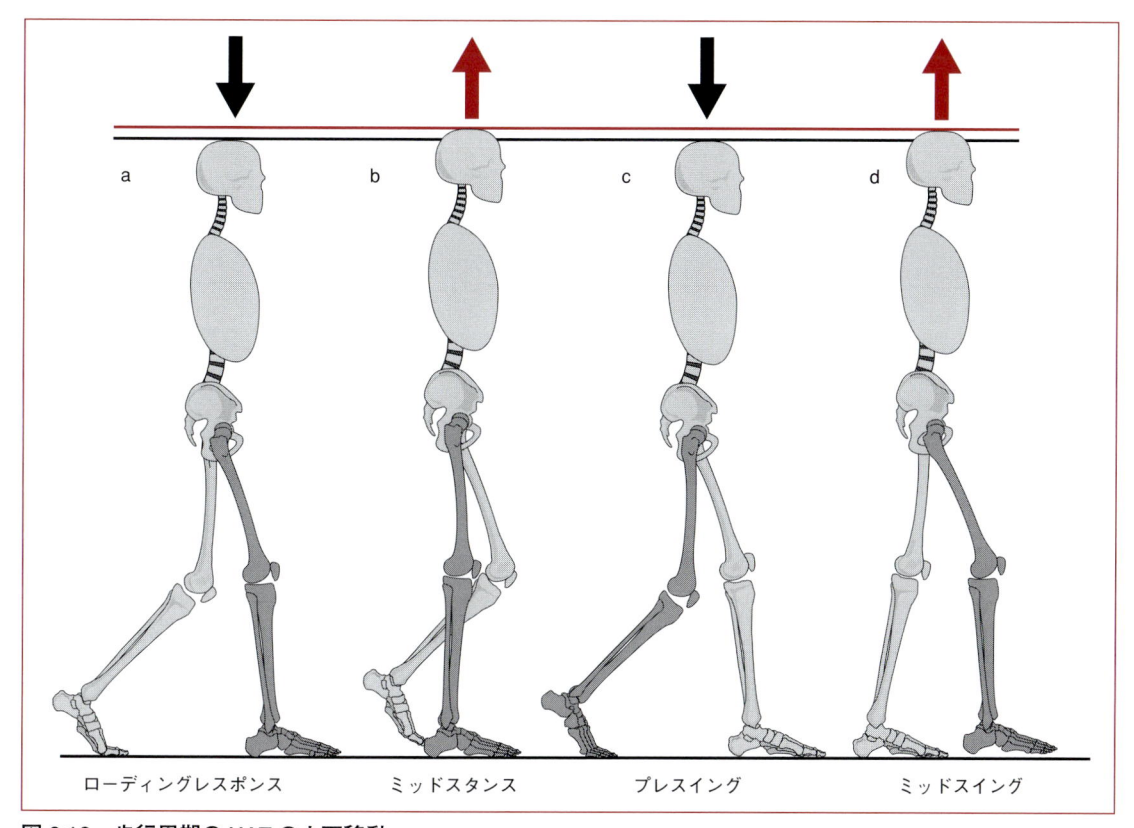

図2.13　歩行周期のHATの上下移動
ここでは頭部の動きに着目している．単脚支持期(ミッドスタンス，反対側はミッドスイング)で最高となり，両脚支持期(ローディングレスポンス，反対側はプレスイング)で最低となる．

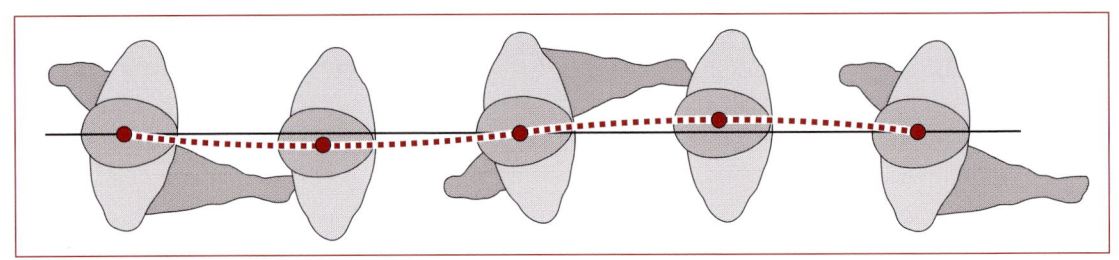

図 2.14 1 歩行周期中に起こる HAT の左右への動き
右足の単脚支持期で右方向へのずれは最大，左足の単脚支持期で左方向へのずれは最大となる．
(Perry 1992，部分修正)

する前方への加速度は，変化をグラフに表すと2回連続したサインカーブとなる．

各ステップの始めの1/3ではHATの各セグメントは加速し，歩行速度は平均歩行速度より速くなる．歩行周期の15%の時期（ミッドスタンス）と55%の時期（プレスイング）では，HATの速度と平均歩行速度の違いが最大になる．Perry(1992)によれば，その際，仙骨の速度と平均歩行速度との差異が一番大きく23 cm/秒である．第10胸椎のポイントでは14 cm/秒で中間量を示し，頭部は一番少ない差異2 cm/秒を示す．

歩行周期の45%時点（ターミナルスタンス）と95%時点（ターミナルスイング）で，HATの各セグメントは減速し，速度は平均歩行速度より小さくなる．平均歩行速度との差異量はそれぞれ－15 cm/秒（仙骨），－8 cm/秒（胸椎），－2 cm/秒（頭部）となる．

まとめると，前方への加速度の変化は仙骨で一番大きく，頭部で一番小さいといえる．頭部をできるだけ「静かに」前方に運ぶことで，認知器官の照準をよりよく合わせることができ，認知に関するより高い成果が得られる．歩行速度の変化はセグメント間の速度のずれに影響を与える．ゆっくりとした歩行では，平均速度の歩行に対し各セグメントの速度のずれが約30%大きくなる．速い歩行では約20%少なくなる．

2.4.2 "ロコモーター"の4つの機能

"ロコモーター"の解剖学的セグメントは骨盤と下肢である．それに仙腸関節，股関節，膝関節，距腿関節，距骨下関節，中足趾節間関節が含まれる．"ロコモーター"の骨の部分はてことして動作機能に役立つ．それらは骨盤，大腿骨，脛骨と腓骨，足部と足趾である．

Tittel(1985)によれば，片脚で57の筋がそれぞれの活動方法で動きの時間的流れと動作範囲を制御している．それぞれの脚が交互に独自の役割を遂行し，"パッセンジャー"を支えて運ぶ．荷重が片脚で支持されている間，反対側の脚は前方，新しいポジションへ運ばれ（遊脚期），次に起こる荷重の受け継ぎの準備がなされる．そして荷重は再び両脚で支持された後，片脚へ移っていく．荷重を受け渡した脚は前遊脚体勢（プレスイング）に入り，荷重を受け継いだ脚はミッドスタンス（単脚支持）の姿勢をとる．

Perry(1992)によると，骨盤は"ロコモーター"にも"パッセンジャー"にも属する．骨盤は両方の単位の連結節としての役割を果たしていると同時に，両下肢を連動させている．それによって"パッセンジャー"は"ロコモーター"に「乗る」ことができるのである．それゆえ歩行学習における骨盤の意味は大きい（34 頁の「歩行の決定要因」を参照）．

注目 多くの患者にとって，荷重の移行と支持が主たる問題となっている．荷重の移行が不十分な場合，遊脚期へ移行する脚の前遊脚がかなり困難となるか，不可能となる．

"ロコモーター"の4つの機能

- 立脚安定性：絶え間ない姿勢の変化にかかわらず，直立位の安定性が保証される．
- 移動：駆動力を生じさせる．
- 衝撃緩衝：身体重量から生じる床への衝撃を和らげる．
- 省エネルギー：機能的な動きにより筋のエネルギー消費を少なくする．

立脚安定性

もし筋や靱帯が制御しなければ，身体の各セグメントは自重により床へ落下してしまうであろう．直立姿勢で安定性を得るために，各セグメントの直立姿勢と各関節周りの筋の活動の機能的バランスが必要不可欠となる．

各セグメントの重心は体重心の場合と同じように，セグメントの重心がそれを支えている関節の直上にあるとき機能的な安定性が得られ，エネルギー消費も抑えられる．これは受動的な安定性と名づけられている(Völker 1992)．次に挙げる3つの解剖学的な実態は，安定性確保のためにはむしろ非常に不利な条件といえる(Perry 1992)．

- "パッセンジャー"と"ロコモーター"の大きさと重量の違い；全重量の30%の"ロコモーター"に，全重量の70%の"パッセンジャー"が乗っている．
- 支持をする多節の下肢
- 骨端が丸い下肢の骨

身体をまっすぐ支えることは，何よりも優先される課題である．立っているときと歩いているときの安定性に対する身体重量の影響は，床反力ベクトルによって決まる．身体重量による力が床に作用すると，反対方向に同じ大きさの反作用が生じる(ニュートンの第3法則)．この力はそれなりの装置があれば計測され，まとめられたベクトルとして表すことができる．これは床反力ベクトルと呼ばれ，床反力ベクトルの延長線が床反力作用線である．この床反力作用線の方向によって，すなわち関節中心との関係において，関節周りの回転モーメントの方向と大きさが決まる(不安定性)．そして安定性を得るために，必要な筋や靱帯の張力が生じる(第4章，108頁の補説を参照)．

靱帯で連結された骨格システムの構成は，機械的にみれば安定しているというよりはむしろ不安定なバランス状態である．下肢の骨の多くは，長管骨で関節面は丸くなっているので安定性には貢献しない．むしろ逆に安定性を得ることを大変困難にしている．各セグメントの重心が一直線上にないとき，上位にあるセグメントは床に向かって崩れる．それゆえ制御する力が不可欠となる．

関節には3つの力が作用する．
- 床へ向かうセグメントの自重
- 靱帯の張力
- 筋力

股関節と膝関節は靱帯の張力とセグメントの自重のバランスを利用して，受動的な安定を得ている．それは過伸展位で生じる．過伸展の際，膝関節は後十字靱帯によって，股関節では腸骨大腿靱帯によって動きがストップする．これらの関節が過伸展すると，立位で床反力ベクトルは，股関節の後方と膝関節の前方を通過する．この肢位でこれらの関節は2つの対立する力(床反力作用線の位置による力と靱帯の張力)によって安定する．

距腿関節と距骨下関節は，同じような受動的な安定性を得ることができない．その理由は，中間位から両方向へ大きく動く可動域と，足関節が足の中間ではなく，中足指節間関節から遠く踵の近くにあるためである．それゆえ床反力ベクトルは足関節の約5 cm前方を通過する(図2.15)．安定性を得るために5°の背屈とヒラメ筋の活動が必要となる．

しかし静立位は完全に安定しているわけではない．1秒間に4〜6回，バランスをとるためのわずかな動きが絶え間なく起こる．その際，身体重心は左右に5 mm，前後に8 mm動く．このわずかな身体の揺れには2つの原因がある〔心臓の鼓動

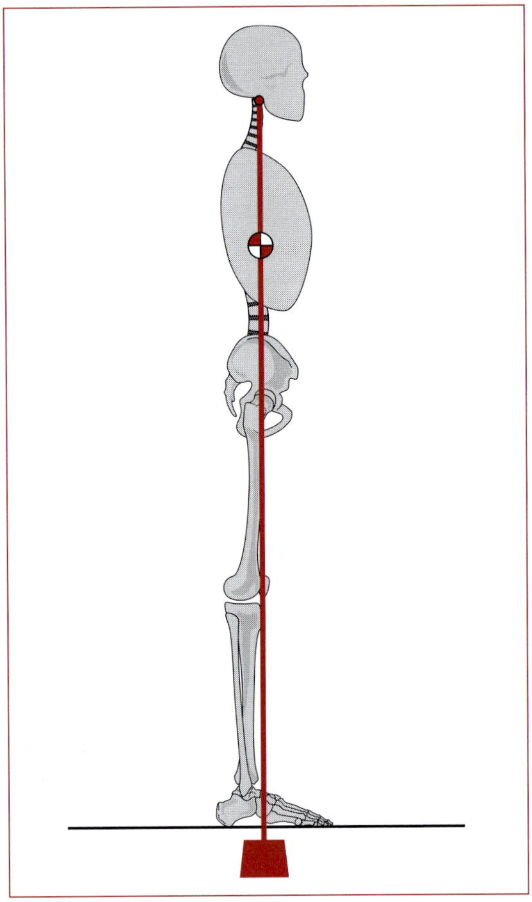

図2.15 静立位時に床反力ベクトルの作用線は，足関節の1.5〜5 cm前方，膝関節の前，股関節のわずかに後ろ，第4腰椎の1 cm前，頭部の中心（耳垂）を通過する．

受動的な安定性が不足する．立脚中期にのみほんのわずかな時間，受動的な安定性に似たものが生じる．歩行中の立脚安定性は外部力の作用に対し確保されなければならない．それらは，関節周りで回転モーメントを生じさせる慣性力と重力と床反力である．外部力に反作用を生じさせそれによって安定性を保つために，筋の収縮力と腱や靱帯や関節包そしてその他の軟部組織の受動的緊張力が，常に方向を変える身体ベクトルに応じて作用する．

それによってバランスを失うことなく，行きたい方向へ好んだ動きで，安定した状態から動的安定の状態，もしくはよりよく制御された移動の状態へと移っていくことができる．

単脚支持の安定性

両足が床に接しているとき，体幹は両側でサポートされる．片脚を床から離すとこのバランスは失われる．このため"パッセンジャー"の重心は外側（支持脚）へシフトされなければならない．その際に発生する力は股関節を介して伝えられる．片脚での安定性を保証するために，2つの準備運動が必要となる．

- 身体質量の横方向へのシフト
- 骨盤と体幹の姿勢を保持するための股関節の安定化

前方への動きとロッカーファンクション

"ロコモーター"のメインの課題は身体を前方へ運ぶことである．同時に頭部と手は，それぞれの多様な課題を邪魔されることなく遂行できなければならない．前方への動きには，身体重量が前方へ落下する力が駆動力として利用される．この動きはその際のメインシステムである踵と足関節および中足指節間関節によってもたらされる．身体を支持している体節の可動性が重要な要素となる（Perry 1992）．それによって，膝関節を伸展位に保ったまま"パッセンジャー"が前方へいくことが可能となる．発生する前方への動きは，筋の活動によって制御される．

（ポンプの動きに伴う質量の移動＝重心の移動）と深部感覚がそのためには十分ではないからである〕（Murray 1975）．

動的な安定性

動的に安定しているとき，すなわち歩行中には静的に安定しているとき（立位）とは異なり，身体重心は支持面の直上から外れて前方へ動かされる．足は身体をサポートし，支えるが，そのとき身体は足の後ろにあるポジションから前へ運ばれる．そのとき，足裏の支持面は踵から足裏全体を通り，つま先へと移動する．

以上の理由により，歩行中の立脚期では身体に

反対側の脚のスイングは前方への加速によって，第2の前方駆動力となる．その際の必要条件は，立脚肢の膝関節と股関節の受動的な伸展である．前方へ落ちていく身体重量は，直前に遊脚期を経て前方へ運ばれた脚によって受け止められる（ローディングレスポンス）．その脚はその時点から支持機能を担い支持脚となる．そして両足の交互活動により，この前方への動きの周期が繰り返される（Tittel 1985）．

前方への動きをサポートするその他の要素は，プレスイング時にほとんど受動的に生じる膝関節屈曲，ならびに股関節屈曲そして遊脚期における膝関節の伸展である．

臨床のためのヒント

特に高齢で体力が衰えている患者では，股関節の伸展の可動域と筋力をトレーニングすることが重要となる．

■ ロッカーファンクション（揺りてこの働き）

下へ向かっていこうとする身体重量は，前方への動きに変換されなければいけない．そのためには踵と足関節と中足指節間関節が対応する必要がある．変換の際の複合的な行程は，Perry（1992）がロッカーファンクションと呼ぶ"揺りてこ"のメカニズムに基づいている．筋の活動がこの行程を制御し，次々に起こる3つの相で身体重量の制御された転がりを可能にする．それぞれの相で果たすべき役割に関連して，各相の各時刻に特有の"揺りてこ"のメカニズムの回転中心と，動きの軸が存在する．そして身体重量は"揺りてこ"の助けを借りて，それぞれの"揺りてこ"の回転中心を支点にして前方へ動く．

回転中心が床と踵の接点にあるときがヒールロッカーである．足関節が回転中心のときがアンクルロッカーで，中足指節関節のときがフォアフットロッカーである．Perry（1992）はこの行程をわかりやすく説明するために，ロッキングチェアの図を好んで用いた．それによって身体重量が3つのロッカーファンクションによって，ロッキングチェアのように前へ移動していく様子がはっきりとわかる．

> **補説1**
> 踵接地からつま先離床まで，足底の4つの床への接触パターンがみられ（図 2.16），その際3つのロッカーファンクションが働く．この動きはイニシャルコンタクト時に踵骨の丸い表面を支点にして転がるように始まる．それはカルカネオグレード（kalkaneograde；ヒールロッカーの活動）ともいう．この動きは踵と前足部が床に平らに接地するプランティグレード（plantigrade；アンクルロッカーの活動）に引き継がれ，中足骨頭を支点にして転がるディギグレード（digigrade；フォアフットロッカーの活動）を経て，最後はつま先が床から離れて終わりとなる．
>
> **補説2**
> 足には異なる2つの長軸がある．
> - 機能的な足の長軸：健常な内側縦アーチは踵骨隆起から母指の中足指節間関節の中心まで続く．
> - 解剖学的な足の長軸：後方の踵の中心から第2指の中足骨を通る．
>
> 転がり運動は，機能的な足の長軸に沿って生じる（原典：Lanz, Wachstum 1999）．

■ ヒールロッカーの機能
（踵の"揺りてこ"；図 2.17）

荷重の受け継ぎの際，前方へ落ちていく身体重量によって生じる勢いは，ヒールロッカーの機能によって受け止めれる．それはイニシャルコンタクトからローディングレスポンスで起こる（歩行周期の0〜12%）．

メカニズム

床反力作用線（巻末の用語解説を参照）は，イニ

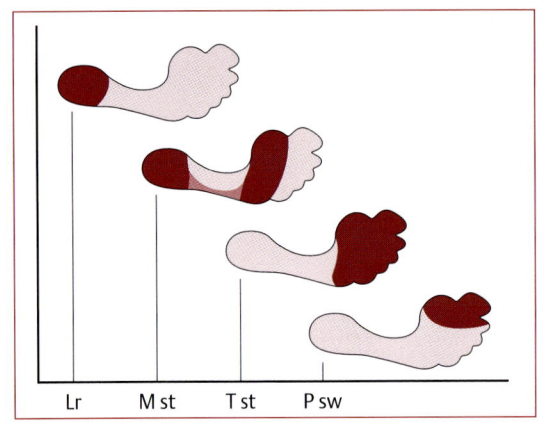

図 2.16　歩行時の足の床接触パターン
(Perry 1992, 部分修正)

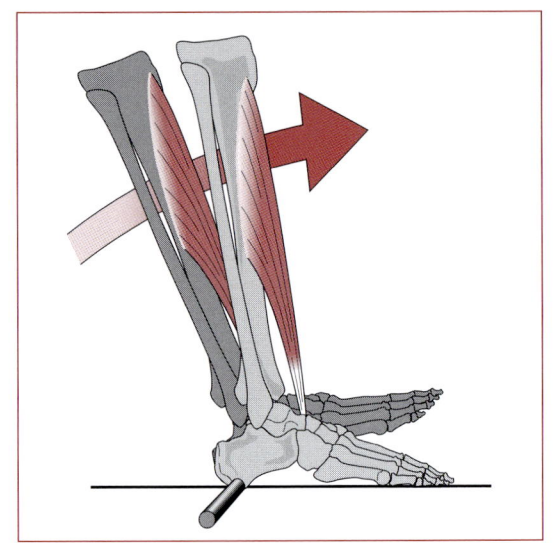

図 2.17　ヒールロッカー

シャルコンタクトとローディングレスポンスの間，足関節の後方を通過し，足関節の重みによって増強された足関節底屈方向の外部モーメントが発生する．踵骨隆起の丸い表面によって床への接地がなされる．この相における"揺りてこ"のメカニズムの支点は踵と床の接触点である．その際，床と足関節の間の骨構造(踵骨)は，荷重がイニシャルコンタクトをした足に受け継がれるや否や，床に向かって回転運動をする不安定なレバーアームとなる．この動きは衝撃の緩衝にも貢献する．この動きの軸は踵骨の動きの回転中心である．

筋の活動

前脛骨筋群の遠心性収縮が足の「落下」に対しブレーキをかける．ここで生じる筋緊張は下腿を前方に引っ張るベルトのように作用し，膝関節は約15°屈曲する．Tittel(1985)によるとこのとき，大腿四頭筋も同様の役割を担っている．大腿四頭筋は遠心性収縮によって膝関節屈曲を制御しつつ，前方へ倒れゆく下腿に大腿を引っ張り寄せていく(図 2.18; Inman 1981, Perry 1992)．

まとめ

ヒールロッカーの機能は脚全体が前方へ移動することを可能にしている．身体はターミナルスイングの終わりで1 cmの高さから自由落下し，床へ向かう力の大部分が前方への勢いに変換される．

臨床のためのヒント

足関節が軽度底屈している患者のヒールロッカーの機能を引き出すために，補高が少しついた靴をお勧めする．それによって患者は，再び踵で床に接地するようになる．

しばしば高齢の患者に可動性の乏しいわずかな足関節底屈拘縮がみられるがこの場合リハシューズ(補高がほとんどない靴，もしくはスポーツシューズ)を履いたトレーニングは適さない．適度な補高が一般的なケースにおいて有効である．

■ アンクルロッカーの機能
（足関節の"揺りてこ"；図 2.19）

アンクルロッカーは，選択された筋によって制御される足関節背屈のことである．下腿三頭筋の活動によって，下腿は膝関節伸展のための安定した土台となる．同時に下腿は前方へ傾き，そして脚全体も前方へ傾くことが可能となる．アンクルロッカーはミッドスタンスで起こる(歩行周期の12～31%)．

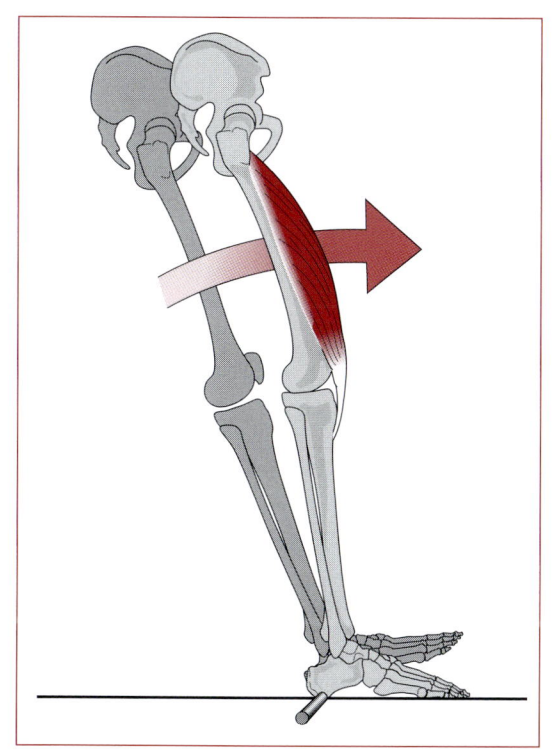

図 2.18 ヒールロッカーによって誘発された下腿の前方への動きは、大腿四頭筋を活動させる.

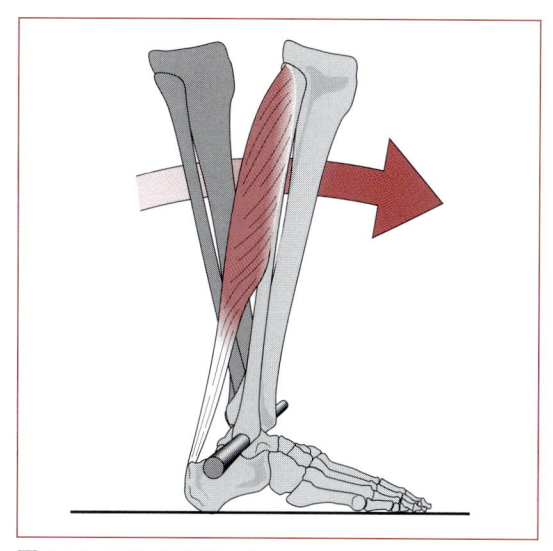

図 2.19 アンクルロッカー

メカニズム

床反力作用線はこの相で足関節の前へ移動していき，それによって足関節に背屈方向の外部モーメントが発生し増加していく．この動きの軸は足関節で，足底が床に接した時点から足関節は回転中心となる．ミッドスタンスで足全体は床に固定され，足関節は背屈し，下腿はそのときの勢いに相当した前方への動きを続ける(Inman 1981, Winter 1983, Perry 1992)．

筋の活動

ヒラメ筋が下腿の前方への動きを安定させ，腓腹筋とともに遠心性収縮によって足の制御された背屈を生じさせる(Inman 1981, Tittel 1985, Perry 1992)．

まとめ

アンクルロッカーは，引き続き起こっている脚の前方への動きを制御する(図 2.19)．

臨床のためのヒント

下腿三頭筋の機能は，ミッドスタンス(単脚支持)での立脚安定に欠かせない．患者がミッドスタンスで不安定性を示したら，ヒラメ筋と腓腹筋の機能障害もしくは筋力不足が考えられる．不安定性はミッドスタンスで起こる膝の小さな屈曲と伸展の動き(前後のぐらつき)で確認できる．

■ フォアフットロッカーの機能
（前足部の"揺りてこ"；図 2.20）

フォアフットロッカーの機能は，さらに増加していく制御された背屈によって，引き続き起こる脚の前方への動きを可能にする．これによって踵は床から離れる．フォアフットロッカーはターミナルスタンスで起こる(歩行周期の 31～50%)．

メカニズム

床反力作用線が中足骨頭までくると踵が床から持ち上がる．この相でフォアフットロッカーの動きの軸は中足指節間関節になる．足関節と中足指節間関節の間の中足部は，下腿三頭筋によって安定したレバーアームになる．それがなければ踵が

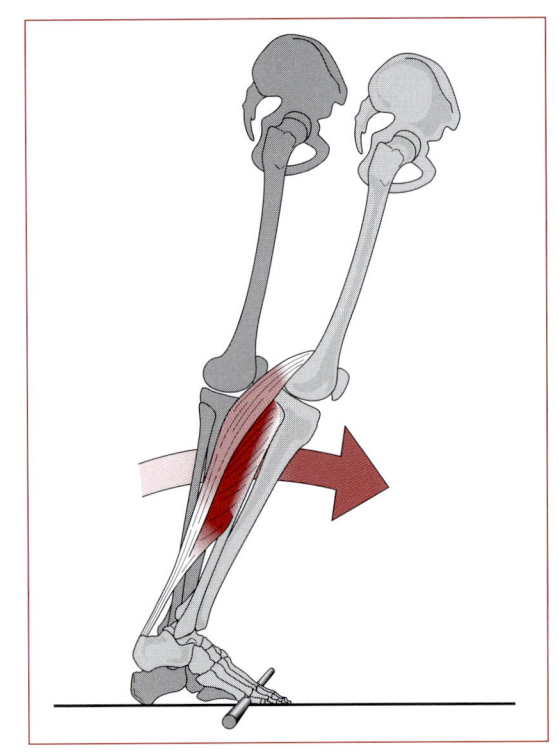

図 2.20 フォアフットロッカー

床から浮くことが困難となる．中足骨頭の丸い表面を支点にして転がり運動が起こる．身体重心がこの支点を越えて前にくれば，身体の前方への動きの加速が生じる（図 2.20）．

筋の活動

腓腹筋とヒラメ筋が最大筋力の約 80％の力で，足関節が背屈し下腿が前方へ倒れゆく速度を減速するように働く（Rohen 1984, Perry 1992）．このときそれらの筋の活動はミッドスタンスのときの 3 倍になる．

まとめ

身体は支持面の前へさらに押し出され，身体に最も強い駆動力が生じる．フォアフットロッカーの正常な機能はターミナルスタンスの他のすべての構成要素とともに，プレスイングで加速される脚の前方への動きの基本的な必要条件である．

臨床のためのヒント

患者の歩幅が小さい場合や歩行速度が遅いとき，フォアフットロッカーのメカニズムとそれに属する筋機能と筋力を検査する．なぜならヒラメ筋と腓腹筋は，本来この相で最大に活動するため，そこに問題が起因しているかもしれないからである．

注目　一般に行われている底屈筋の筋力テストは不十分である（100 頁の「底屈筋群のテスト」，53 頁の「底屈筋の役割」を参照）．場合によっては，PT は患者の下腿三頭筋に対してすばやく滑らかに筋収縮形態（求心性収縮，遠心性収縮，等尺性収縮）を変えることができるようにトレーニングする必要がある．そのためには PNF コンセプトの筋の動的収縮コンビネーショントレーニングがとても有効である．その際，いつものように個別の患者にとっての適度なゴール設定に気をつける．

衝撃吸収

身体重量を後ろにある脚から前に出した脚へ移動させることは，すみやかな荷重の移行を意味する．ターミナルスタンスの終わりに，身体重心ははっきりと支持面（後ろにある脚の前足部）より前に位置する．この不均衡によって，"パッセンジャー"が前方へ倒れこむ現象が生じる．この瞬間，すでに立脚肢の機能を果たすために位置づけられた遊脚肢の足（前に振り出された足）は，まだ床から 1 cm 上にある．それは次に身体が自由落下することを意味する．落下直後のイニシャルコンタクトで踵が床に接すると，身体重量の約 60％が，0.02 秒という短い時間に急激に前に振り出された脚に荷重されるという結果になる（Saunders 1953, Whittle 2002）．足関節と膝関節と股関節の反応的な衝撃吸収によってこの衝撃が受け止められる．

以下の 3 つの動作パターンがローディングレスポンスでみられる．

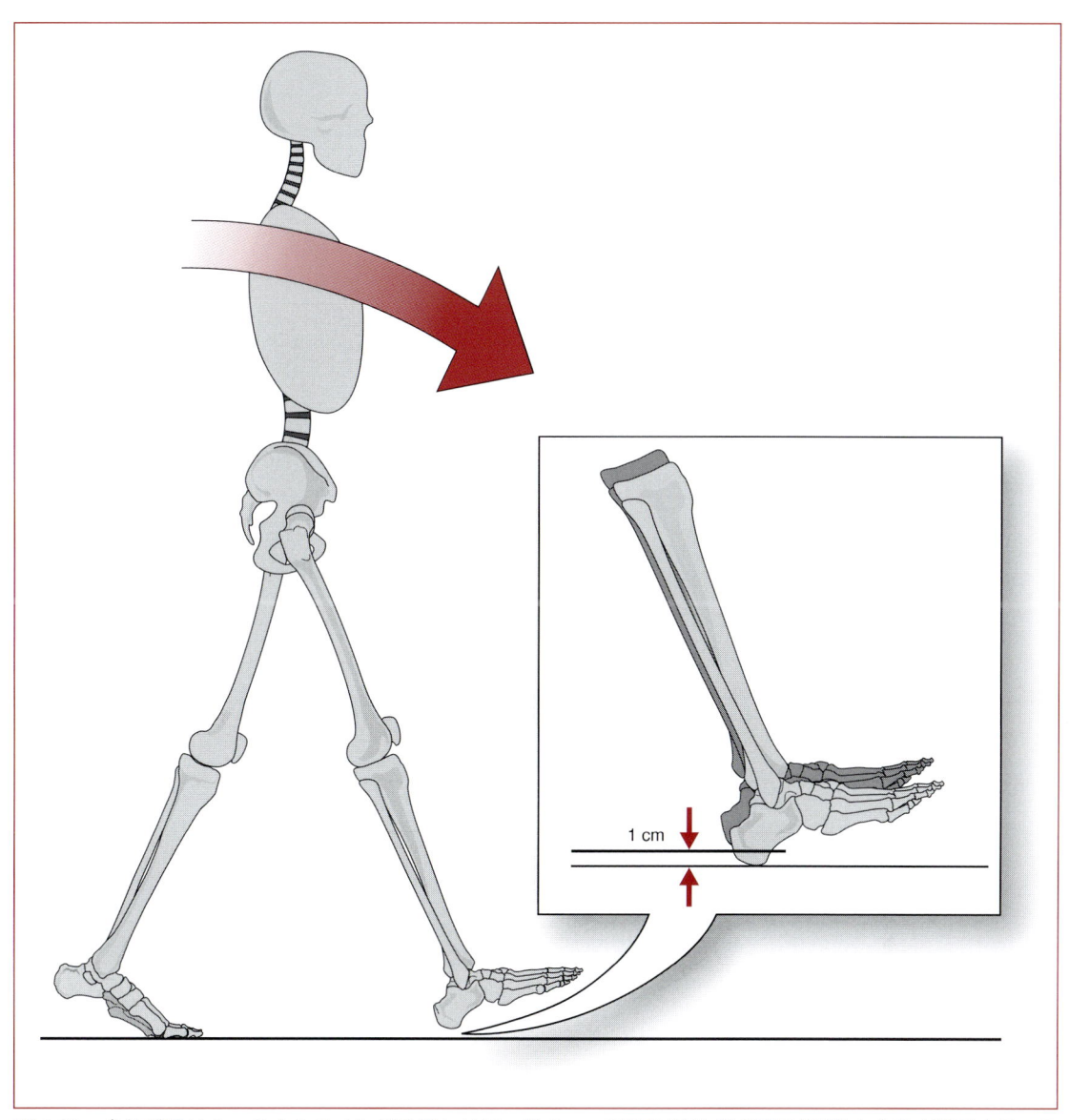

図 2.21 身体重量はターミナルスイングの終わりに，約 1 cm の高さ（床と踵の間の距離）から自由落下する．この図では左脚がターミナルスタンスである．

■ 足関節による衝撃吸収

　足関節による衝撃吸収が 3 つの衝撃吸収メカニズムの 1 番目の部分である（**図 2.22**）．踵の床接触はすぐに足関節の約 5° の底屈を生じさせる（ヒールロッカー）．この動きの一部は，前足部の床への短い自由落下として生じる（Murray 1973）．続いて底屈の動きは前脛骨筋群によってしっかりとブレーキがかけられ，前足部の床接地を遅らせている．身体重量が床へ落下する速度はそれに相応して減速する．

■ 膝関節による衝撃吸収

　膝関節の屈曲は 2 番目の，そして最も重要な衝撃吸収メカニズムである（**図 2.23**）．これはヒールロッカーの動きに対する反応である．前脛骨筋群は足の落下に対しブレーキをかける．同時に前脛骨筋群は，落ちゆく足に脛骨と腓骨を結び付け

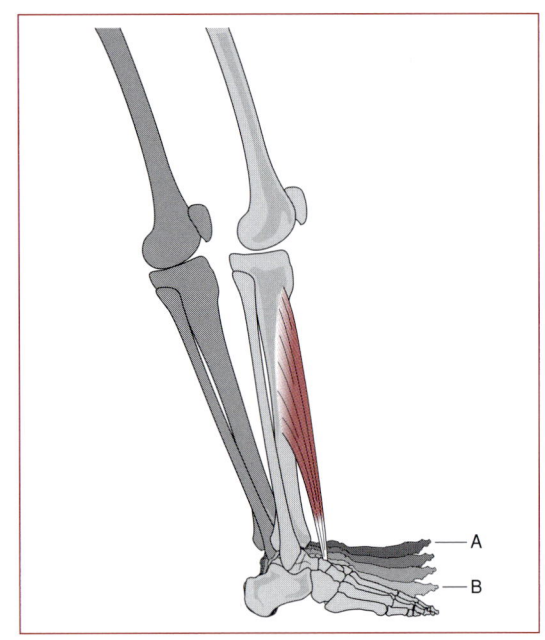

図 2.22　足の衝撃吸収メカニズム
足の「落下」は前脛骨筋群によってブレーキがかけられる．

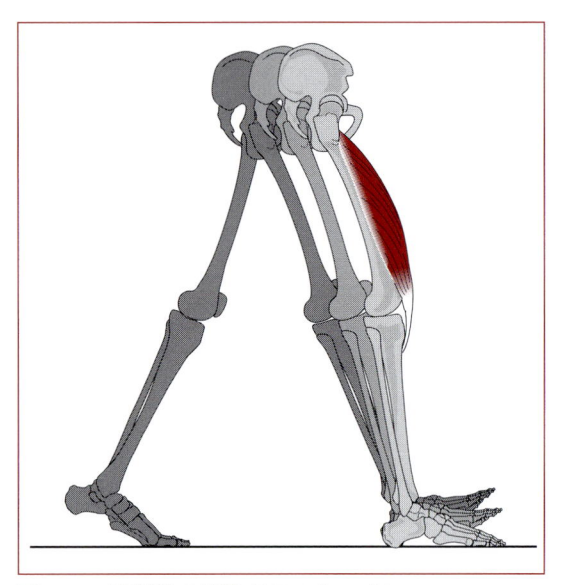

図 2.23　膝関節の衝撃吸収メカニズム
大腿四頭筋の遠心性収縮によって制御される膝関節屈曲

るベルトのように作用し，下腿を足部の動きに連動させる (Tittel 1985, Perry 1992)．

下腿の前方への動きは，大腿のための支持を減少させ，体幹が前方へ沈むことを可能にする．そしてこれは付加的に，床反力作用線が膝関節の後方を通過することによる膝関節屈曲の原因となる (Inman 1981, Perry 1992)．

大腿四頭筋の遠心性収縮は過度の膝関節屈曲を抑制すると同時に，床からの衝撃が筋に伝わることによって荷重の一部を担う．それに相応して膝関節への荷重は軽減される．

■ **股関節による衝撃吸収**

身体重量を受け継いだ脚が急激に荷重されたように，反対側の脚は急速に免荷され，遊脚肢となる．その際，骨盤は遊脚肢側の支持を失い，遊脚肢側への沈み込み，すなわち側方傾斜が生じる．骨盤の真ん中に乗っている"パッセンジャー"も同様に沈み込む．

Tittel (1985) によれば立脚肢側の外転筋群が，まず遠心性，続いて等尺性収縮をすることによって，骨盤が過度に沈み込むことを防いでいる．骨盤の沈み込み角度は約 4°である．ここでも足を床に打ちつけることによって発生する衝撃が，筋収縮によって吸収されている (図 2.24)．結果として立脚肢の股関節への荷重が軽減される．

> **臨床のためのヒント**
>
> 適切な衝撃吸収は，脚と体幹の関節をいたわるという意味で大変重要である．慢性的に疼痛を伴う頸椎，胸椎，もしくは腰椎症候群の原因が，不十分もしくは全くなされていない衝撃吸収にある場合がある．それゆえ上記に挙げた疼痛に悩んでいる患者には，"ロコモーター"のすべての衝撃吸収の働き具合を詳細にチェックすることを勧める．

エネルギー消費の抑制とそのための歩行の決定要因

個々の活動の効果は，なされた仕事とそれに要したエネルギーの関係によって決まる (Marees/

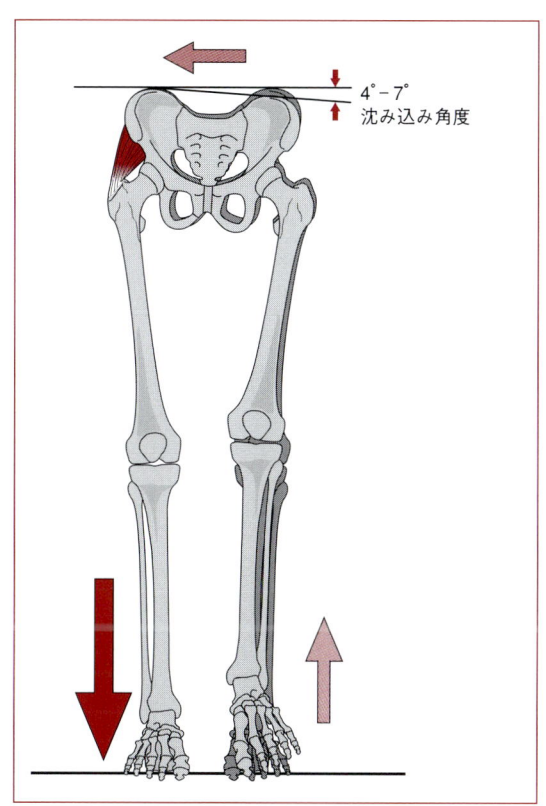

図 2.24 股関節の衝撃吸収メカニズム
反対側（遊脚肢側）への骨盤の側方傾斜，股関節外転筋群（立脚肢側）の遠心性収縮によってブレーキがかけられる．

Mester 1991）．歩行中は，まず選択された筋が活動し，常に前方へ倒れていく身体を制御する．さらに遊脚肢を身体の前へ運ぶためにエネルギーが必要となる．これらのファクターに，歩行した距離が掛け合わされて仕事量が決定する．

生理学的観点でいえば，筋の中のエネルギー変換がもたらすものは，すべて仕事とみなされる．物理学で意味する仕事（単位 J ＝ ジュール）は，ある重量（単位は N ＝ ニュートン）をある距離（単位 m ＝ メートル）まで運ぶことである．

生理学的には，さらに 2 つの見方がある．最大収縮力の一部として筋がなした仕事の量は，その人が目の前の課題を解決できる能力を示す．筋の活動のために必要とされるエネルギー量は，身体の持久力を示す．歩行時の高い持久力は，心肺機能が最大に生産できるエネルギー量の中間値を上回らないことが前提となる（Silbernagel 1996）．

境界値は 50％ VO_2 max として表示される．約 80 m/分の健常歩行速度では，最大心肺機能のおよそ 38％しか必要としないので結果として，健常歩行では疲れることはない（Waters 1978）．

歩行時の総合エネルギー消費を可能な限り抑えるために，身体重心の調節と選択された筋の制御の 2 つのエネルギー節約メカニズムが存在する．両方とも必要とされる筋の活動量と時間を削減することに貢献する（Perry 1992）．

■ 身体重心の調節

身体重心は調節機能によって，理想的とされるまっすぐな進行方向からほんのわずか外れる．それは筋の活動を減らすためにメインとなるメカニズムであり，大いにエネルギー節約に役立つ．もしも"ロコモーター"にのっている身体重量の高さが一定でまっすぐに運ぶことができれは，エネルギー消費はわずかですむ．しかしながらInman（1981）によれば，ヒトの 2 足交互歩行ではそれは不可能である．

ヒトの 2 足歩行では一歩行周期に 2 回エネルギーを必要とする状況が観察できる．左右の脚が交互に"パッセンジャー"を支える役割を担うので，身体重量は絶え間なく片側からもう片側へ行き来する．さらにそれぞれの脚が両脚支持から単脚支持にかけて鉛直線に対する角度を大きく変えることによって骨盤の高さを変化させ，身体重量の上下動の原因となっている（Murray 1975）．

身体重心は両脚支持期で一番低くなり，ミッドスタンス（支持脚の膝は伸びて，脚がまっすぐな状態）で身体重心は一番高くなる．もしも上下動と左右動を調節するメカニズムがなければ，股関節の上下動揺は約 9.5 cm となり，身体の左右動揺は約 8 cm になる．もし歩行時に絶え間なく身体重心を上下に 9.5 cm 動かし，左右に動揺していれば，すぐに疲れ果ててしまうであろう（**図 2.25**）．

6 つの動作の流れのコンビネーションに助けられて，この水平方向と鉛直方向の動揺は 50％以下に抑えられる（Inman et al 1981，Perry 1992）．これは歩行に最低限必要なエネルギー消費を大きく

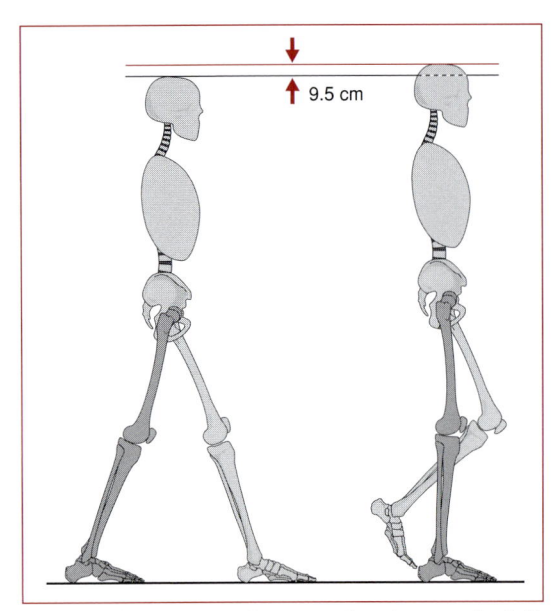

図2.25 身体重心の調節メカニズムがなければ，身体は9.5 cmもち上げられ，すぐに疲れ果てる原因となる．

減少させる．

■ 歩行の決定要因 determinants of gait

歩行の決定要因は，Saundersによって1953年に初めて記述された身体重心の動揺を軽減し，エネルギー消費を抑えるために重要な6つの運動である．このコンセプトは今でも存在し，Inmanら(1981)，Rose/Gamble(1994)だけがわずかに手を加えた．

最近のいくつかの論文では，立脚期における反対側への骨盤の側方傾斜と膝関節屈曲（膝関節のメカニズム）は，場合によってはわずかしか，もしくはまったく，エネルギー消費を抑えることに貢献していないことが発表されている(Gard/Childress 1997)．これらの動きはその他の原因が根底にあるかもしない．

しかし，Saundersのコンセプトはそれでもなお有効であり，特に診断や歩行の効率改善において，特定の病的メカニズムをよりよく理解することを可能にする情報を含んでいる．

6つの特有の運動
①反対側の骨盤の側方傾斜
②水平面における骨盤の回旋
③骨盤の側方へのシフトと膝関節の生理的外反位
④足関節と膝関節の協調運動メカニズム
⑤ミッドスタンスにおける制御された足の背屈
⑥ターミナルスタンスの踵離れとイニシャルコンタクトの踵接地

この6つの運動の流れのコンビネーションにより以下のことが生じ，歩行効率の大きな改善がなされる．
- 身体重心の上昇の軽減
- 身体重心の下降の軽減
- 身体重心の左右動揺の軽減
- 身体重心の滑らかな方向転換

3次元空間における身体重心の動揺は，6つの運動のコンビネーションによって大きく減少する．そして上下動揺は9.5 cmからわずか2.3 cmに，左右動揺は4.6 cmとなる（図2.26）．

さらにその他のエネルギー節約として，不意な方向変換の減少がありこれらの効果によって，健常歩行におけるエネルギー消費は50％以下に抑えられている．

初めの3つの決定要因は骨盤の動きと関連している．反対側への骨盤の側方傾斜と水平面における骨盤の回旋は，骨盤が遊脚肢の動きに従った結果，受動的に発生する．骨盤の側方へのシフトは，身体重量の支持脚への移行に相応して起こる．

4〜6の決定要因は脚の運動パターンに関連している．歩行周期の相によって異なるこれらのメカニズムは，歩行中の身体重心の上下動揺を少なくすることに寄与している(Inman 1981, Winter 1988, Perry 1992, Whittle 2001)．

反対側の骨盤の側方傾斜

ミッドスタンスにおいて伸展した支持脚は身体重心の上昇を招く．しかし同時期に反対側の骨盤の側方傾斜により，"パッセンジャー"の土台は下降する．立脚期が始まり荷重が立脚肢へ移行する

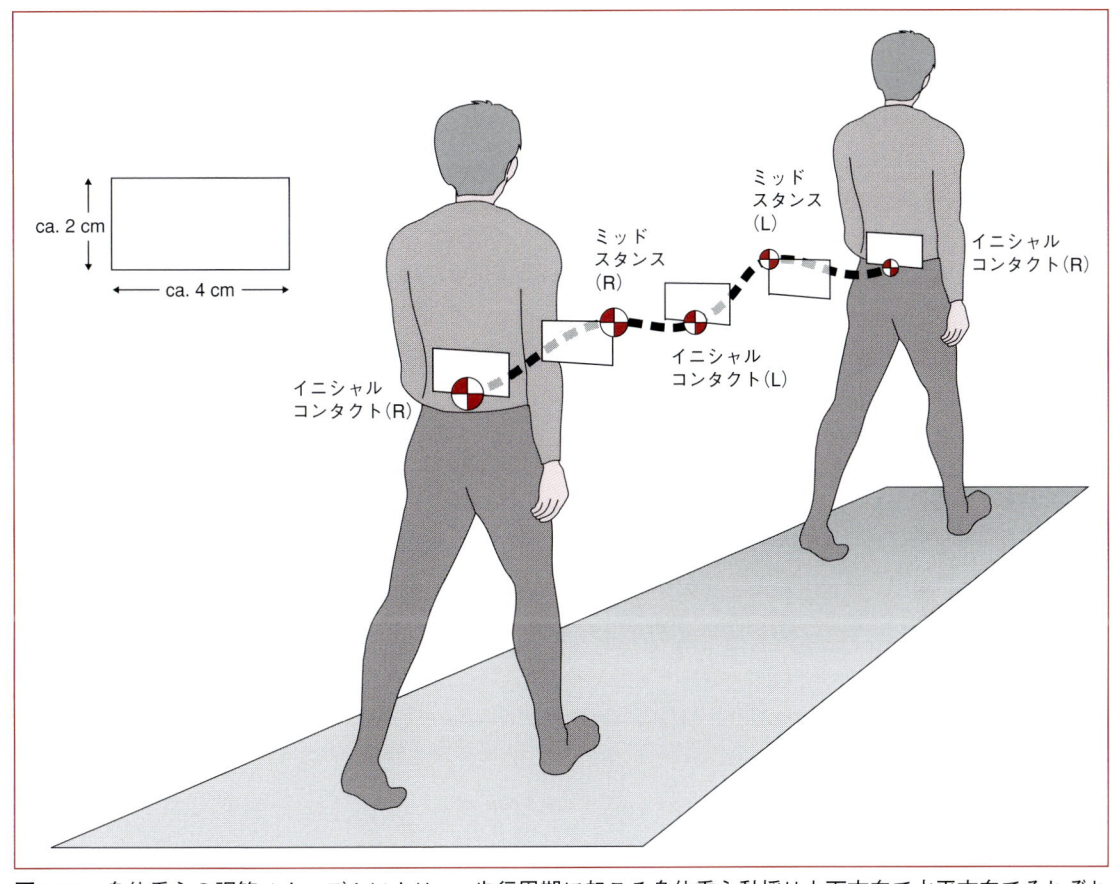

図2.26 身体重心の調節メカニズムにより，一歩行周期に起こる身体重心動揺は上下方向で水平方向でそれぞれ2 cmと4 cmに抑えられる（Perry 1992, 部分修正）．

と，骨盤の支持も反対側から立脚肢へ移行してくる．その結果，前額面で骨盤は遊脚側へ4〜7°傾斜する（図2.27a）．

身体重心は両方の股関節の中央に位置しているため，骨盤の遊脚側の傾斜量の半分が身体重心の上昇を抑えることに寄与する．この効果は単脚支持期に骨盤が4°前傾することでさらに大きくなる（図2.27b）．したがって骨盤の前傾も身体重心の上昇を抑えることに寄与している．

水平面における骨盤の回旋

骨盤の前後の回旋は全体で約10°で，ミッドスタンスにおけるニュートラル・ポジションからターミナルスタンスで後方へ5°回旋，遊脚肢に従って前方へ5°回旋する（図2.27c）．

この骨盤の回旋は，結果として両脚支持期で身体重心の下降を減少させる．その際，次の2つの要素が重要な働きをする．

- **脚の機能的長さの増大**：骨盤が斜めのポジションに回旋すると，両足の床接触点の距離が延び，体幹の土台が広がる．
- **股関節の中心線への接近とそれに伴う歩隔の減少**：歩隔が狭まることで，支持面がより身体重心の真下に近づき，"パッセンジャー"の大きな左右の揺れを防ぐ．

両方の要素は歩幅を確保しつつ，股関節が進路からそれることを軽減している．試しに同じ歩幅を確保しつつ骨盤を回旋させずに歩行すると，股関節はより大きく屈曲伸展しなければならない．結果として股関節の回旋は，両脚支持期で身体重心の落ち込みを軽減している（図2.28）．

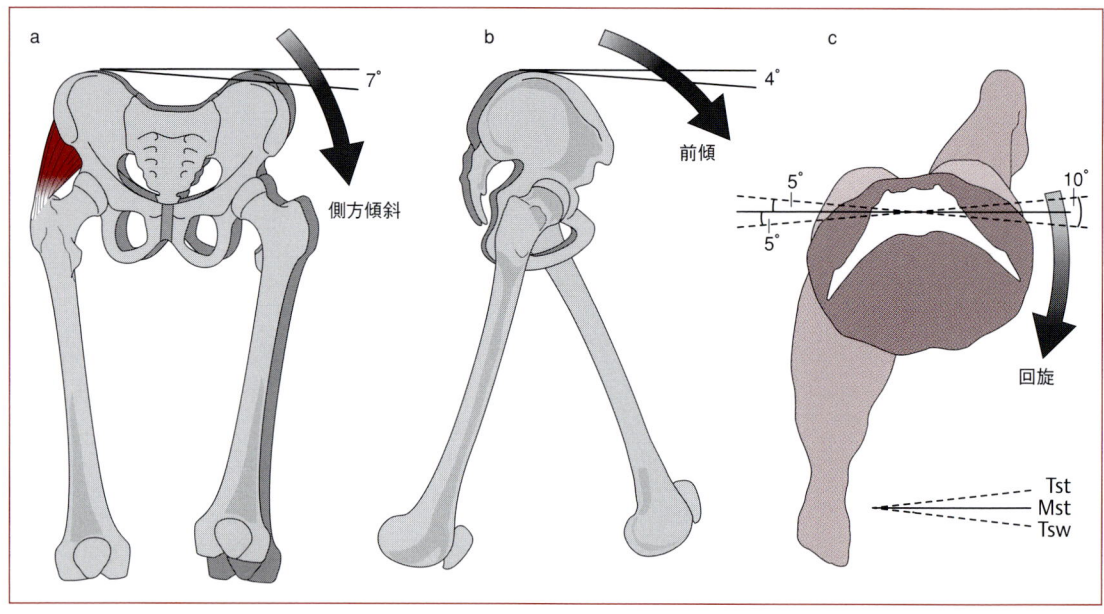

図 2.27 骨盤の 3 次元の動きは身体重心の動揺を軽減する．

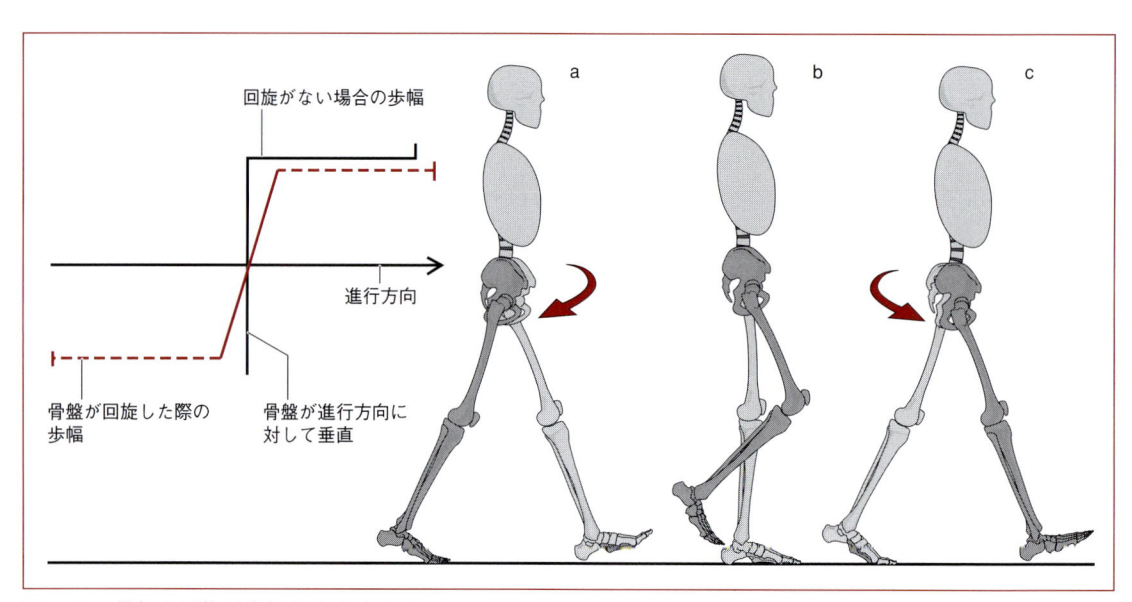

図 2.28 骨盤の回旋は歩幅を大きくする．

臨床のためのヒント

パーキンソン病の患者は骨盤の回旋を検査すべきである．しばしば回旋が減少している，もしくは全くないことがある．骨盤の回旋は，歩幅をかせぐこととエネルギー消費を抑えることに貢献するため，適切な骨盤回旋が起こるようにトレーニングすべきである．

骨盤の側方へのシフトと膝関節の生理的外反位

骨盤の側方へのシフトは身体重心の左右動揺を最小限に抑える．それに加えて 2 つの要素が貢献している．

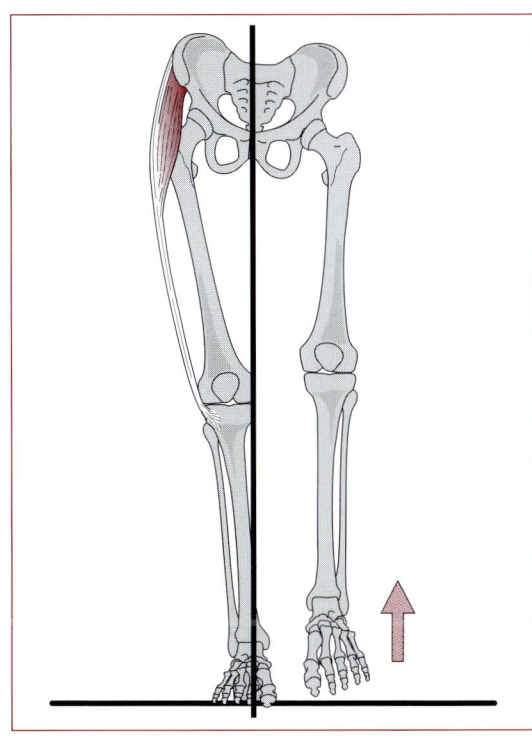

図 2.29 膝関節の生理的外反は歩隔を狭める.

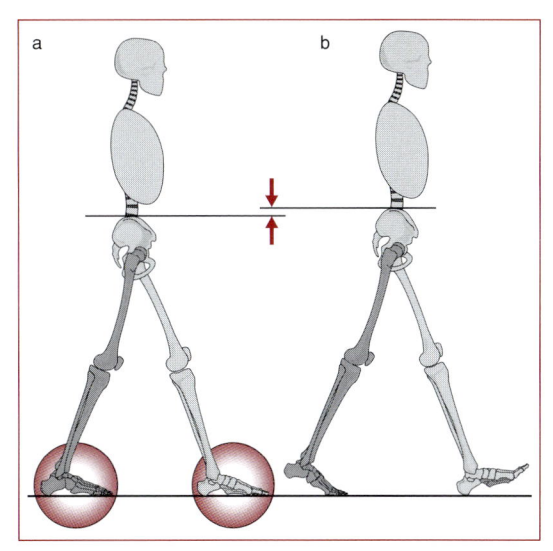

図 2.30 ターミナルスタンスの踵離れとイニシャルコンタクトの踵接地は，身体重心の過度の下降を減少させる.

- 大腿骨に対する脛骨の自然な外反位（図 2.29）
- 荷重時の膝関節軽度内転

解剖学的な左右の股関節間の距離は 20～25 cm である．大腿と下腿の自然な角度によって，膝関節と荷重を支持する足は，股関節から床に延びる鉛直線に近づく．この膝関節の外反角によって，両足で立ったときに脚は交差せず，歩行時に約 8 cm の歩隔を維持する．ローディングレスポンスで立脚肢に荷重が加わることによって，膝関節がわずかに内転することが観察できる．それによって身体重心は支持面に近づく．

足関節と膝関節の協調運動メカニズム

イニシャルコンタクトとローディングレスポンスにおいて支持脚への荷重移行が始まり，足関節底屈と膝関節屈曲は増加していき，この協調動作が身体重心の上昇を抑える．ローディングレスポンスの終わりに下腿がほぼ鉛直になったとき，膝関節は 15° 屈曲している．

ミッドスタンスにおける制御された背屈

ミッドスタンスで膝関節は伸展する．それに伴い上昇する身体重心は，足関節の背屈により最低限に抑えられる．

ターミナルスタンスの踵離れとイニシャルコンタクトの踵接地

ターミナルスタンスにおける足関節背屈によって身体重心は下降する．このとき，踵離れによる機能的長さの延長が，身体重心の下降に対し逆に作用する．イニシャルコンタクトにおいても同様に膝関節の伸展と踵接地による脚の延長がみられる．これらによって身体重心の落ち込みが減少し，歩行中の身体の上下動が抑えられる（図 2.30）．

まとめ

6 つのすべての歩行の決定要因は身体重心の動揺を軽減することに役立つ．単脚支持期での身体重心の上昇は，反対側の骨盤の側方傾斜と 4° 前傾，ならびに足関節底屈と膝関節屈曲が協調して起こることにより軽減する．両脚支持期における身体重心の下降は，水平面における骨盤の回旋とともにターミナルスタンスにおける踵離れとイニ

シャルコンタクトにおける踵接地により軽減する．身体重心の左右動揺は，骨盤の回旋と大腿骨の骨盤に対する角度変化によって減少する．

立位とは異なり，歩行時に身体重心は支持面の直上にはない．そこで生じるアンバランスは，付加的に慣性力によって制御される．

これらのメカニズムは，すべて一緒に身体重心が3次元空間でわずかな上下動揺と左右動揺を織り交ぜてサインカーブを描きながら移動することに寄与する．そして身体重心の動きを制御するための筋の活動を減らすことができ，エネルギー消費をかなり軽減することができる．

■ 選択された筋群による制御とエネルギー消費の節約

歩行中に勢いと受動的安定性を利用することで，常に可能な限り筋の活動は抑えられ，エネルギー消費は最小限に保たれる．立脚期と遊脚期の両方で，筋は活動の大きさと時間を変化させてこの目的を達成する．

■ 立脚期における選択された筋群による制御

立脚期の全域で，体重が前方へ倒れ込むことによってバランスを失うときに筋が活動する．床反力ベクトルによって各関節に不安定が生じ，それに対抗するために筋が活動する．その際，関節に発生する回転力は回転モーメントと呼ばれる（MareesとMester 1991）．

矢状面において，股関節屈曲方向と膝関節屈曲方向，そして足関節底屈方向と背屈方向へ床反力による回転モーメントが作用し，それらは筋の活動によって制御される．前額面では股関節の内外転と足関節の回内外が制御されなければならない．水平面においても各関節に発生する回転モーメントは制御される．

Mester（1991）によると拮抗して作用する筋の活動は，すべての場合において関節に発生する回転モーメントの大きさと直接的な関係がある．筋活動以外の方法によって関節が制御されるや否や，それに応じて筋の活動は休止する．そのようにして，一方では回転モーメント，もう一方では筋の活動と慣性の利用と靱帯や関節包の受動的緊張による制御メカニズムの作用が交互に生じる（第4章, 108頁の補説を参照；Winter 1990, Perry 1992）．

股関節制御

股関節伸筋群は荷重受け継ぎの初期にだけ収縮する．その後この筋群は休止する．股関節はヒールロッカーによる勢いと膝関節周りの大腿四頭筋の活動により，大腿は骨盤よりも早く前へ動くので，ほぼ受動的な伸展が可能になる．(Lyons et al 1983)．

膝関節制御

ローディングレスポンスにおいて，床反力ベクトルが膝関節の後方を通過し，膝関節に屈曲方向の外部モーメントが生じたとき，膝関節周りで大腿四頭筋の最大活動が起こる．床反力ベクトルが膝関節の前方を通過すると，たとえ膝関節が完全に伸展しなくても大腿四頭筋の活動は休止する．残りの膝関節伸展は勢いによって起こる．

足関節制御

他の関節とは異なり，足関節制御は常に筋の活動を必要とする．足関節周りの筋の活動はローディングレスポンスで始まり，プレスイングの初めまで続く．その際，拮抗筋の同時収縮を最低限に抑えることによって，エネルギー消費が抑えられる．そのほかに足関節底屈筋群が各相で収縮強度を変えて活動することで，エネルギー消費を抑えられる．ミッドスタンスでは床に足底がしっかりと押しつけられた状態で脚が前方へ移動するので，筋の活動はわずかである．ターミナルスタンスでは前足部が身体を支持しないといけないため，足関節底屈筋群の活動は最大になる．

■ 遊脚期における選択された筋群による制御

遊脚期における脚の動きは，遊脚肢の勢いと重力，直接的な筋制御のコンビネーションによって起こる．遊脚期への準備はプレスイングで始まり，それは不安定な支持面との関係における活動

を休止した足関節底屈筋群の残存力に基づいている．骨盤の回旋によって股関節は伸展/外転位にあるので，股関節屈曲は長内転筋の活動によってサポートされる．そして膝関節は，膝関節屈筋群の活動なしで40°屈曲する．

イニシャルスイングで，膝関節は股関節屈曲と下腿の慣性力によって60°屈曲する．わずかな筋の活動がこの動きをサポートしている．

ミッドスイングで膝関節は受動的に伸展する．ミッドスイングの後期につま先が地面をこする「危険」を回避した後のわずかな時間，足関節背屈筋群は活動を休止する．ターミナルスイングにおいてのみ，股関節と膝関節の伸筋群，足関節背屈筋群の活動が強く要求される．これらの伸筋（背屈筋）群の活動は，次に起こる荷重の受け継ぎと支持を安全に確実に行えるように準備するためである．

2.5 歩行の各相の運動学と運動力学—キーコンセプト

次に各関節の機能を詳しく正確に記述していく．歩行のために重要な必要条件と機能に関するすべての情報は，脚の機能のキーコンセプトとしてまとめることができる．この健常歩行の"キーコンセプト"は，歩行の各相における特徴的な関節角度と重要な筋の活動を明確にし，クリティカルイベント（critical events）を示しているため，検査と理学療法のための指標として利用することができる．歩行の各相の機能的課題を満たすために，記述しているこれらの関節のポジションと運動は，観察による歩行分析にとって必要不可欠である．

キーコンセプトに含まれている歩行の生理学に関する情報は，健常歩行からのずれ（逸脱運動）を観察によって認識するための本質的な基礎となる．PTはこの本質的な基礎を身につけ，観察のトレーニングと練習を積むことによって多くの病

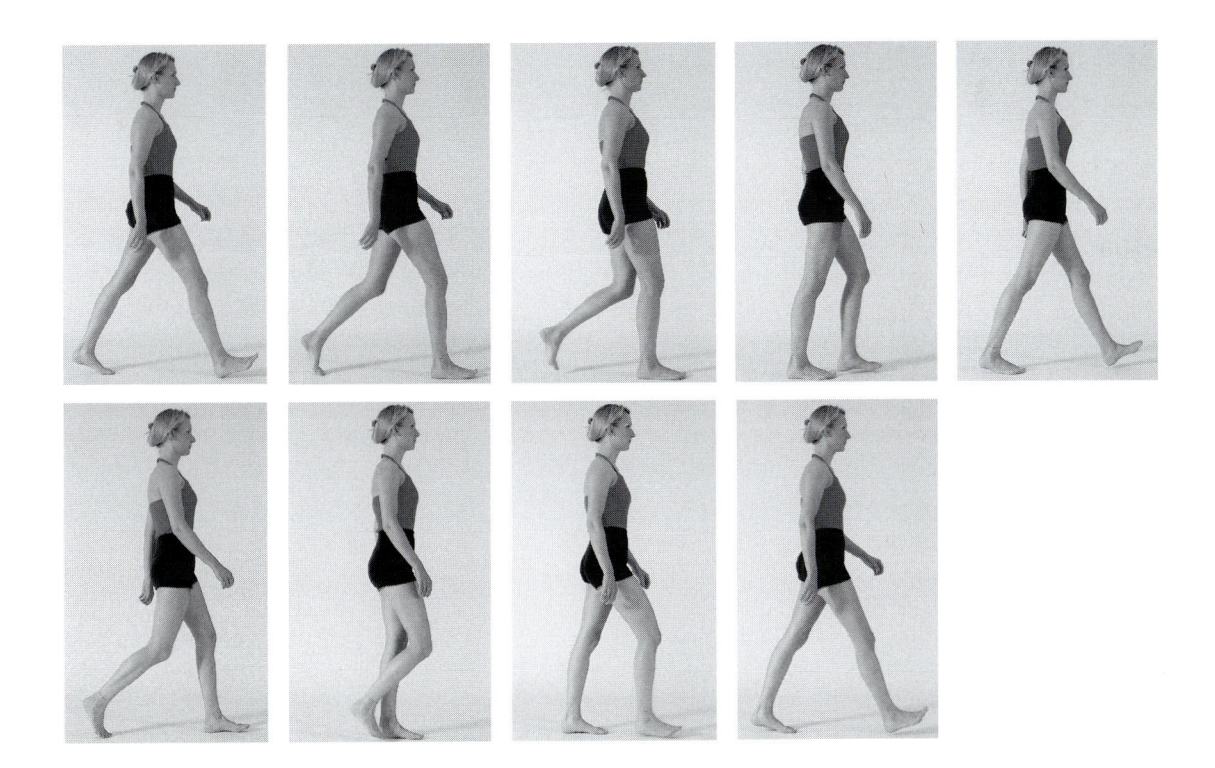

的歩行を識別できる．それからさらに練習を積むと，よく知られている逸脱運動(たとえばトレンデレンブルク徴候やデュシェンヌ跛行)だけでなく，そこからさらに奥の主たる問題を確認することができるようになる．

荷重を受け継ぐ相(イニシャルコンタクトとローディングレスポンス)

特有の機能
- 前方への動き
- 安定
- 衝撃吸収

イニシャルコンタクト(IC)：歩行周期の0%(図2.31)

イニシャルコンタクトの概念は床への足接地の瞬間である．その瞬間の直前の約1 cmの高さからの自由落下によって，短時間に激しい床反力が生じる．そこから生じる床反力ベクトルは，3つの関節に不安定な状況を生じさせる．
- 足関節：底屈方向のモーメント
- 股関節：屈曲方向のモーメント
- 体幹：屈曲方向のモーメント

膝関節では伸展方向のモーメントによって安定性の高い状況が生じる．この相で脚は安定しながら前進できる体勢をとらなければならない．反対側の脚はプレスイングである．

ICにおけるクリティカルイベント

ヒールロッカー(踵の"揺りてこ")の理想的な機能を保障するための床への足接地を示す(表2.8)．

ローディングレスポンス(LR)：歩行周期の0〜12%(図2.32)

この相の区間は歩行周期の0〜12%である．床接地と観察肢へ荷重が移行することによって生じる衝撃が吸収されるため，身体重量が床へ衝突しても身体を激しく揺さぶることにならないように

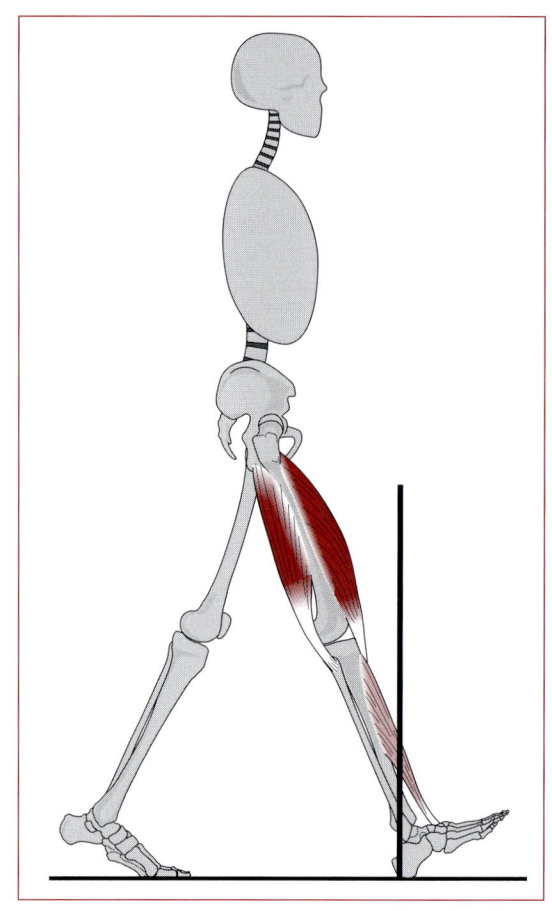

図2.31　イニシャルコンタクト

表2.8　イニシャルコンタクト

股関節	・20°屈曲 ・伸筋群の活動
膝関節	・5°屈曲 ・大腿直筋以外の大腿四頭筋が活動
足関節(距腿関節)	・ニュートラル・ゼロ・ポジション ・前脛骨筋群が活動
足関節(距骨下関節)	・ニュートラル・ゼロ・ポジションないし軽度の内反 ・前脛骨筋が活動 ・長指伸筋が活動 ・長母指伸筋が活動

なっている〔前述のように体重の60%がわずか0.02秒の間に観察肢へ移行する〕．

ヒールロッカーによって足底が床へ近づく．この運動が膝関節と足関節と距骨下関節の衝撃吸収のメカニズムを作動させる．床反力ベクトルの大

2.5 歩行の各相の運動学と運動力学—キーコンセプト | *41*

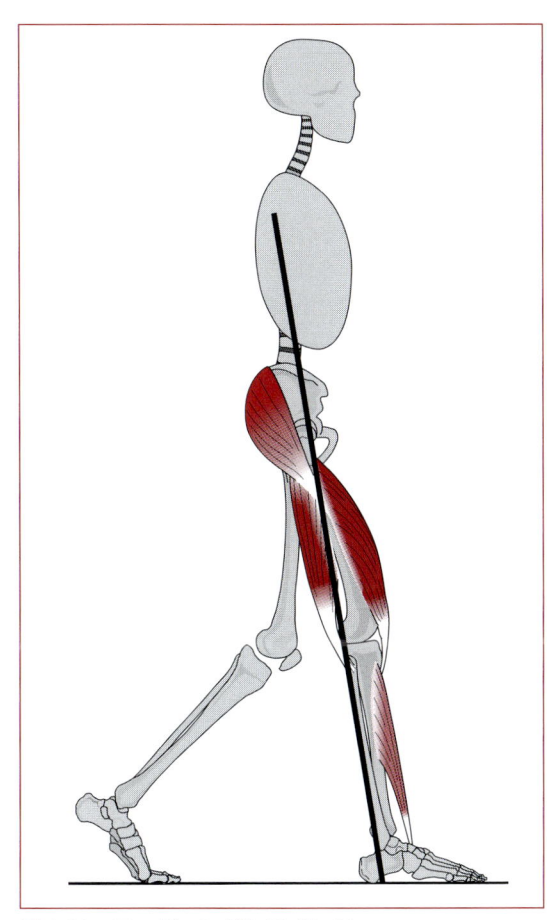

図2.32 ローディングレスポンス

表2.9 ローディングレスポンス

股関節	・20°屈曲 ・伸筋群と外転筋群が活動
膝関節	・15°屈曲 ・大腿直筋以外の大腿四頭筋が活動
足関節(距腿関節)	・5°底屈 ・前脛骨筋群が活動
足関節(距骨下関節)	・踵骨の5°外反は距骨下の回内の原因となる ・後脛骨筋と前脛骨筋が活動
中足指節間関節	・ニュートラル・ゼロ・ポジション

きさと方向は，各関節で大きな回転モーメントとなる．そして衝撃吸収のために，歩行周期中，筋の活動が一番大きく要求されるが，この際に必要とされる動的安定性のために，膝関節が重要な役割を果たしている．このとき大腿四頭筋とハムストリングスの短時間の同時収縮が起こる．反対側の脚はプレスイングである．

LRにおけるクリティカルイベント
- 制御された膝関節屈曲が衝撃吸収と膝関節の安定をもたらす．
- ヒールロッカーの機能
- 股関節の安定性が体幹の直立姿勢に役立つ(表2.9)．

単脚支持期
(ミッドスタンスとターミナルスタンス)

特有の機能
- 安定
- 前方への動きの維持

■ ミッドスタンス(MSt)：
歩行周期の12〜31%(図2.33)

この相の区間は歩行周期の12〜31%である．全荷重が片脚にのり，支えている足の上で身体が制御されつつ動いている．ミッドスタンスの間に，動的安定性が膝関節から足関節へ移る．ローディングレスポンスのときに起こった股関節と膝関節周りの強い筋の活動は明らかに減少し，ミッドスタンスの早期で休止する．ここでは下腿三頭筋の遠心性収縮が脚の安定性を制御する．これは特に膝関節で顕著である．そしてアンクルロッカーによる制御された下腿の前方への動きを可能にする．

この相では，膝関節と股関節周りで床反力ベクトルによるモーメントの向きが変わることや，反対側の遊脚肢で発生する勢いが重要な意味をもつ．この相の早期に床反力ベクトルが膝関節の後方を通過している間，安定化のために大腿四頭筋の活動が必要である．この相の後期で床反力ベクトルが膝関節の前方を通過すると，大腿四頭筋の活動は終了する．反対側の脚はイニシャルスイングからミッドスイングへと動く．

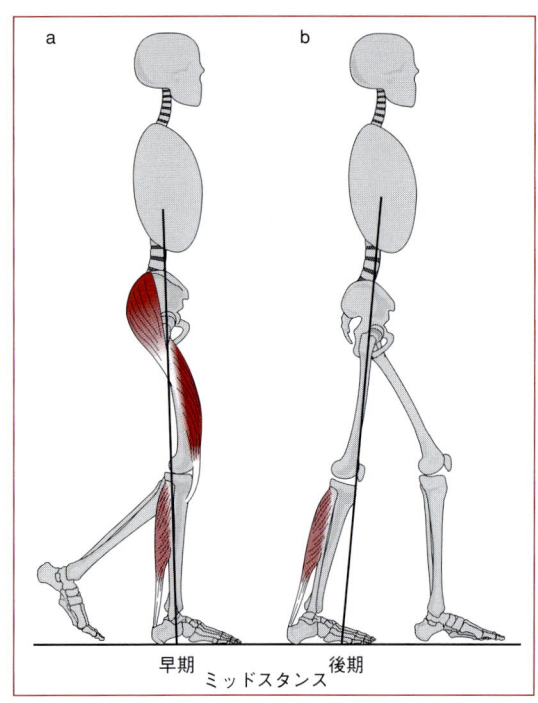

図 2.33 ミッドスタンスの早期と後期

表 2.10 ミッドスタンス

股関節	・ニュートラル・ゼロ・ポジション ・外転筋群の活動
膝関節	・5°屈曲 ・大腿直筋以外の大腿四頭筋が早期でのみ活動 ・この相の終わりには筋の活動はない
足関節（距腿関節）	・5°背屈 ・底屈筋群が遠心性収縮
足関節（距骨下関節）	・外反が減少 ・内反筋群が活動（ヒラメ筋，後脛骨筋，長指屈筋，長母指屈筋） ・側方安定のために長腓骨筋と短腓骨筋が活動
中足指節間関節	・ニュートラル・ゼロ・ポジション

MSt におけるクリティカルイベント
- 下腿の制御された前方への動き（表 2.10）

■ ターミナルスタンス（TSt）：
歩行周期の 31〜50%（図 2.34）

この相の区間は歩行周期の 31〜50% である．足が中足指節間関節を支点として動く．そして身体重心は，前足部の支持面の直上から外れて，遠く前方へ移動する（trailing limb）．この相で踵は床から離れ，その際，底屈筋の力強い遠心性収縮が足関節を動的に安定させることにより膝関節と股関節は受動的に安定することになる．距骨下関節の外反の減少によって，足は硬い"揺りてこ"を形成し，身体重量は中足指節間関節を支点にして動くことができる〔「フォアフットロッカーの機能」（29 頁）参照〕．

この相では，身体質量の加速による 2 つの要素が前方への動きを生じさせる．
- 身体重心は支持面の直上より前にあるので，身体はいわば弧を描く自由落下のように前方へ落ちる．Perry（1992）によると，これが前方への動きの重要な構成要素である．
- 前方への加速は，ターミナルスイングにある反対側の脚の前方への勢いによってサポートされている．

TSt におけるクリティカルイベント
- 踵離れの時点で足関節が背屈している．
- トレイリングリム trailing limb（表 2.11），すなわち股関節の過伸展（巻末の用語解説を参照）．

■ 遊脚肢が前方へ動く相（プレスイング，イニシャルスイング，ミッドスイング，ターミナルスイング）

特有の機能
- 足が床から離れる
- 脚の前方への動き
- 立脚期への脚の準備

■ プレスイング（PSw）：
歩行周期の 50〜62%（図 2.35）

この相の区間は歩行周期の 50〜62% である．脚は免荷され，膝関節のすばやい大きな屈曲によって遊脚期への準備がなされる．身体重量は前足部の直上から外れ，前方へ移動する．このとき

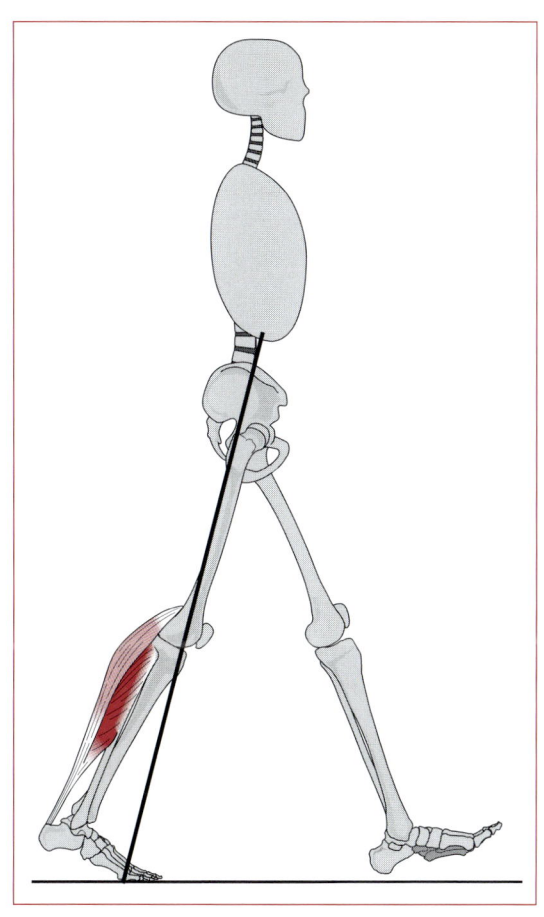

図 2.34　ターミナルスタンス

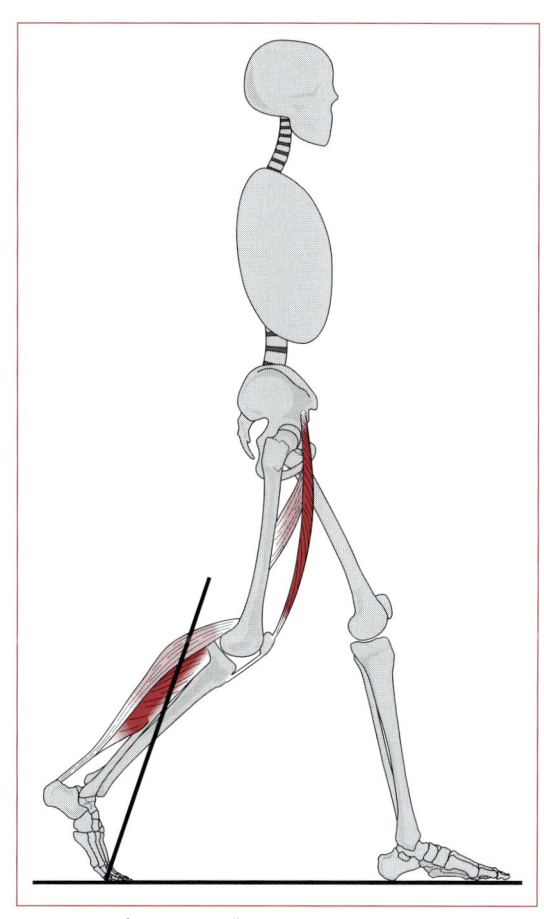

図 2.35　プレスイング

表 2.11　ターミナルスタンス

股関節	・20°明らかな伸展 ・筋の活動はない
膝関節	・5°屈曲 ・筋の活動はない
足関節（距腿関節）	・10°背屈 ・底屈筋群が最大限に活動
足関節（距骨下関節）	・外反が2°に減少 ・内反筋群が最大限に活動（ヒラメ筋，後脛骨筋，長指屈筋，長母指屈筋） ・側方安定のために長腓骨筋と短腓骨筋が活動
中足指節間関節	・30°伸展 ・長母指屈筋と長指屈筋が活動

表 2.12　プレスイング

股関節	・10°観察可能な伸展 ・内転筋群の活動開始
膝関節	・40°屈曲 ・筋の活動はない
足関節（距腿関節）	・15°底屈 ・底屈筋群の残存的活動のみ ・この相の開始直後には筋の活動が休止
足関節（距骨下関節）	・ニュートラル・ゼロ・ポジション
中足指節間関節	・60°伸展 ・長母指屈筋と長指屈筋がこの相の初めに残存的活動 ・この相の開始直後に筋の活動が休止

指はまだ床に接しているが，荷重は反対側の脚に受け継がれる．この相では両足が床に接している．これが終期両脚支持である．反対側の脚はイニシャルコンタクトまたはローディングレスポンスである．

この前遊脚期は立脚期に含まれてはいるが，ここでイニシャルスイングに必要な膝関節屈曲角度の半分以上が生じるので，機能的にみて遊脚期に

属す(Perry 1992).この屈曲の大半は受動的である.ここでは「セグメント間の動力学」が働き,股関節の屈曲運動が膝関節屈曲の原因となっている(Powers 1999).

プレスイングは,しばしばプッシュオフもしくは,蹴り出しと呼ばれている.それは身体を前方へ運んでいるという考えから出発している.正確に観察すると,ここでは脚の前方への加速が主たる現象である.この相では主に脚をスイングさせるために力を使っている(Perry 1992, Kirtley 2001).

PSwにおけるクリティカルイベント
- 受動的膝関節屈曲 40°
- 足関節底屈(表 2.12)

■ イニシャルスイング(ISw): 歩行周期の 62〜75%(図 2.36)

この相の区間は歩行周期の 62〜75% である.足が離床する.大腿はすばやく前方へスイングし始める.脚は 0.1 秒間に約 20 cm 前へ動くので(Perry 1992),イニシャルスイングは加速期とも呼ばれる.

プレスイングを終えた足関節はまだ軽度底屈位である.足を床から離し前方へ動かすためには,足関節の背屈方向の動きだけでは不十分であり,基本的に股関節と膝関節の屈曲によって初めて可能になる.

単関節筋である長内転筋と腸骨筋のほかに,二関節筋である薄筋と縫工筋が求心性に収縮し,股関節と膝関節を同時に屈曲する.膝関節屈曲は,また大腿二頭筋の短頭の活動によってサポートされる.ハムストリングスのうち二関節筋は股関節の伸展にも関与するので活動しない.反対側の足はミッドスタンスの早期である.

ISwにおけるクリティカルイベント
- 股関節屈曲 15°
- 膝関節屈曲 60°(表 2.13)

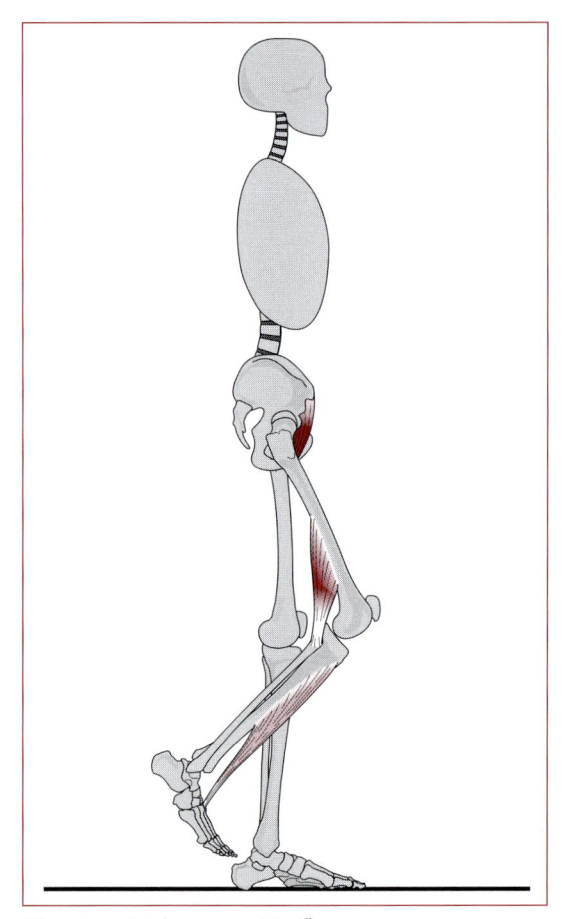

図 2.36 イニシャルスイング

表 2.13 イニシャルスイング

股関節	・15° 屈曲 ・屈筋群が活動
膝関節	・60° 屈曲 ・屈筋群が活動
足関節(距腿関節)	・5° 底屈 ・前脛骨筋群が活動
足関節(距骨下関節)	・ニュートラル・ゼロ・ポジション ・前脛骨筋群が活動
中足指節間関節	・ニュートラル・ゼロ・ポジション ・前脛骨筋群が活動

■ ミッドスイング(MSw): 歩行周期の 75〜87%(図 2.37)

この相の区間は歩行周期の 75〜87% である.骨盤は中立位にあり,大腿は屈曲運動を続ける.

2.5 歩行の各相の運動学と運動力学―キーコンセプト | **45**

る．この相の終わりにハムストリングスが活動する．反対側の脚はミッドスタンスの後期である．

MSw におけるクリティカルイベント
- 股関節屈曲が 25°に増加
- 足関節がニュートラル・ゼロ・ポジションまで背屈（表 2.14）．

■ ターミナルスイング（TSw）：歩行周期の 87〜100%（図 2.38）

この相の区間は歩行周期の 87〜100%である．この相は遊脚期から立脚期への移行期である．股関節は屈曲したままで，膝関節はニュートラル・ゼロ・ポジションまで伸展する．足は体幹から離れた前方で，次に控えている踵接地にとって理想的な位置にくる．足関節はニュートラル・ゼロ・ポジションのままである．

ターミナルスイングで脚は立脚の準備をするために，大腿四頭筋とハムストリングスが同時に活動する．ハムストリングスの遠心性収縮は，大腿の前方への動きにブレーキをかける．股関節と膝関節はこの相の終わりに，それぞれ前方へ最大に動いた状態からわずかに元に戻ることがある（0〜5°）．しかしながら，このわずかな変化は肉眼では観察できない．

股関節屈曲（20°）と膝関節伸展と骨盤の回旋（5°）は歩幅の確保にとって必要となる（15 頁の「『正常な』歩幅の要因」を参照）．反対側の脚はターミナルスタンスである．

TSw におけるクリティカルイベント
膝関節がニュートラル・ゼロ・ポジションまで伸展（0〜5°屈曲位；表 2.15）
巻末の付録にすべての相における各関節の角度の一覧を示す．

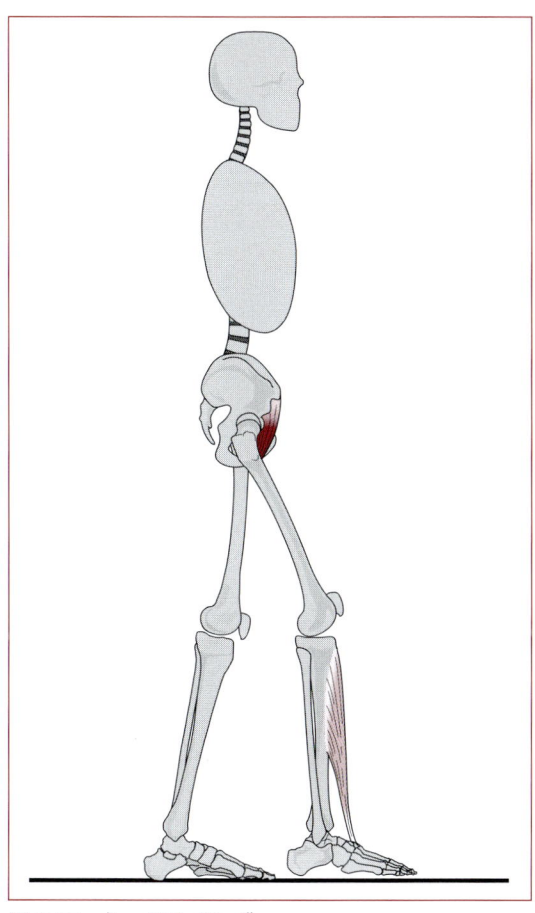

図 2.37 ミッドスイング

表 2.14 ミッドスイング

股関節	・25°屈曲 ・この相の初めに屈筋群が活動 ・この相の終わりにハムストリングスが活動
膝関節	・25°屈曲 ・この相の初めだけに大腿二頭筋の短頭が活動
足関節（距腿関節）	・ニュートラル・ゼロ・ポジション ・前脛骨筋群の活動
足関節（距骨下関節）	・ニュートラル・ゼロ・ポジション ・前脛骨筋群が活動
中足指節間関節	・ニュートラル・ゼロ・ポジション ・前脛骨筋群が活動

膝関節は伸展し始め，下腿は床に対し直角になる．足は床から離れたままであり，床と足との間隔（約 1 cm）は股関節と足関節の角度に依存する．

大腿の前方への勢いによって屈筋群の活動は最小限ですみ，膝関節はほとんど受動的に伸展す

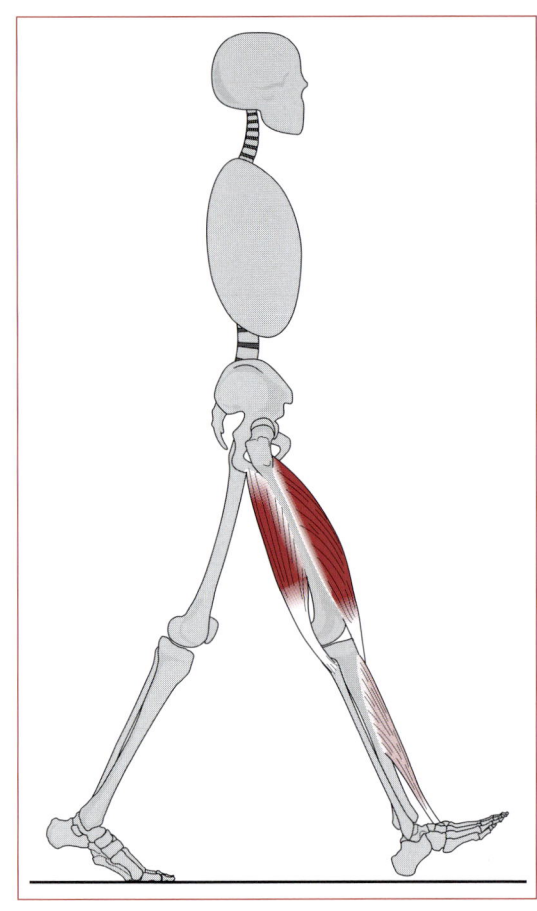

図 2.38　ターミナルスイング

表 2.15　ターミナルスイング

股関節	・20°屈曲 ・ハムストリングスの活動
膝関節	・0°(〜5°屈曲位) ・大腿四頭筋が活動
足関節(距腿関節)	・ニュートラル・ゼロ・ポジション ・前脛骨筋群が活動
足関節(距骨下関節)	・ニュートラル・ゼロ・ポジション(軽度内反) ・前脛骨筋群が活動
中足指節間関節	・0〜25°伸展 ・前脛骨筋群が活動

2.6　各関節の詳細

　各々の関節の典型的な角度と動きは，各相における特有の成果(accomplishments)と直接的な関係があり，3つの機能的課題を満たすことに必要とされる．それぞれの特有の成果のために重要な意味をもつそれらの関節角度と動きは，クリティカルイベントと呼ばれている．

　歩行の各相の矢状面において，足関節，膝関節，股関節のそれぞれに1つもしくは2つ以上のクリティカルイベントがある．その他に3つのすべての観察面で，比較的精妙な動きが足と膝関節と股関節と骨盤に生じる．矢状面における足関節と膝関節と股関節の動きは，クリティカルイベントとの関連においてとても重要であるため，観察における歩行分析ではそこに最も重点をおいている．

　歩行周期の8つの各相で足関節，膝関節，股関節，骨盤そして体幹のそれぞれを，**表 2.16**に挙げている4つの観察項目に従って記述していく．

運動の範囲

　一般に関節可動域と定義されている ROM (range of motion) だが，ここでは関節にどれだけ可動域があるかではなく，あくまで歩行をしている際に関節がどれくらい動いているかに注目するため，運動の範囲という定義で用いる．関節のポジションは，歩行中，常に変化し，動きはすばやく起こるので，観察するのが困難である．観察による歩行分析を簡単に行うために，各相で特徴的な関節角度と動きだけを選択しポイントを記述する(グラフィックで紹介している脚の肢位は平均的なものである)．

発生するモーメント

　ここまでは立脚期だけの関節モーメントを表現してきたが，それらは床反力計を用いて計測された床反力のデータを基に推量している．しかしながら，その方法では遊脚期で関節に発生するモーメントを推し量ることができないので，逆動力学

表 2.16 歩行周期の 8 つの相を記述するための観察項目

英語	本書の表現
range of motion(ROM)	運動の範囲
torque demand(TD)	発生するモーメント
muscle action(MA)	筋活動
functional significance(FS)	機能的意義

を用いて，外力によって遊脚期でも関節に作用する回転モーメントを確認する．これから後は，遊脚期で発生する関節モーメントも記述する．

筋の活動

簡略のために筋の活動を「活動している」もしくは「活動していない」で記述する．筋が最大に活動する時点を小さな三角印で表す．最大等尺性収縮の 5% 以下の筋の活動は無視する．

注目 これからのことをよりよく理解していくために，関節に発生するモーメントと，それに関連する筋活動の正確な理解が必要である（第 4 章「計測装置を用いた歩行分析」を参照）．

2.6.1 足関節と中足指節間関節（距腿関節と MTP 関節）

▌機能的課題—荷重の受け継ぎ(1)

■ **イニシャルコンタクト(IC)：歩行周期の 0%（図 2.39）**

IC における運動の範囲
- 足関節はニュートラル・ゼロ・ポジション
- MTP 関節は 0〜25° 伸展（図 2.44a）

IC において発生するモーメント
底屈方向のモーメントが以下によって発生する．
- 床反力ベクトルが足関節の後方を通る．
- 踵と床の接点は足関節の後方である．

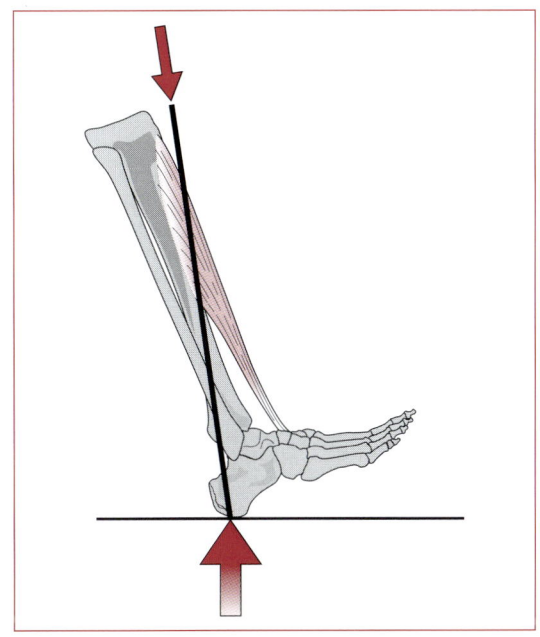

図 2.39 イニシャルコンタクト
床反力ベクトルは足関節の後方を通り，底屈方向のモーメントを引き起こす．

IC における筋活動
背屈筋群である前脛骨筋と長指伸筋および長母指伸筋が活動し，ローディングレスポンスのための足部の準備をする．

IC における機能的意義
ローディングレスポンスでヒールロッカー機能を果たすための足部のポジショニング

注目 従来の用語では，この相はヒールストライク（heel strike；踵接地）と呼ばれている．しかしこの呼び方は，前足部から先に床に接するような場合には矛盾が生じる．

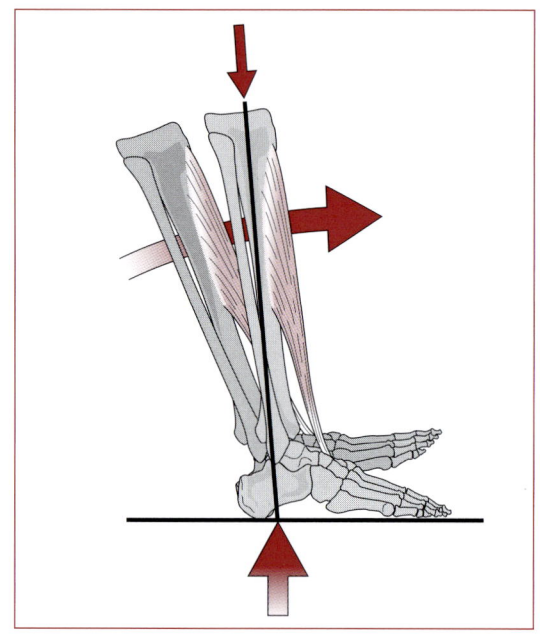

図 2.40 ローディングレスポンス
前脛骨筋群が底屈方向のモーメントに対して遠心性収縮する．そして下腿は前方へ動く．

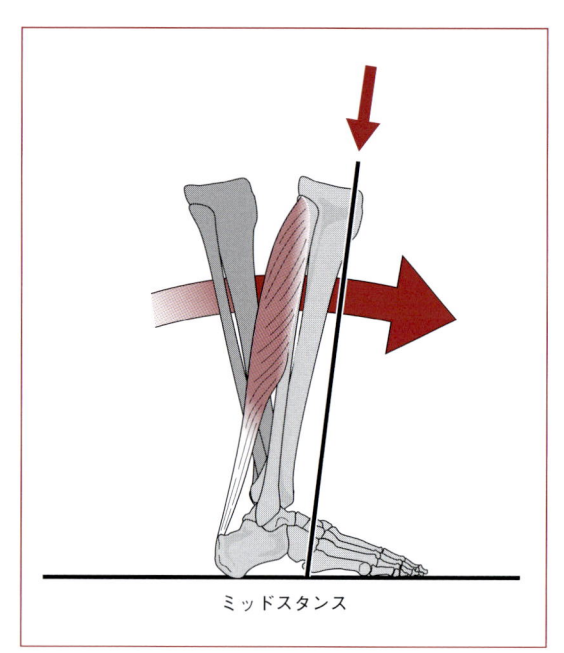

図 2.41 ミッドスタンス
床反力ベクトルは足関節の前方を通過し，背屈方向のモーメントを引き起こす．下腿の前方への動きは，腓腹筋とヒラメ筋によって制御される．

機能的課題―荷重の受け継ぎ(2)

◼ ローディングレスポンス(LR)：歩行周期の0〜12%(図2.40)

LRにおける運動の範囲
- 足関節でニュートラル・ゼロ・ポジションから5°底屈位までの動きがすばやく起こる．
- MTP関節は，衝撃吸収期の終わりに25°伸展位からニュートラル・ゼロ・ポジションになる．

LRにおいて発生するモーメント
床反力ベクトルが足関節の後方で踵の範囲を通過しており，底屈方向のモーメントが生じる．このモーメントは，ローディングレスポンスが終わりに近づくにつれて小さくなる．

LRにおける筋活動
- 動き始めは受動的なわずかな底屈である．
- 前脛骨筋群が遠心性収縮し，すばやい底屈にブレーキをかけ，足底接地の衝撃をやわらげる．

- この時点で，前脛骨筋群は最大に活動する．
- 腓腹筋とヒラメ筋が衝撃吸収期の終わりに活動し，下腿の前方への動きを制御する．

LRにおける機能的意義
ヒールロッカーの機能を引き起こす．前脛骨筋群は足底接地の衝撃をやわらげ，下腿を前方へ引き寄せる．それにより前方への勢いと膝関節屈曲が誘発される．

> **注目** 従来の用語では，この相はフットフラット(foot flat；足底接地)と呼ばれている．

機能的課題―単脚支持(1)

◼ ミッドスタンス(MSt)：歩行周期の12〜31%(図2.41)

MStにおける運動の範囲
足関節は5°底屈位から5°背屈位まで動く．MTP関節はニュートラル・ゼロ・ポジションである(図2.44b)．

MSt において発生するモーメント

遊脚肢の前方への動きと身体重量の前方への勢いによって，床反力ベクトルの作用点は踵から前足部へ移行する．そして足関節周りに背屈方向のモーメントが生じ急激に増加する．

MSt における筋活動

- 歩行周期の7%時点で，背屈方向への崩れを防ぐためにヒラメ筋が遠心性収縮を始める．膝関節伸展の増加に伴い，腓腹筋が同様に遠心性収縮をしてヒラメ筋の役割をサポートする．両方の筋の遠心性収縮により，下腿と大腿の前方への加速が制御される．
- 内側縦アーチをサポートする長母指屈筋が，踵離れの準備のためにミッドスタンスの終了付近で活動する．この筋は荷重に備えて第一MTP関節を安定化する．
- 内側縦アーチをサポートし，内反外反に関与する長指屈筋は，この相を通して筋力収縮を高める．

MSt における機能的意義

しっかりと床に着いた足の上を身体が前方へ移動する．動的に安定している下腿も前へ動く．下腿三頭筋が下腿の動きを制御し，膝関節に安定性をもたらす．前方への勢いは維持され，足関節は5°底屈位から5°背屈位になる（アンクルロッカー）．

■ 機能的課題―単脚支持(2)

■ ターミナルスタンス(TSt)：歩行周期の31～50%（図 2.42）

TSt における運動の範囲

- 足関節は5°背屈位から10°背屈位まで動く．
- MTP関節はニュートラル・ゼロ・ポジションから30°伸展位まで動く（図 2.44c）．

TSt において発生するモーメント

背屈方向のモーメントが最大になる．そして歩行周期中で筋の活動が最大に要求される．

TSt における筋活動

- 下腿三頭筋の活動がこの相で最大になり，足関節の過度の背屈と下腿の前方への崩れを防ぎ，踵離れを可能にする．Perry（1992）とSutherland（1980）によれば，この相で下腿三頭筋に要求される筋力はミッドスタンスの約3倍である．
- ターミナルスタンスの終わりごろにまず長指屈筋が，そしてそれに続いて長母指屈筋が，内側縦アーチをサポートするために最大に活動する．

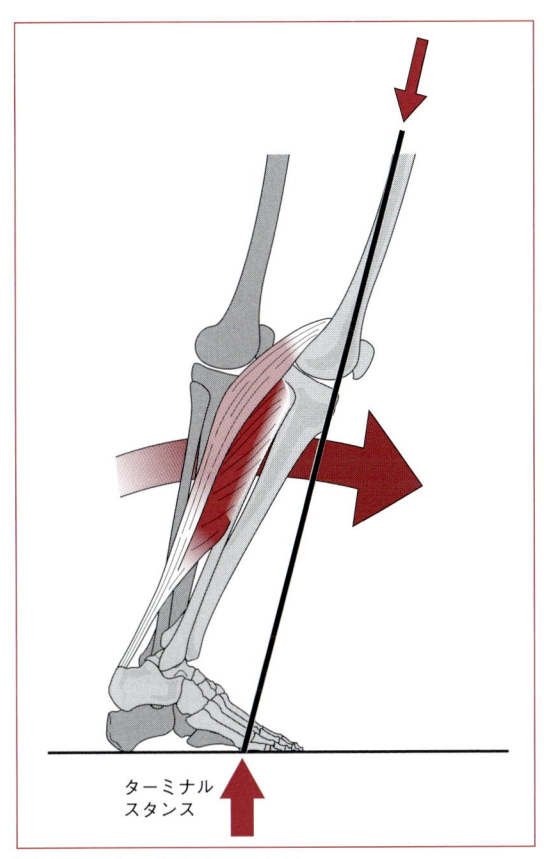

図 2.42 ターミナルスタンス
床反力ベクトルはMTP関節を通過し，最大の背屈方向のモーメントを引き起こす．足関節を動的に安定させ，踵を持ち上げるために腓腹筋とヒラメ筋が最大に活動する．

TSt における機能的意義

下腿三頭筋が足関節の背屈を制御することによって，踵は地面から離れ，前方への最大の動きが可能になる．この運動は反対側の歩幅を大きくする（フォアフットロッカー）．

注目 この相は従来の用語ではヒールオフ（heel-off, 踵離れ）と呼ばれているが，踵離れをしない患者には不適切な表現である．

機能的課題—遊脚肢の前方への動き(1)

■ プレスイング（PSw）：歩行周期の 50〜62%（図 2.43）

PSw における運動の範囲
- 足関節は 10°背屈位から 15°底屈位まで非常にすばやく動く．
- MTP 関節は約 30°伸展位から 60°伸展位まで動く（図 2.44d）．

PSw において発生するモーメント

反対側へ荷重が移行することによって，足がすみやかに免荷され，それに伴い床反力ベクトルは減少する．また足関節回りの背屈方向のモーメントも減少する．

PSw における筋活動
- 下腿三頭筋の活動はこの相の初めに終了する．残存的な下腿三頭筋の求心性収縮と受動的な緊張が足関節を底屈して下腿を前方へ運び，膝関節を屈曲することに寄与する．
- プレスイングの終わりごろ，次に控えた背屈のために前脛骨筋群の活動が始まる．

PSw における機能的意義
- 指はまだ床に接しており，バランス保持に寄与する．
- 底屈の動きとわずかに荷重された足が，膝関節屈曲とこれから遊脚肢となる脚の前方への動きをサポートする．

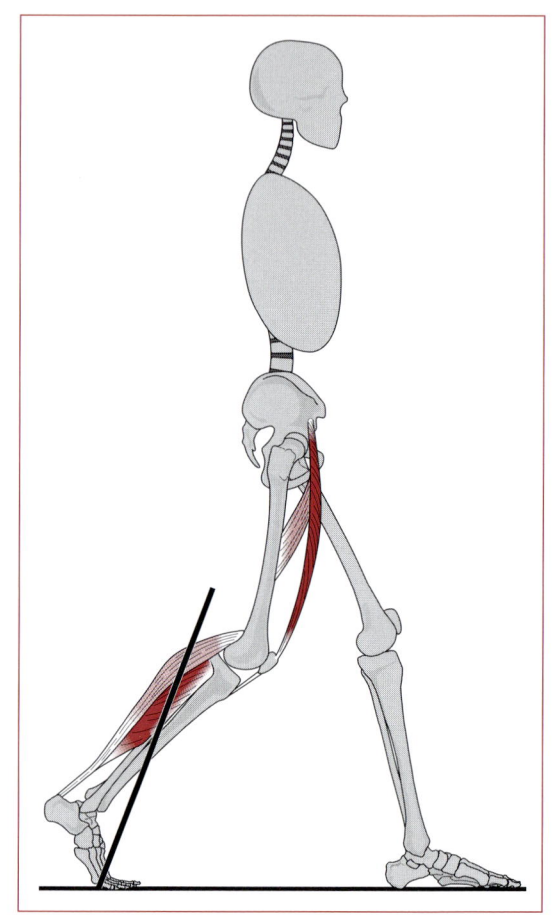

図 2.43 プレスイング
反対側へ荷重が移行するため，床反力ベクトルは急速に減少する．それに相応して背屈方向のモーメントが減少する．

注目 この相は，足の一部がまだわずかに床に接しているので，立脚期に含まれる（図 2.44d）．しかし脚はすでに遊脚準備に入っているので，機能的な見方をすれば遊脚期に含まれる．

注目 Perry（1992）はこの相の中でロールオフ（roll-off）について語り，Winter（1983）のようにプッシュオフ（push-off）について強調していない．アンクル・プッシュオフ（ankle push-off）は依然として研究と議論の余地を残している．この相の呼び名の相違はさておき，この相における運動学的ならびに運動力学的な足関節の動きは，下腿を前

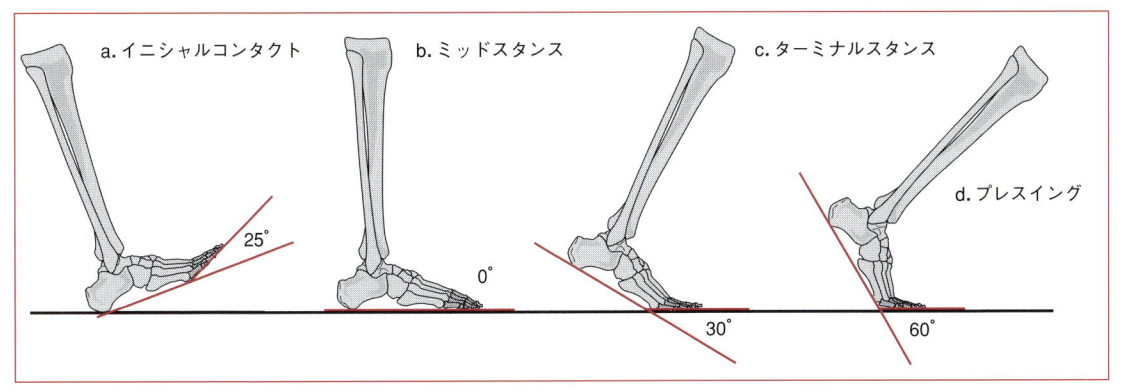

図 2.44　立脚期における中足指節間(MTP)関節の動き

方へ動かし，脚を遊脚期へ移行させることに役立っているという点は，コンセンサスが得られている（53 頁の「底屈筋の役割」を参照）．

機能的課題—遊脚肢の前方への動き(2)

■ イニシャルスイング（ISw）：歩行周期の 62～75%（図 2.45）

ISw における運動の範囲
- 足関節は 15°底屈位から 5°底屈位まで背屈方向へ動く．
- MTP 関節は約 60°伸展位からニュートラル・ゼロ・ポジションに向かって動く．

ISw において発生するモーメント
　わずかに底屈方向のモーメントが発生する．

ISw における筋活動
　前脛骨筋群が足関節を背屈させるために求心性収縮をする．その際，長母指伸筋と長指伸筋がそれぞれ最大に活動する．

ISw における機能的意義
　この相で足を床から離すために必要な足関節背屈が始まる．しかし足関節はまだニュートラル・ゼロ・ポジションまでいかない．

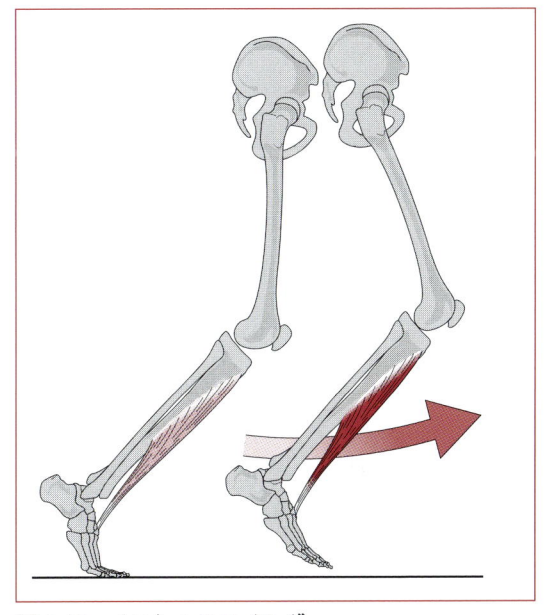

図 2.45　イニシャルスイング
前脛骨筋群が足関節周りに起こるわずかな底屈方向のモーメントを制御する．

機能的課題—遊脚肢の前方への動き(3)

■ ミッドスイング（MSw）：歩行周期の 75～87%（図 2.46）

MSw における運動の範囲
- 足関節は 5°底屈位からニュートラル・ゼロ・ポジションまで背屈する．
- MTP 関節はニュートラル・ゼロ・ポジション．

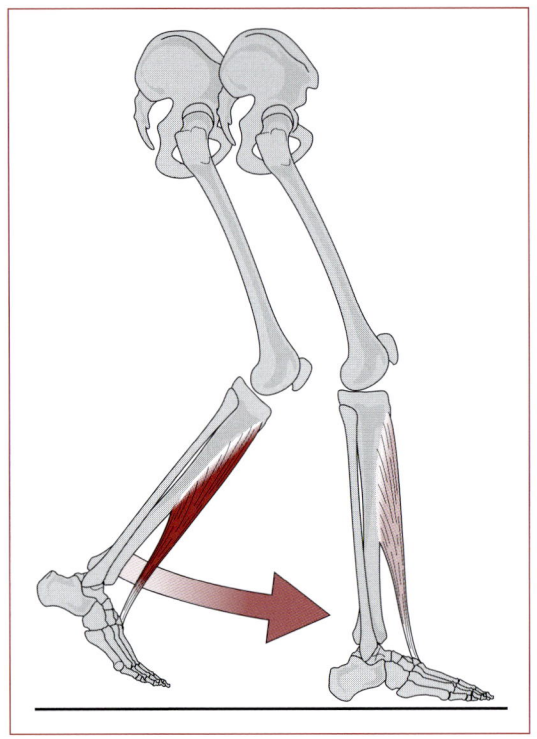

図2.46 ミッドスイング
前脛骨筋群が足関節周りに起こるわずかな底屈方向のモーメントを制御する.

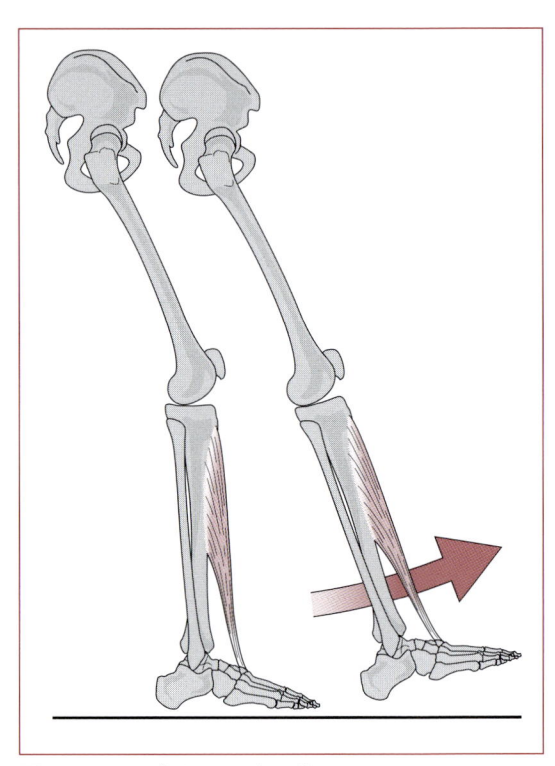

図2.47 ターミナルスイング
前脛骨筋群が次に控えた踵接地に備えて緊張を高める.

MSwにおいて発生するモーメント
わずかな底屈方向のモーメントが発生する.

MSwにおける筋活動
- 前脛骨筋群が活動する.
- 下腿が床に対して直角になるまで前にくると,足の自重は下向きのモーメントの原因となる.ミッドスイングの前半に,前脛骨筋群がそれに対して求心性収縮をする(Perry 1992).その後筋活動は減少し,足関節をニュートラル・ゼロ・ポジションに保持するために,等尺性収縮する.

MSwにおける機能的意義
- 床と足のクリアランスは1 cmを超えない.
- 下腿は床に対し直角になる.

注目 遊脚期においてニュートラル・ゼロ・ポジションを超えた足関節の背屈は起こらず,エネルギー消費は抑えられる.ニュートラル・ゼロ・ポジションを超えてわずかに背屈することがあるが,これは前脛骨筋群の働きすぎと解釈でき,重要視することではない.

機能的課題―遊脚肢の前方への動き(4)

■ ターミナルスイング(TSw):歩行周期の87~100%(図2.47)

TSwにおける運動の範囲
- 足関節はニュートラル・ゼロ・ポジションのままである.
- MTP関節は,イニシャルコンタクトの準備のために伸展を始める.そして指は0~25°伸展位となる.

TSwにおいて発生するモーメント
わずかだった底屈方向のモーメントが0まで減少する.

TSw における筋活動

前脛骨筋群が，次に控えた荷重の受け継ぎの強い荷重に備えて緊張を高める．

TSw における機能的意義
- 足関節のニュートラル・ゼロ・ポジションは，次に控えたイニシャルコンタクトの理想的な踵接地を保証する．
- 足関節の正常な運動の範囲と，発生するモーメントと筋活動は，図2.48の一覧図に示されている．

底屈筋の役割

底屈筋の機能的役割については，今日まで議論の余地を残しながら諸説が紹介されている．しかしながら，歩行能力に大きく寄与する下腿三頭筋の重要性については意見が一致している．腓腹筋とヒラメ筋のそれぞれの活動については，主として2つの異なる理論が存在している．

Winter(1991)は彼の考えの中で，身体重量を前方へ駆り立てる前方突進力について記述している．彼の結果によれば，すでに歩行周期の40％を超えた時点から60％の時点までに，活発で急速な足関節の底屈が起こる．そこに発生している回転モーメントに対するこの瞬間的に背屈位から底屈位になるまでの運動は，非常に大きな底屈力によるもので，Winterはそれをアンクル2プッシュオフ・バースト(ankle 2 push-off burst)と名づけている．

この力の計算は，物理学で用いられているオイラーとニュートンの方程式に基づいている．記述されている時間内すなわち歩行周期の40～60％での力の発生は，一般に筋の求心性の仕事と分類されている．結果的にWinterは，プレスイングでその計算によって算出された力が，身体重量を能動的に前方へ運んでいるという見解をもった．

Perry(1992)によれば，Winterのコンセプト(Winter 1991)は重要なポイントを見落としている．Perryは，ターミナルスタンスで反対側の足が床に接するまでの間，足関節が背屈位にあるということを考慮している(図2.48)．下腿三頭筋はターミナルスタンスで遠心性に最大収縮した後，等尺性に活動して足関節の動的安定性を保持し，踵離れを可能にしている．Perryによれば，ターミナルスタンスにおける重要な課題は，足関節を安定させ，MTP関節を支点とした足と下腿と身体の全質量の前方への転がりを可能にすることである．結果として身体重心の落ち込みが減少し，前方への動きが増大する．

それは下肢の実効長が機能的に延長し，前足部が足関節に代わって支点となることによって達成される．プレスイング(歩行周期の50％)で反対側への荷重の移行が急速に起こる．この荷重の移行によって，すでにプレスイングの始まりにヒラメ筋と腓腹筋の活動がほとんど0にまで減少する．このことは動作筋電図で証明されている．

荷重の移行に相応して，床反力と足関節周りに発生するモーメントも減少する．Perry(1992)によれば，そのことからプレスイング(歩行周期の50～62％)では，身体を蹴り出す力は発生していない．このことから彼女は，フォアフットロッカーによる制御された転がり離床(controlled roll-off)もしくは脚の遊脚期への移行(push off the limb)と表現することを推奨している．

Perryの考えは，弾力性のある力が身体質量を前方へ躍進させているというHoffらの理論(1983)とも異なっている．

最近では，さまざまな異なる見解を主張する研究者が，下腿三頭筋の機能およびアンクル・プッシュオフ(ankle push-off)もしくはロールオフ(roll-off)について，積極的に議論するようになった．最近の有用な結果(Neptune et al 2001)では，ミッドスタンスにおける筋の収縮は遠心性で(ankle rocker)，ターミナルスタンスでは動的安定性を保持(フォアフットロッカー)する等尺性収縮にスムーズに移行することが示されている．そして最後はプレスイングで残存的な力による求心性収縮が発生する．そのように下腿三頭筋はミッドスタンスで下腿の前方への動きの制御

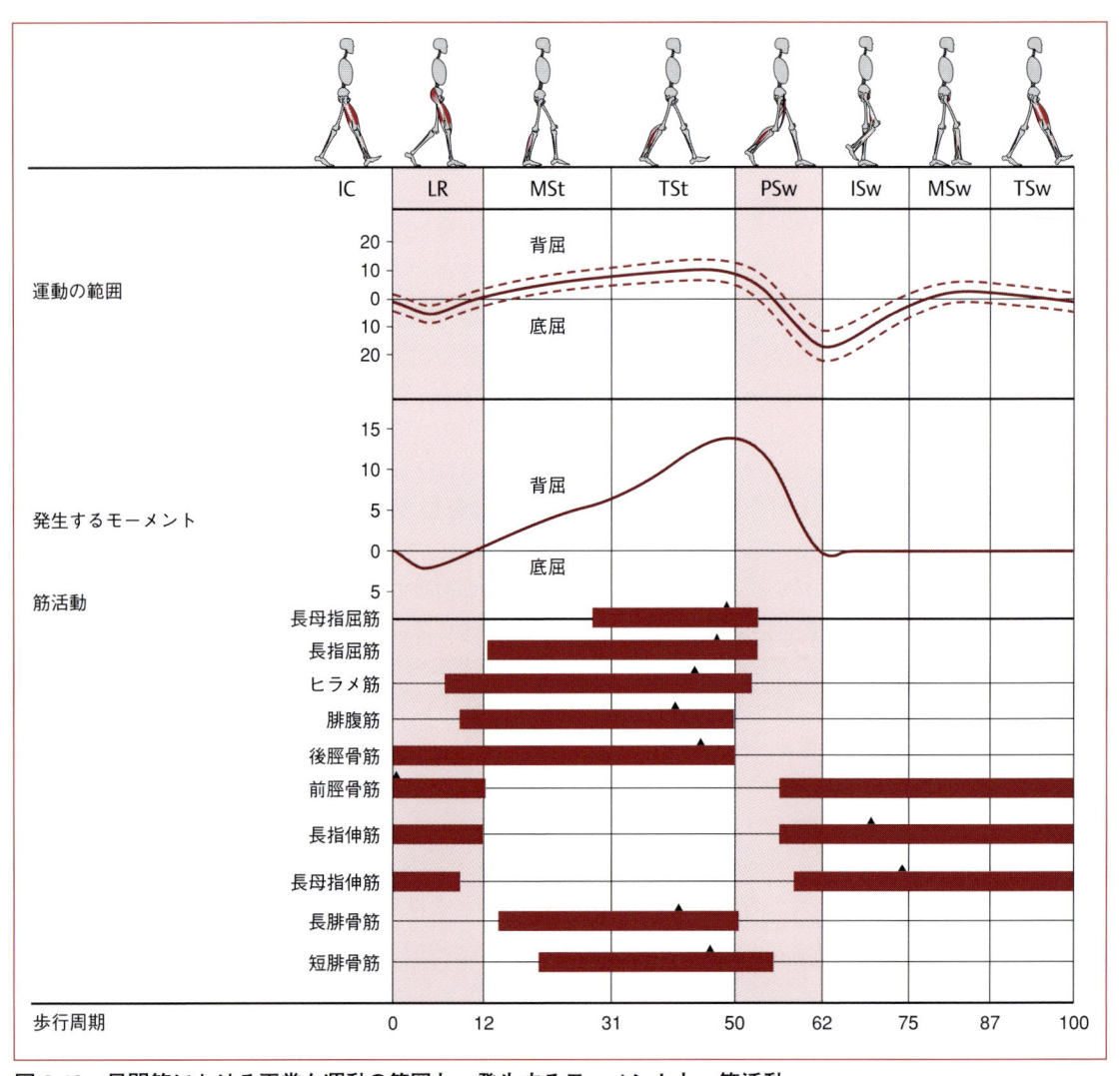

図 2.48 足関節における正常な運動の範囲と，発生するモーメントと，筋活動
足関節の運動の範囲のグラフは，一歩行周期の間に 4 つのカーブを形成する．ミッドスタンスとターミナルスタンスにおいて，下腿の前方への動きのために決定的なことは，足関節の制御されたわずかな背屈運動（5～10°）である．単脚支持期において関節を安定化させるために，下腿三頭筋への活動要求は高まる．それぞれの筋の最大収縮時点は棒グラフ上の小さな三角形で示している（RLANRC による歩行分析結果を部分修正）．

(controlled roll-off, Perry 1992)を行い，ターミナルスタンスでは体幹の加速(push-off, Winter 1991；roll-off, Perry 1992)に，プレスイングで脚の構成要素の加速に関与する(Hoff et al 1983)．

このように正確にとらえていけば，それほど乖離していないそれぞれの理論は，議論を中断することなく部分的に追認される．

注目 先に挙げた議論とは別に，著者は証明されうる個々の出来事，論証，理論の臨床における重要性を最優先している．底屈力，特に底屈の持久力があること，または，もし可能であればこの力を再び得るためのトレーニングが特に重要であり，筋の 3 つの収縮形態すべてが重要である．同様に，背屈位から底屈位へすばやく，かつ制御された動きが十分にできる足関節の可動性も重要で

ある．そのために底屈筋群の遠心性の筋力と，異なる収縮形態にすばやく滑らかに変えることができる神経と筋の連携をトレーニングしなければならない．

足部の内在筋

足部の内在筋は，主に足の背側を走っている短指伸筋と足底にあるその他の筋の合計6つで構成される．特に足底筋が内側縦アーチの形成と転がり運動の制御を助けている．歩行周期の約20%のミッドスタンス前半で，小指外転筋，短母指屈筋そして短指伸筋の活動が始まる．

歩行周期の約40%のターミナルスタンスで，母指外転筋と短指屈筋と骨間筋の補助的収縮が始まる．足部の内在筋は，しばしば指の安定化の機能ならびに歩行中の縦アーチと横アーチの動的な補助役に誤って限定される．種子骨との直接的ないし間接的な関係によって，足部の内在筋は身体重量を支えている骨の安定化に寄与している．おそらくもっと重要なことは，指の伸展が内在筋の遠心性収縮によって制御されていることである（Tittel 1994）．

> **臨床のためのヒント**
>
> 脊柱に問題を抱えている患者でも，可能な限り足の衝撃吸収機能の障害に目を向けてみるべきである．そのような障害があるとき，指を屈曲する内在筋の遠心性筋力のトレーニングや動的制御のトレーニングが必須である．忘れてはならないのが，MTP関節の特に伸展方向の可動域チェックである（Bojsen-Moller F. et al 1979）．

> **臨床のためのヒント**
>
> MTP関節周りのやわらかいインソールは，足の健康的な発達の妨げになる．残念ながら子ども用の靴にも大人用にもそれが入っていることがしばしばある．やわらかいインソールは，前足部をてこにした転がり運動の際，MTP関節を沈み込ませ，指の屈筋群の萎縮を引き起こす．それは開張足の原因になる．このためインソールのMTP関節周りは平らでしっかりしており，60°伸展ができるようになっていることが重要である．

足底腱膜

足底腱膜は踵骨から指節骨まで伸びていて，筋線維が指の内在屈筋と同化している平らな組織（腱）である．足底腱膜は受動的方法で，内外側の縦アーチとMTP関節を支えている．踵離れの際，MTP関節で指が伸展すると，ウインチの原理により足底腱膜が緊張する（図2.49）．その際，筋線維がMTP関節の部分を滑る．

指の伸展が受動的かあるいは能動的かにかかわらず，また荷重を支持しているか否かにかかわらず，伸展の大きさに相当した足底腱膜の緊張が起こる．このメカニズムが踵骨を指の方向へ引っ張り，距骨下関節の回外に，そしてそのことによって後足部と中足部の安定化に寄与する．緊張した足底腱膜は，受動的に屈曲方向に作用を及ぼす力によってMTP関節で指の過剰な伸展を防ぐ．ま

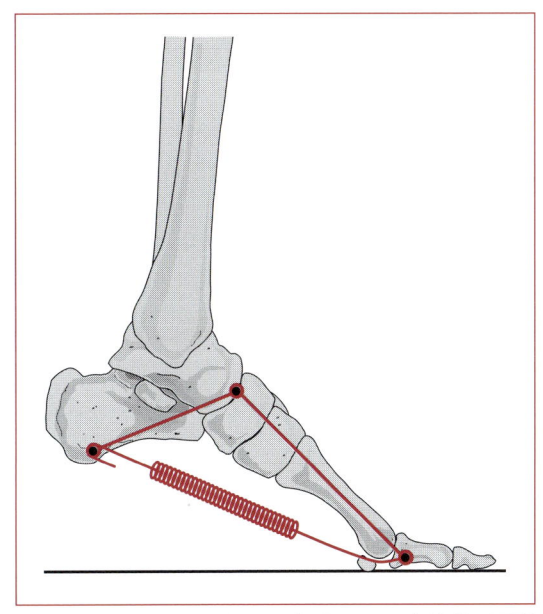

図2.49　MTP関節の伸展に相応して足底腱膜が緊張することを示す模式図

た，踵離れの際にわずかになった身体重量支持面で荷重が確実に支持できるように，指を床に押しつける能動的な筋活動を足底腱膜はサポートしている．

NorkinとLevangie(1982)は床反力計を用いた実験により，最大に伸展しているときの指の屈曲方向の力は，本来，指が随意的に発揮できる力の2倍であることを報告している．特に他の4指に比べ，第一MTP関節における足底腱膜のメカニズムが効果的であると考えられている(Norkin／Levangie 1992)．

足底圧の分布

身体重量は支持足の足底組織に圧を及ぼす．圧の大きさは荷重の大きさと足と床との接触面の大きさに依存する．最大圧はイニシャルコンタクトで，身体重量の70～100%が0.05秒の間に踵骨の後部外側の小さな面に集中することによって生じる(Inman 1981)．その際の圧力が歩行中で最大となるためそれを100%とし，以後に異なる領域に発生する圧力を比較して示す．

床への初期接地の後，瞬間的に荷重支持面は踵骨の中央へ移動していく．同時に支持面積も増えるため，足底圧は最大時の33%になる(Cavanagh 1980)．踵の中央だけで足底圧を計測すると，イニシャルコンタクトで生じる最大圧を完全に認識することができない．それゆえ誤って，その他の領域で最大圧を計測してしまう(Grieve 1984)．

中足部の外側にかかる荷重はわずかである．平均すれば，踵にかかる圧力の約10%が中足部の外側にかかる(Soames 1985)．

ターミナルスタンスにおける中足骨頭の圧力分布は，個々人によって異なる骨格構造や生体力学的条件によって変化するため文献で紹介されているデータもさまざまである．一般にこの領域で計測される圧力は，イニシャルコンタクトの圧力の60～100%で，通常は第2と3中足骨頭に圧力が集中する(Grieve 1984)．

同様に指にかかる圧力もさまざまである．母指にかかる圧力は最大で，踵にかかっていた圧力の30～55%になる(Soames 1985)．圧力が一番少ないのは第5指で，その圧力は第3中足骨頭にかかる圧力の約半分に相当する(Collis 1972)．

注目 圧と圧力分布に対する足底の感度は，とても優れている．指の部分では300 mgからの圧の変化を感じとることができる．その役目は，特に前足部と母指に密に集中している足底の皮膚受容器が担っている．足底の3つの主たる荷重支持領域(踵，外側中足部，前足部)に分布している固有受容器メカノセプターは，直立姿勢ならびに身体動揺の制御そして足底圧力の分配の制御に役立っている(図2.50；Bizzini 2000より引用)．

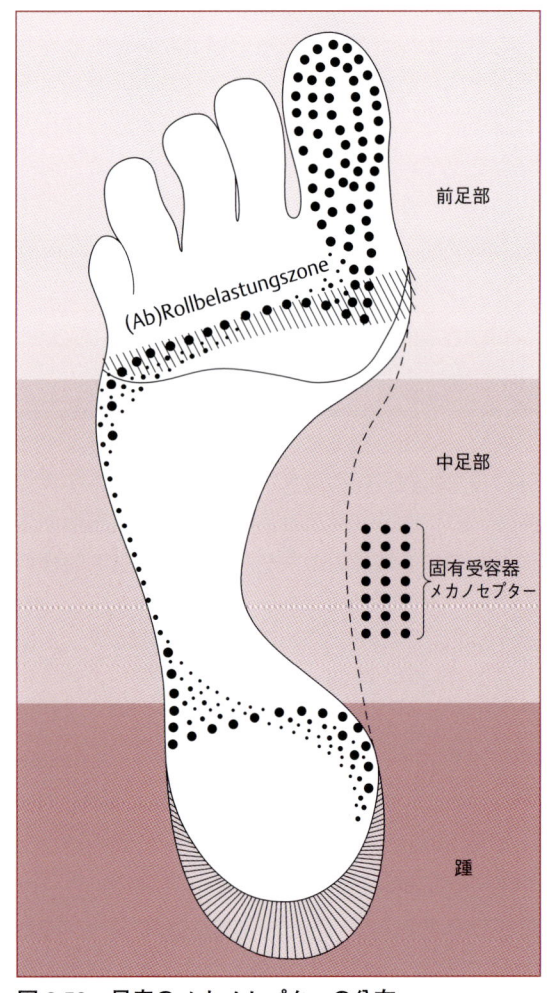

図2.50 足底のメカノセプターの分布

臨床のためのヒント

誤った足の転がり運動や固有受容器の障害，足底の表在感覚の低下は，膝関節や股関節，さらには脊柱の痛みを招くことがある．さらにバランス障害や直立姿勢の維持の困難性をきたすことがある．処置をしないで放っておくと，誤った運動学的な動きが，慢性的な疼痛を引き起こすことがある．このため，症状に対応した足底の感覚トレーニングないし知覚トレーニングを含んだ理学療法を行うべきである．

2.6.2 距骨下関節

距骨下関節（距踵関節）は上方の距骨と下方の踵骨の間の3つの角度が異なる関節面から成り立っている．この3つの関節面が一緒になって一軸性の動きが可能になり，その動きは3つのすべての面で観察できる．荷重を支持する距骨下関節の機能は，特に足が床に安定して接地され支持面を維持している間，身体重量によって生じる回転力を受け止めることに大きく寄与している．

機能的課題―荷重の受け継ぎ

■ イニシャルコンタクト(IC)/ローディングレスポンス(LR)：歩行周期の0〜12％（図2.51, 2.52）

LRにおける運動の範囲
- 踵骨は5°外反する．
- 距骨下関節は回内する．

LRにおいて発生するモーメント

脛骨に対し踵骨が外側に位置していることと，荷重線と踵骨−床接触点がずれている（図2.51）ことにより，外反方向のモーメントが生じる（図2.52）．

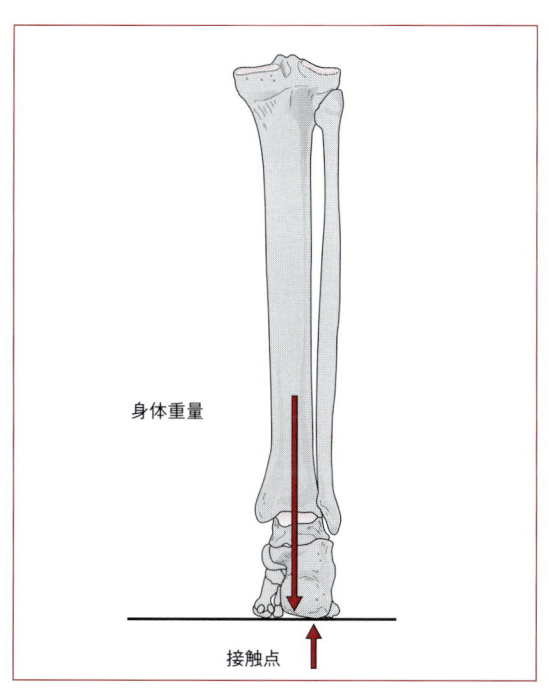

図2.51 イニシャルコンタクト
床との接触点と荷重線のアライメント

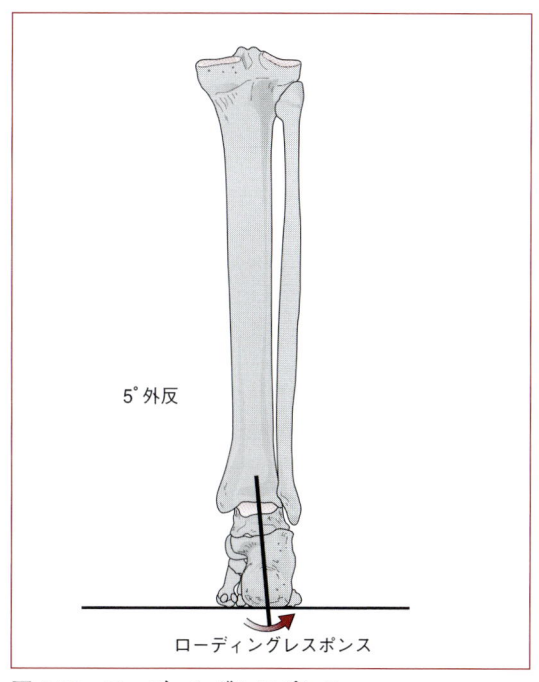

図2.52 ローディングレスポンス
この相で距骨下関節は回内する．下腿はわずかに内旋する．

LR における筋活動

- 前脛骨筋と後脛骨筋（ともに回外筋）の遠心性収縮が，距骨下で起こる回内を制御する．
- 回内の動きの終了とともに，前脛骨筋の活動は終わる．後脛骨筋は荷重の受け継ぎと単脚支持の間ずっと活動する．

LR における機能的意義

- 距骨下で起こる回内は，脚に加わる衝撃の緩衝をサポートする．
- 荷重の受け継ぎが起こる間，距骨下の回内は下腿を内旋させ，足関節の回旋方向の負荷が軽減される．
- 同時に下腿の内旋によって膝関節が緩み，ローディングレスポンスで必要な膝関節屈曲が起こりやすくなる．
- 距骨下で起こる回内は横足根関節を緩め，足の内部の衝撃緩衝を可能にし，床面への動的な適合機能をもたらす（図 2.53a）．

> **補説**
> 距骨下の回内：ローディングレスポンスで足根骨間の衝撃吸収が可能になるためには，横足根関節と足根中足関節が緩まなければいけない．距骨下で踵骨が外反すると，距舟関節と踵立方関節の関節軸が平行化し，足根間関節の緩みが生じる（図 2.53a）．

注目 距骨下関節の運動の範囲は非常に小さい．わずかでそれゆえ見分けるのが困難な逸脱運動は，下肢のその他の生体力学的動きにまで影響を及ぼす．したがって距骨下関節の運動学的検査は慎重に行わなければならない．診断結果はつねに総合的な運動学的リンクの機能を考慮して処理し，慎重に判断を下さなければならない．

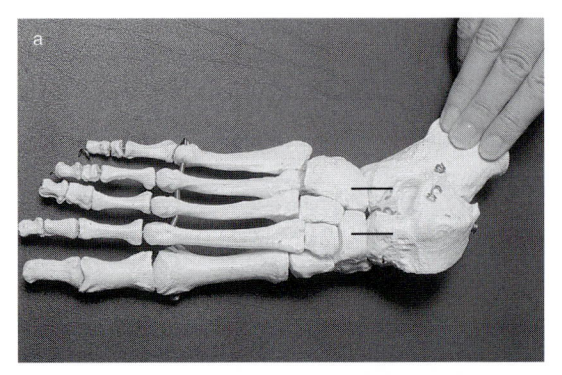

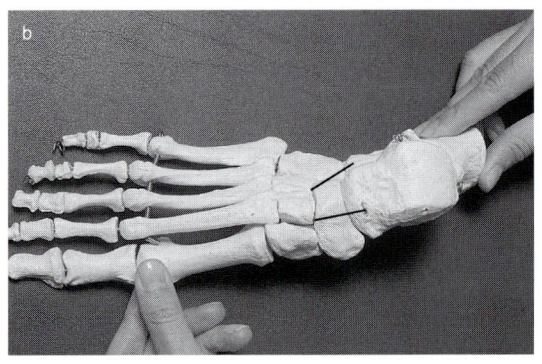

図 2.53
a：距骨下で回内が起こると距舟関節と踵立方関節の関節軸は平行に近づき，衝撃緩衝のための足根間関節の動きを可能にする．
b：距骨下で回外が起こると距舟関節と踵立方関節の関節軸は放射状に角度が開き，足根間関節はロックする．それによってフォアフットロッカーのための安定したレバーアームが形成される．

機能的課題─単脚支持

■ ミッドスタンス（MSt）とターミナルスタンス（TSt）：歩行周期の 12〜50%（図 2.54）

MSt と TSt における運動の範囲

- 外反が 5° から約 2° に減少する．
- ローディングレスポンスの終わりに，外反位になった距骨下関節はミッドスタンスで外反角度が減少し，ターミナルスタンスの初めではわずかになる．
- ターミナルスタンスの後半で外反は約 2° になる．

MSt と TSt において発生するモーメント

- 外反方向のモーメントはミッドスタンスで減少

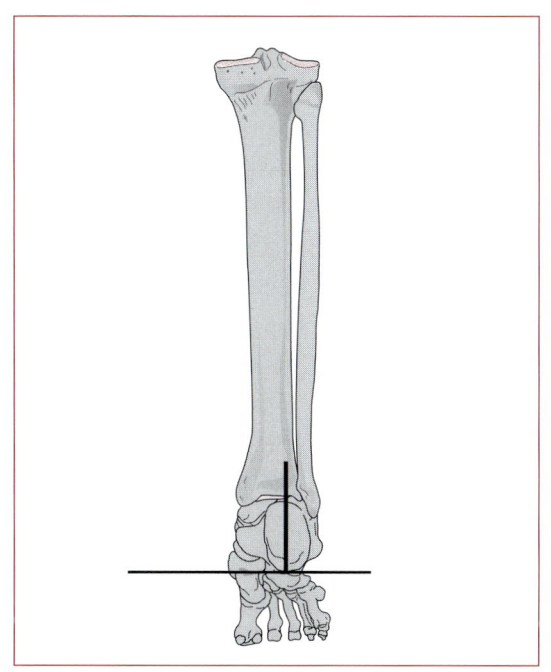

図 2.54　ターミナルスタンス
この相で外反角度は減少し，足根間関節の安定性は増加する．

TSt における機能的意義

- 荷重が前足部で支持されているターミナルスタンスにおける単脚支持では，足根間関節による最大限の安定が必要となる．
- ターミナルスタンスにおける踵骨の外反の減少は，横足根関節の安定性を改善する．そして前足部は安定したてこになり，フォアフットロッカーがサポートされる．

> **補説**
> 距骨下で起こる回外：ターミナルスタンスで必要な足根骨間の安定性をもたらすために，横足根関節と足根中足関節は，強固な状態にならなければならない．距骨下で起こる踵骨の内反は，距舟関節と踵立方関節の関節軸間の角度の増加を引き起こし，足根間関節の強固な状態を生じさせる．立脚期で足部は回外位まで動かないので，最近ではターミナルスタンスにおける距骨下の回内の減少と称される（図 2.53b）．

する．
- 踵離れが開始されるターミナルスタンスで，水平面において斜めになっている MTP 関節軸によって身体重心が外側へ移動することと，ヒラメ筋の強い緊張力（回外に関与）によって，内反方向のモーメントが発生する．

MSt と TSt における筋活動

- 後脛骨筋，ヒラメ筋，長腓骨筋，短腓骨筋が単脚支持期を通して活動する．
- ターミナルスタンスでは距骨下関節の回外に関与する4つすべての筋が最大に活動する：後脛骨筋，ヒラメ筋，長指屈筋，長母指屈筋．
- 後脛骨筋，ヒラメ筋は初めに外反を制御するために遠心性収縮する．その後，距骨下関節（踵骨）を回外（内反）方向へ動かすために求心性収縮する．
- 長腓骨筋と短腓骨筋の活動は距骨下関節と足の外側方向の安定性に貢献する．

機能的課題—遊脚肢の前方への動き

■ プレスイング（PSw），イニシャルスイング（ISw），ミッドスイング（MSw），ターミナルスイング（TSw）：歩行周期の 50〜100％

運動の範囲

- プレスイングで距骨下関節は外反 2° の状態からニュートラル・ゼロ・ポジションになり，イニシャルコンタクトまでニュートラル・ゼロ・ポジションのままである．
- ターミナルスイングで距骨下関節が軽度回外する人もいる（Murray et al 1964, Sutherland et al 1980）．

発生するモーメント

プレスイングで内反方向のモーメントはゼロになり，遊脚期を通してほぼこの状態が続く．

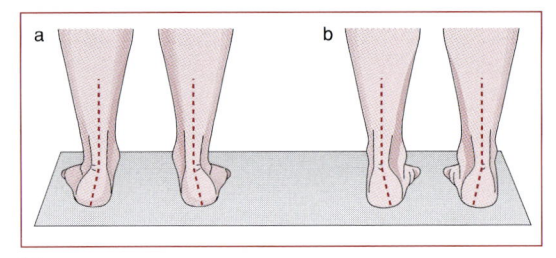

図 2.55
a：距骨下で起こる回内は踵骨の外反を伴う．後方から観察すると踵骨結節の中心軸と下腿の長軸のなす内側角度は増大している（外反）．
b：距骨下で起こる回外は踵骨の内反を伴う．後方から観察すると，踵骨結節の中心軸と下腿の長軸をなす内側角度は減少している（内反）．

筋活動

前脛骨筋群が遊脚期を通して活動する．

機能的意義

足が床から離れる．距腿関節と距骨下関節は踵接地のための姿勢をとる．

臨床のためのヒント

足部の卓越した機能はその適応性にある．衝撃を吸収するときにはやわらかく，単脚支持と前方駆動のためには硬くなる．機能的な必要性に応じて，足部の筋が関節の状態をサポートする．そしてあたかも「スィッチを切り替える」がごとく，制御された運動性と安定性の状態を行き来する．多くの患者はこの部分に問題を抱えており，PTは足部の運動性，安定性，そして制御について正確に診察し，場合によっては適切な理学療法を施さなくてはならない．

注目

回外/回内ないし内反/外反といった概念の使用は，一般的なコンセンサスが得られているわけではない．距骨下関節の3次元空間における動きは，3つのそれぞれの観察面において，特有の動きに置き換えることが困難である．足の機能と密接に関連する適切な用語に関しては，まだ論議が続いており，定義の欠落が混乱を招いて

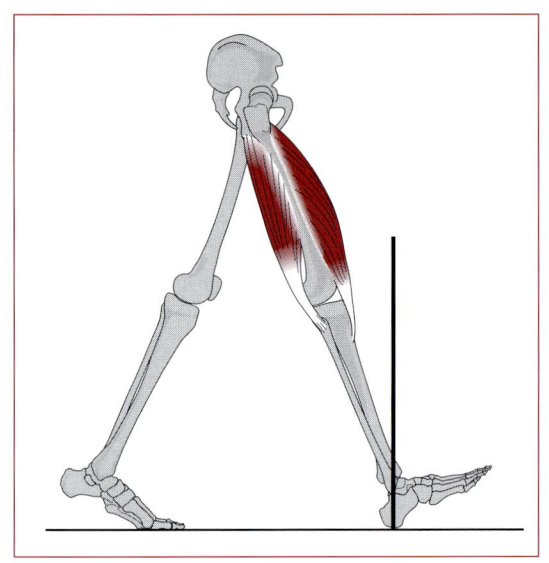

図 2.56　イニシャルコンタクト
床反力ベクトルは膝関節の前方を通過し，一瞬わずかに伸展方向のモーメントを生じさせる．

いる．本書では，臨床において一般的に使用されている概念の定義に従っている．

- **回外/回内**：3つの観察面における距骨下関節の複合的な動き
- **内反/外反**：踵骨の動きのうち，前額面で観察できる構成要素

したがってさまざまな議論があるが，踵骨の内反は距骨下関節の回外の一部である．同様に外反は回内の一部ということができる（図 2.55）．

2.6.3 膝関節

機能的課題—荷重の受け継ぎ(1)

■ イニシャルコンタクト(IC)：歩行周期の0%（図 2.56）

IC における運動の範囲

膝関節は眼でみるとニュートラル・ゼロ・ポジションである．しかしながら計測技術を駆使した

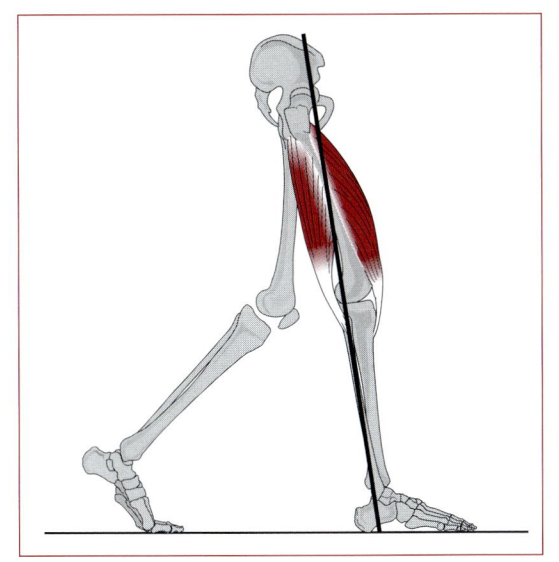

図 2.57　ローディングレスポンス
床反力ベクトルは膝関節の後方を通過し，屈曲方向のモーメントが作用する．この屈曲方向のモーメントは，大腿四頭筋の遠心性の活動によって制御される．

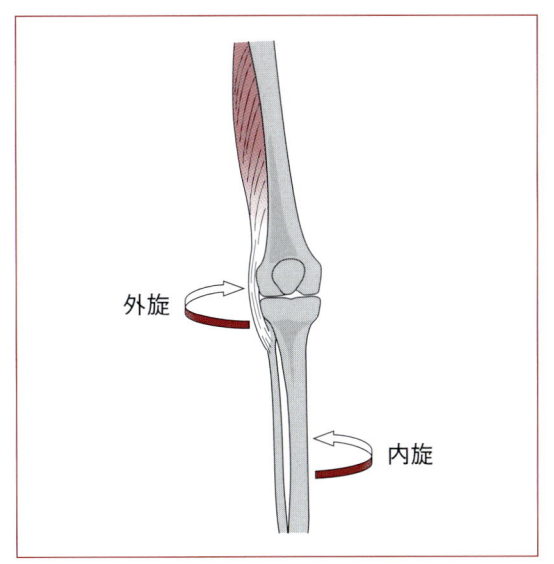

図 2.58　ローディングレスポンス
大腿二頭筋の長頭は下腿の過度の内旋を防ぐ．

場合，5°程度の屈曲が計測されることもある．

IC において発生するモーメント
ほんの一瞬伸展方向のモーメントが生じる．

IC における筋活動
- ターミナルスイングから引き続いて大腿四頭筋が活動している．そして次に起こる衝撃吸収相での最大負荷に備え，準備体勢に入る．
- 膝関節に一瞬発生する伸展方向のモーメントに対し，ハムストリングスが遠心性収縮する．

IC における機能的意義
イニシャルコンタクトの一瞬，伸展方向のモーメントは膝関節を安定させる．

機能的課題―荷重の受け継ぎ(2)

■ ローディングレスポンス(LR)：歩行周期の 0～12%(図 2.57)

LR における運動の範囲
膝関節は 5°屈曲位から 15°に屈曲する．

LR において発生するモーメント
- **矢状面**：ヒールロッカーの働きと，足部に対して体幹が後方に位置していることにより，すばやく適度な屈曲方向のモーメントが集中して発生する．床反力作用線は膝関節の後方を通過する．
- **水平面**：距骨下の足の回内位によって，下腿に内旋方向のモーメントが生じる．そのことは膝関節にも影響を及ぼす．下腿の過度の内旋は，大腿筋膜張筋と大腿二頭筋長頭の外旋方向の張力により抑えられる(図 2.58)
- **前額面**：内転方向の強いモーメントが発生する．これは立脚期すべてにわたり発生するが，ローディングレスポンスで最も顕著になる．大腿二頭筋長頭の活動と大殿筋が腸脛靱帯に及ぼす緊張は，内転方向のモーメントに対し抵抗力を生じさせ，脚を安定させる(図 2.59)．場合によっては大腿筋膜張筋の活動によるサポートが観察されることがある．

LR における筋活動
- 大腿四頭筋が屈曲方向のモーメントに対抗し，遠心性に収縮して衝撃吸収に貢献する．大腿四頭筋は大腿直筋を除いて，この相で最大収縮す

る．大腿直筋は二関節筋として股関節を屈曲する可能性がある．そしてそれによって股関節伸筋群の活動は強まるかもしれない．
- この相の初めに，股関節の関節ポジション維持に関与するハムストリングスの活動は減少していく．

LRにおける機能的意義
- 衝撃は3つのすべての観察面において吸収される．
- 脚の安定性は引き続き保証される．
- 前方への動きは継続する．

機能的課題―単脚支持(1)

■ ミッドスタンス(MSt)：歩行周期の12〜31%（図2.60）

MStにおける運動の範囲
- 膝関節は15°屈曲位から5°屈曲位まで伸展する．ただ，完全伸展位までいかない．
- 観察者には伸展した膝関節はニュートラル・ゼロ・ポジションに見える．

MStにおいて発生するモーメント
- **矢状面**：反対側の脚で生じている前方への勢いによって，観察肢に伸展方向のモーメントが発生し，膝関節が受動的に伸展する力が生じる．床反力ベクトルは膝関節の前方を通過し，それによって膝関節が完全に伸展していなくても大腿四頭筋は活動しない．
- **前額面**：身体重心が完全に支持面の直上へ移動してくることはないので，膝関節には内転方向のモーメントが発生する．結果として床反力ベクトルは膝関節の内側を通過する．側副靱帯は細く，内側の関節面への負荷は大きくなっていくので，腸脛靱帯の緊張と股関節外転筋群の活動によるサポートが必要になってくる（図2.59）．

MStにおける筋活動
- この相の前半では，大腿四頭筋が膝関節を動的

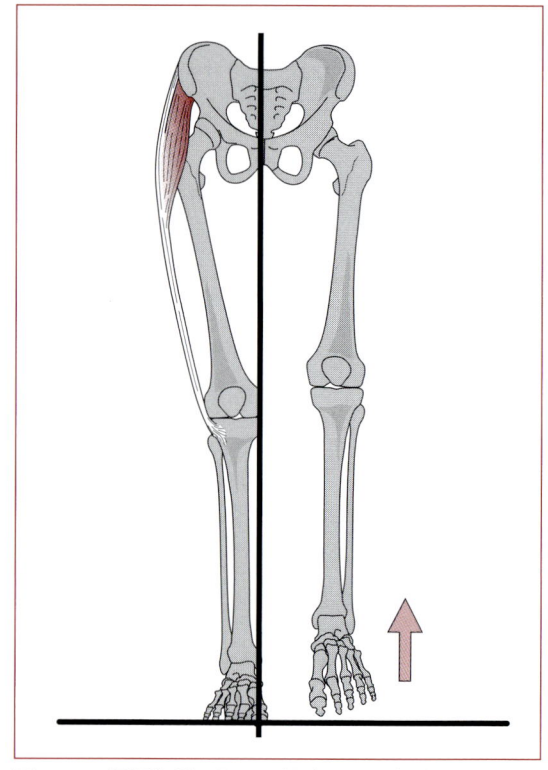

図2.59　腸脛靱帯の緊張は過度の膝関節内転を防ぐ．

に安定させる．後半では伸展方向のモーメントの発生開始とともに大腿四頭筋の活動は終了する．
- 下腿三頭筋が間接的に膝関節を安定させる．この筋の活動は下腿を後方へ引き付け，大腿が下腿より速く前方へ動くことを可能にする．
- 股関節外転筋群の活動は腸脛靱帯を緊張させ，膝関節に生じる内転方向のモーメントに反作用を及ぼす．ミッドスタンス後半では，膝関節を安定させるために他の筋は働かないため，これは重要な意味をもつ．

MStにおける機能的意義
- この相の後半，膝関節は大腿四頭筋の活動なしに安定する．
- この安定性は伸展方向の床反力によるモーメントと，下腿三頭筋の遠心性収縮によって保たれる（アンクルロッカー）．

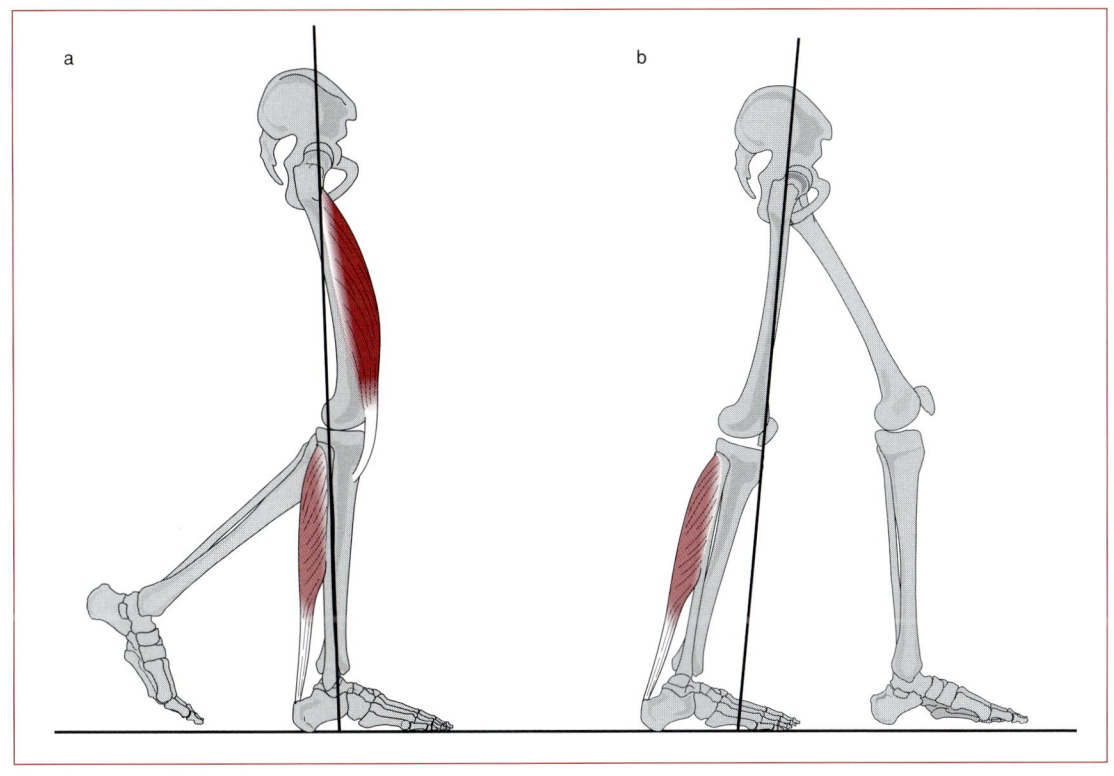

図 2.60　ミッドスタンス
a：この相の前半では，わずかに発生している屈曲方向のモーメントを大腿四頭筋の活動が制御する．
b：この相の後半では，伸展方向のモーメントの発生開始と同時に大腿四頭筋の活動は終了する．床反力ベクトルは膝関節の前方を通過する．

機能的課題―単脚支持(2)

■ ターミナルスタンス(TSt)：歩行周期の 31～50%(図 2.61)

TSt における運動の範囲

観察者には膝関節はミッドスタンス時のようにニュートラル・ゼロ・ポジションに見えるが，5°屈曲位である．

TSt において発生するモーメント

伸展方向のモーメントはこの相で最大になるが，この相の終わりに減少する．

TSt における筋活動
- 膝関節伸筋群の活動はない．
- 下腿三頭筋の最大収縮が，引き続き下腿の前方の動きを制御する．またそれによって膝関節も安定する．
- 少数例において大腿二頭筋の短頭がわずかな時間活動し，過伸展に拮抗して働く．

TSt における機能的意義

関節の安定性が維持され，前方への加速は継続する．

注目　以下の 3 つのメカニズムが膝関節伸展時に安定性をもたらす．
- 足関節底屈筋の強い活動が下腿の安定性を高め，その下腿に連結された大腿が前方へ動くことができる．
- 反対側で生じる勢いは継続し，身体重心はさらに支持脚から離れていく(トレイリングポジション；trailing position)．

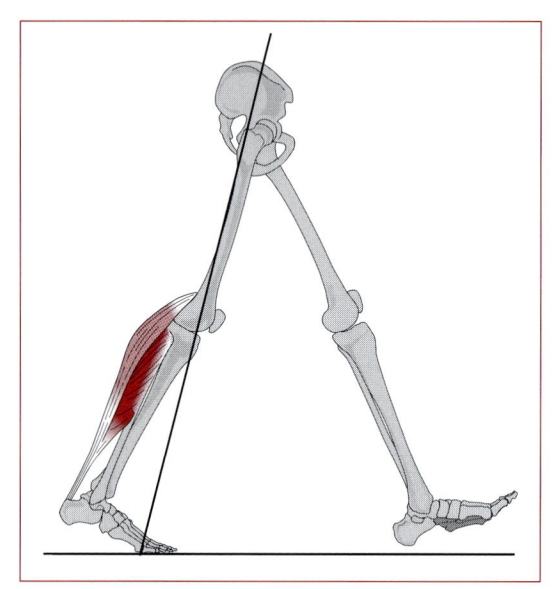

図2.61 ターミナルスタンス
床反力ベクトルは膝関節の前方を通過し，膝関節に伸展方向のモーメントが生じる．下腿はヒラメ筋と腓腹筋の活動によって安定し，膝関節の受動的な伸展をサポートする．

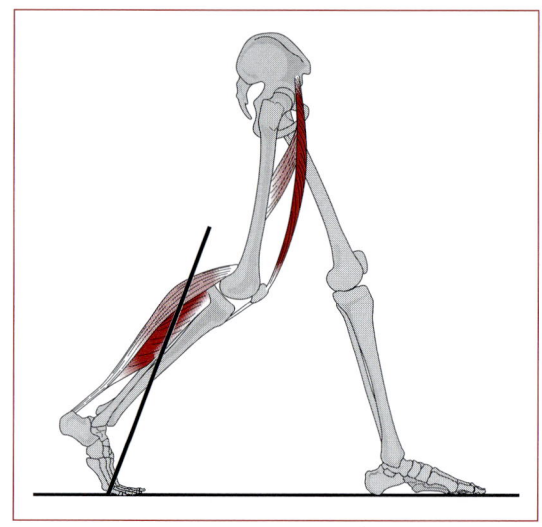

図2.62 プレスイング
床反力ベクトルは膝関節の後方を通過し，屈曲方向のモーメントを生じさせる．場合によって活動する大腿直筋の制御力は，膝関節の速すぎる屈曲にブレーキをかける．

- 床反力ベクトルが膝関節の前方を通過する．

機能的課題―遊脚肢の前方への動き(1)

■ プレスイング(PSw)：歩行周期の50〜62%（図2.62）

PSwにおける運動の範囲

膝関節は，はっきりと目に見えてすばやく，ニュートラル・ゼロ・ポジションから40°まで屈曲する．

PSwにおいて発生するモーメント

反対側へ荷重が移行することにより観察肢は非常にすばやく免荷され，残存している足関節底屈筋力によって，膝関節を屈曲させるモーメントが生じる．

PSwにおける筋活動

- 膝関節屈曲は受動的に起こる．薄筋がわずかな力で活動する．
- 膝関節の速すぎる受動的屈曲が起こったときは，おそらく大腿直筋の活動がそれを抑える．これは徒手筋力テストの約10%である．
- 下腿三頭筋はその相の初めに，わずかな値の残存的活動を示す．徒手筋力テストの約25%である．そして踵離れと下腿の前方への動きを加速する．
- 膝窩筋の活動がピークに達する．しかしこれは徒手筋力テストの25%のみで，膝関節屈曲に関与する．

PSwにおける機能的意義

- プレスイングにおける膝関節屈曲は，足の離床に決定的な役割を果たす．この相ですでに，次のイニシャルスイングで到達する膝関節屈曲の半分以上が起こる．
- プレスイングはそれゆえ遊脚期の準備相であり，足はまだ床に接しているものの機能的には遊脚肢の前方への動きに含まれる．

2.6 各関節の詳細 | **65**

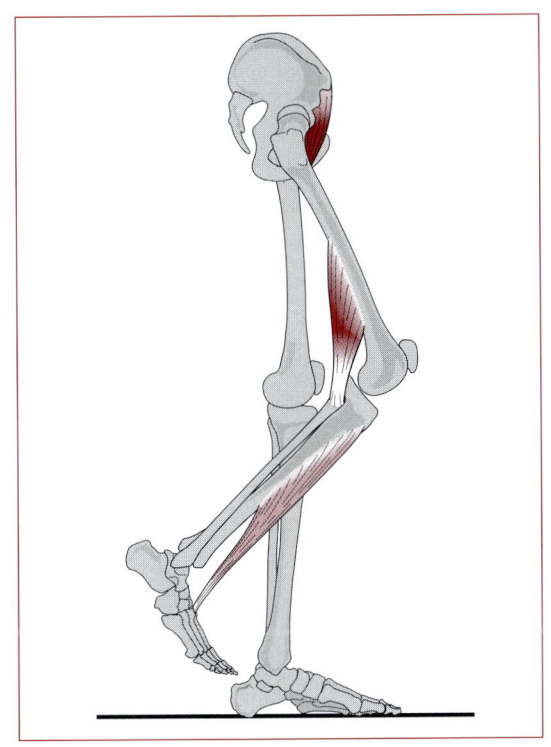

図 2.63 イニシャルスイング
股関節屈筋群によって生じる大腿の前方への勢いは，大腿二頭筋短頭の活動と相まって膝関節を 60°屈曲させる．

機能的課題―遊脚肢の前方への動き(2)

■ イニシャルスイング(ISw)：歩行周期の 62〜75%（図 2.63）

ISw における運動の範囲

膝関節は短時間に 40°屈曲位から 60°まで屈曲する．

ISw において発生するモーメント

股関節屈筋群による能動的な大腿の前方への動きと下腿に生じる慣性力が相まって，膝関節周りで屈曲方向のモーメントが生じる．

ISw における筋活動

- 大腿二頭筋の短頭と縫工筋と薄筋が活動する．このときこれらの筋の活動はピークに達する．

- 膝関節屈曲は股関節屈曲によりサポートされる．

注目 大腿二頭筋の長頭は二関節筋であり，膝関節の屈曲のほかに股関節の伸展に作用する．このことはこの相では必要ないために，この筋は活動しない．

ISw における機能的意義

足は離床し，大腿は持ち上がり前方へ動く．

注目 プレスイングの終わりで脚のポジションは身体重心より後方にあることと，膝関節が屈曲していることによって，足先は下方を向いている．このことは股関節から足先までの距離を増大させ，したがって脚は機能的に長くなる．足先が床につかえることなく足が前に出るには，足関節底屈だけでは足りない．60°の膝関節屈曲があって初めて，つま先と床とのクリアランスをキープでき，前方へスイングすることが可能になる．

60°の膝関節屈曲を達成するためには，以下の3つのメカニズムが必要となる．

- 前遊脚期ですでに膝関節 40°屈曲
- すばやい股関節屈曲による十分な勢い．それによって大腿は速やかに前方へ動き，下腿に生じる慣性力が膝関節を屈曲に導く．
- 大腿二頭筋の短頭の活動による膝関節の能動的な屈曲．この屈曲は縫工筋と薄筋によってサポートされる．両方とも同時に股関節を屈曲する．

機能的パラドックス

イニシャルスイングの目的は足先の離床である．そのためには膝関節屈曲が足関節背屈より重要である．適切な膝関節屈曲は，膝関節周りの直接的な筋の活動をほんのわずか必要とする．ここでの決定的な要素は，膝関節屈曲の準備と維持されている勢い，そして股関節周りの二関節筋の働きである．

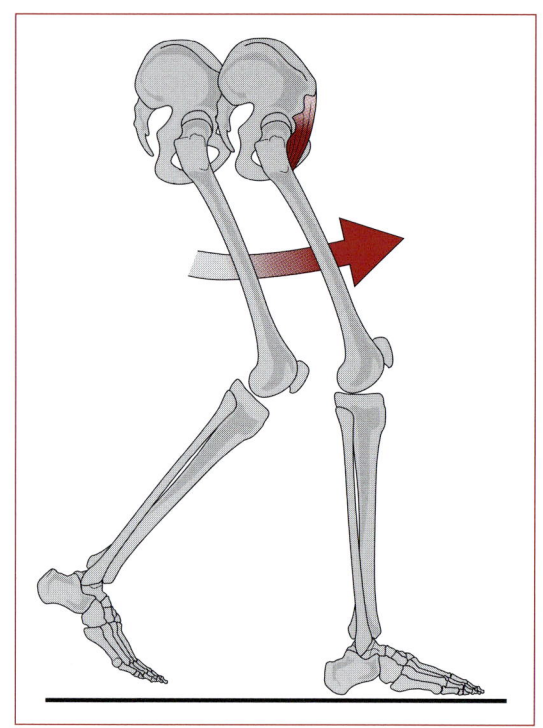

図 2.64　ミッドスイング
受動的な膝関節の伸展が，重力と勢いによって発生する．下腿は鉛直になる．

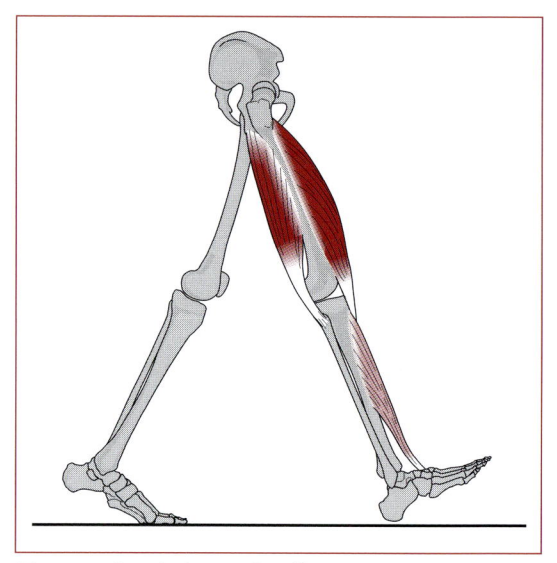

図 2.65　ターミナルスイング
膝関節は伸展し，脚は次に控えているイニシャルコンタクトに備え，ハムストリングスと大腿四頭筋の同時収縮によって安定する．

機能的課題—遊脚肢の前方への動き(3)

■ ミッドスイング(MSw)：歩行周期の75〜87%(図 2.64)

MSw における運動の範囲
- 膝関節は 60° 屈曲位から 25° 屈曲位まで短時間に受動的に伸展する．
- 下腿は床に対し直角の位置までくる．

MSw において発生するモーメント
　ミッドスイングの後半に，下腿の勢いによって膝関節に伸展方向のモーメントが生じる．

MSw における筋活動
- 膝関節の伸展は，重力と勢いによって達成される．必要に応じて大腿二頭筋の短頭が活動し，膝関節伸展のスピードを制御する．
- ハムストリングスがミッドスイングの終盤で活動する．

MSw における機能的意義
　この相で歩幅確保のために必要な膝関節伸展が始まる．

機能的課題—遊脚肢の前方への動き(4)

■ ターミナルスイング(TSw)：歩行周期の87〜100%(図 2.65)

TSw における運動の範囲
　膝関節は 25° 屈曲位からニュートラル・ゼロ・ポジション伸展する．場合によっては，その後 5° 屈曲する．

TSw において発生するモーメント
　下腿のすばやい前方への動きによって，膝関節に作用する伸展方向のモーメントが継続して発生する．

TSw における筋活動
- 大腿四頭筋が膝関節の完全伸展を確実にするため，求心性収縮する．

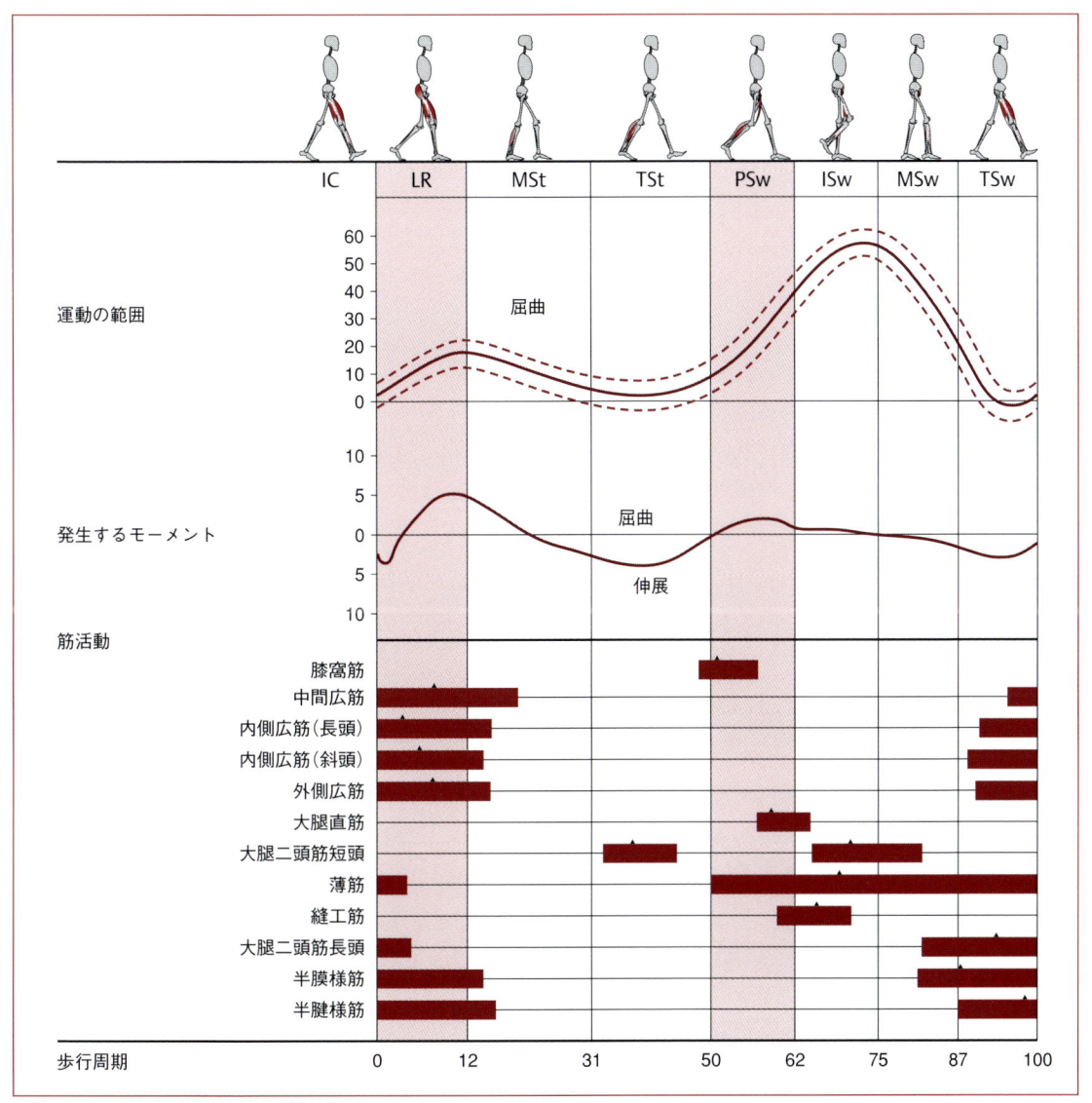

図 2.66　正常な膝関節の運動の範囲，膝関節周りで発生するモーメントと筋活動
RLANRC による歩行分析結果を部分修正．破線は正常なばらつきの範囲を示している．

- ハムストリングスは，大腿の動きにブレーキをかけるために遠心性収縮のピークに達する．

TSw における機能的意義
- 前方へ伸びた脚が歩幅を決定する．
- 脚は次に控えた床への接地の準備をする．

膝関節のまとめ
- **立脚肢**：膝関節は立脚安定のために決定的な役割を果たしている．また，大腿四頭筋が膝関節伸展を制御している．歩行中，大腿四頭筋は衝撃吸収のための膝関節屈曲が 15°を超えないように，大腿直筋だけは活動せずに遠心性収縮する．もう 1 つの重要な要素は，ヒラメ筋によって制御される下腿の動的な安定性である．たとえば筋の遠心性の協調作業といったメカニズムは単脚支持で伸展をサポートし，脚が内側へ崩れることを防いでいる．腸脛靭帯の緊張は，膝関節の内側に荷重を加える内転方向のモーメントに拮抗して働く．

- **遊脚肢**：遊脚肢の膝関節の運動の範囲は，他のどの関節よりも大きくなる．つま先が離床するためには60°の膝関節屈曲が必要である．イニシャルスイングで必要となる屈曲のわずかな部分のみが，筋の活動の直接的作用による．膝関節を屈曲させているのは，とりわけプレスイングにおける足関節底屈筋群の残存的活動と股関節屈曲，そして下腿の慣性力である．膝関節の筋による直接的な屈曲は従属的役割である．それゆえ正常な膝関節の運動は，立脚期においても遊脚期においても股関節や足関節の運動に依存していることに留意しなければならない．正常な膝関節の運動の範囲，膝関節周りで発生するモーメントと筋活動の一覧を図2.66に挙げる．

2.6.4 股関節と骨盤（寛骨大腿骨関節）

記述されている股関節の運動の範囲は，鉛直線に対する大腿骨のポジションである．骨盤は独自の運動パターンを有しているので，骨盤に対する大腿骨のポジションは通常用いない．鉛直線を基準にすると観察と判断が容易に行える．矢状面における骨盤のニュートラル・ポジションは10°前傾位とする．

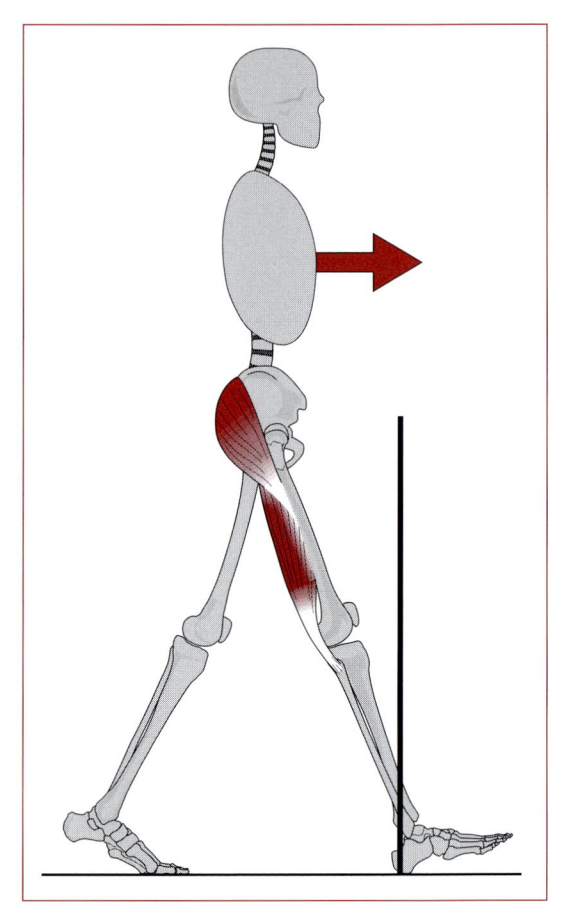

図2.67 イニシャルコンタクト
床反力ベクトルは股関節から大きく離れた前方を通過する．大殿筋とハムストリングスが，股関節周りに発生する屈曲方向のモーメントを制御する．

■ 機能的課題—荷重の受け継ぎ(1)

■ イニシャルコンタクト(IC)：歩行周期の0%（図2.67）

ICにおける運動の範囲
ターミナルスイングで到達した20°屈曲位が保持される．骨盤は観察肢側が前方へ動くように水平面で5°前方回旋する．

ICにおいて発生するモーメント
すばやく強力な屈曲方向のモーメントが発生し始める．

ICにおける筋活動
- すべての股関節伸筋が活動し，衝撃吸収相で安定させる機能を発揮する準備をする．
- 大殿筋と股関節伸筋としての大内転筋が一時的に遠心性収縮する．
- 半腱様筋や半膜様筋，大腿二頭筋の長頭といった股関節伸筋群も遠心性収縮をする．半膜様筋と大腿二頭筋の長頭は収縮強度を減少させることもある．

ICにおける機能的意義
この股関節と骨盤のポジションが，動的な安定性と前方への動きを可能にする．

2.6 各関節の詳細

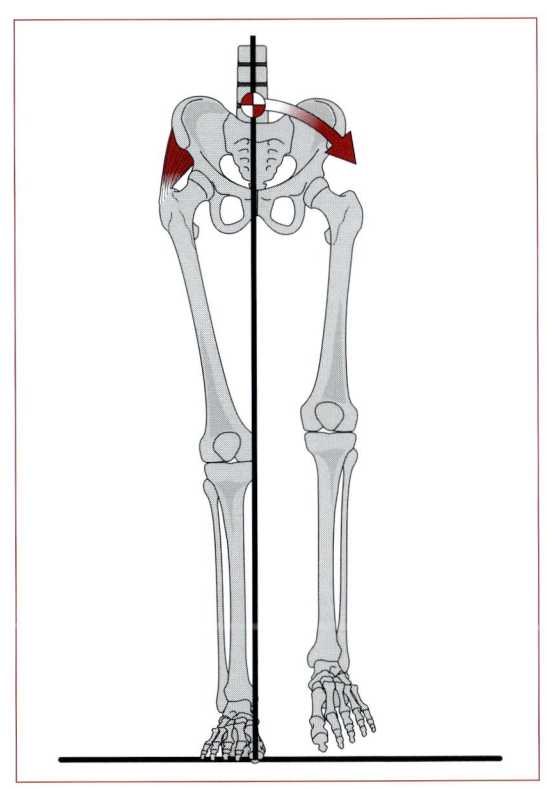

図 2.68 ローディングレスポンス
この相で内転方向のモーメントが股関節の外転筋群の遠心性収縮によって制御される．

機能的課題—荷重の受け継ぎ(2)

■ ローディングレスポンス(LR)：歩行周期の 0〜12%(図 2.68)

LR における運動の範囲
- 20°屈曲位が保持される．
- 骨盤は5°前方回旋位のままである．

注目 大腿骨は内旋するが，肉眼ではそれを確認できない．この内旋には2つの理由がある．
- 同側の骨盤の前方回旋
- 距骨下の回内とそれによって起こる脛骨の内旋 過度の内旋に対しては大殿筋が拮抗的に働く．

脛骨は股関節よりも強く内旋するため，大腿骨は脛骨に対し外旋位にある．

LR において発生するモーメント
- 矢状面：すばやく強力な屈曲方向のモーメントが発生する．歩行中に発生する2番目に大きなモーメントである．
- 前額面：股関節周りで内転方向のモーメントが発生し始める．
- 水平面：内旋方向のモーメントが発生する．

LR における筋活動
- 矢状面：5つのすべての股関節伸筋が屈曲方向のモーメントに拮抗して働く．
- 以下の筋の活動が単関節筋として最大収縮する．大殿筋の下部線維と大内転筋．
  ・ハムストリングスが股関節伸筋として屈曲方向のモーメントに拮抗して働く．しかしそれらは二関節筋のため，膝関節屈曲とともに活動は減少する．
- 前額面：骨盤と体幹を安定させるために，股関節周りで内転方向に発生するモーメントに拮抗して，以下の筋の活動がピークに達する．大腿筋膜張筋の後部線維と中殿筋，小殿筋と大殿筋の上部線維．

注目 ・外転筋群：股関節外転筋群の活動はローディングレスポンスでピークに達する．その理由の1つとして，イニシャルコンタクト直後の急激な荷重の移行が，筋に対して負荷を生じさせることが挙げられる．急激な荷重に即応して，筋が衝撃を吸収するように遠心性に反応しなければならない．
- 伸筋群：ローディングレスポンスの終わりごろ，大殿筋と大内転筋は股関節伸筋群としての活動をすでに終了する．それには2つの理由がある．
  ・床反力ベクトルのレバーアームが短くなる（床反力ベクトルは股関節の近くを通過する）．
  ・ヒールロッカーの機能が股関節伸展力の効果をもたらす(図 2.69)．ヒールロッカーは下腿を前方へ動かし，膝関節屈曲を生じさせる．そして大腿四頭筋が活動する．大腿四頭

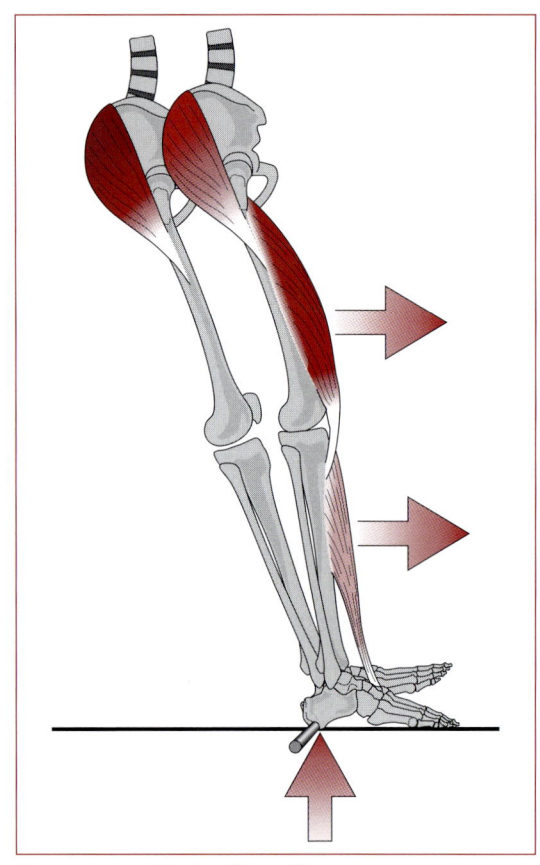

図 2.69　ローディングレスポンス
ヒールロッカーは大腿四頭筋の活動を生じさせ，同筋の起始である大腿骨を前方へ引き寄せる．骨盤と体幹の勢いによって股関節に伸展力が生じ，股関節伸筋群の活動は不要となる．

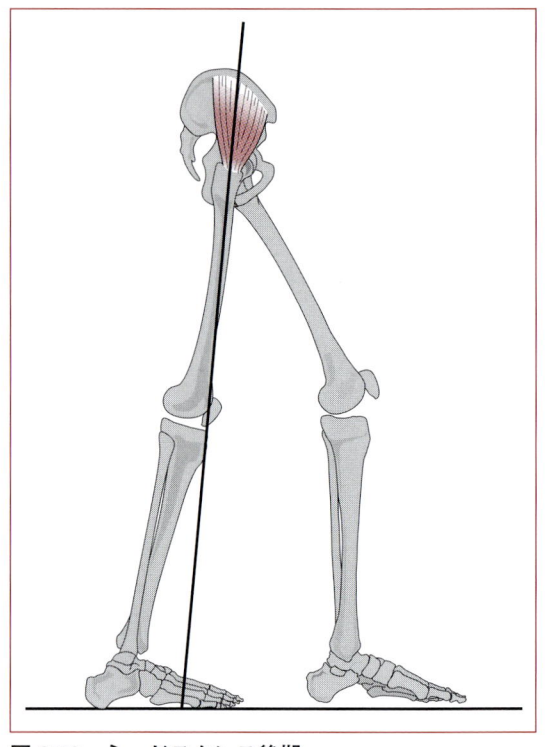

図 2.70　ミッドスタンス後期
股関節の後方を通過する床反力ベクトルは，股関節周りで伸展方向のモーメントを発生させる．それによって股関節は筋の制御なしに伸展が可能になる．前額面においてのみ股関節外転筋群が活動する．

筋の広筋群は，膝関節屈曲を制御するために遠心性収縮する．同時に近位では広筋群の起始が大腿骨のため，大腿骨を前方へ引き寄せる．骨盤と体幹の勢いによって骨盤の前方への動きが減速されるとき，相当量の伸展力が股関節に生じている（Basmajian / De Luca 1985, De Luca 2002）．

LRにおける機能的意義
- 衝撃吸収相において股関節と大腿を安定させる．
- 体幹の前方動揺の抑制
- 前額面で骨盤を安定させる．

機能的課題―単脚支持（1）

ミッドスタンス（MSt）：歩行周期の12～31%（図 2.70）

MStにおける運動の範囲
- 股関節は20°屈曲位からニュートラル・ゼロ・ポジションまで伸展する．
- 骨盤は5°前方回旋位からニュートラル・ゼロ・ポジションへ戻る．

MStにおいて発生するモーメント
- 反対側の遊脚肢は，観察肢の横を横切って前に出る．それに伴い観察肢のミッドスタンスの終わりに，股関節周りのモーメントは屈曲方向から伸展方向へ変化する．

- 前額面で内転方向のモーメントは引き続き発生する．

MStにおける筋活動
- 矢状面において股関節の周りで筋の活動は必要とされない．床反力ベクトルが股関節の後方を通過するとことにより発生する伸展モーメントと反対側の遊脚肢の勢いが受動的な伸展を生じさせる．
- 前額面において骨盤の側方傾斜(4°)は，大腿筋膜張筋と中殿筋そして小殿筋といった外転筋群の遠心性収縮によって制御される(Basmajian/De Luca 1985, Perry 1992)．傾斜した後に骨盤が再び安定位になると筋の収縮形態は遠心性から等尺性に変わる．

MStにおける機能的意義
- 矢状面で安定した関節ポジションが，筋の活動なしに得られる．
- 前額面で股関節外転筋群が骨盤を安定させ，側方傾斜を防ぐ．

臨床のためのヒント

患者の股関節外転筋群の筋力と機能をテストする．骨盤の過度の側方傾斜による衝撃緩衝の欠如は，結果として多くの関節に強い疼痛を生じさせる．しばしば，それは代償作用として他の筋が過緊張し，剪断力が発生することが原因である．また股関節外転筋群の筋力不足は，頸椎の痛みの原因であることがある．それは見逃されることが多い．

臨床のためのヒント

筋の収縮形態の変化は健常者では非常にすばやく完璧に行われる．多くの患者にとってはそれを行うことが困難である．そのような場合，求心性，遠心性，等尺性の筋収縮をさまざまな肢位で行い，互いの機能的関連性をトレーニングすることが有効である．

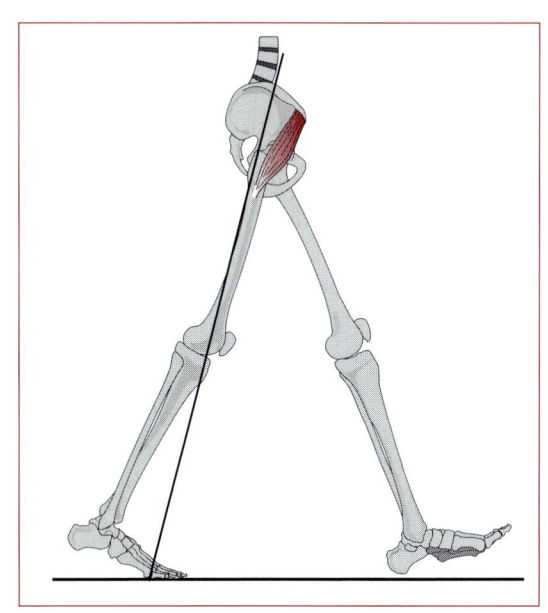

図2.71 ターミナルスタンス
床反力ベクトルは股関節の後方を通過する．伸展方向のモーメントは大腿筋膜張筋の前部線維の遠心性収縮によって制御される．

機能的課題—単脚支持(2)

■ ターミナルスタンス(TSt)：歩行周期の 31～50%(図2.71)

TStにおける運動の範囲
- 股関節はニュートラル・ゼロ・ポジションから20°伸展位まで伸展する(トレイリングポジション；trailing position)．
- 骨盤の前傾と観察肢の股関節が後方へ動く水平面での5°後方回旋は，股関節の伸展を助ける．

TStにおいて発生するモーメント
- 身体重心は前足部の直上から大きく前方へ移動する．体幹は直立し，床反力ベクトルは股関節の後方を通過する．それによって発生する伸展方向のモーメントは，股関節を安定させる．
- 内転方向のモーメントは急速に減少する．

TStにおける筋活動
- 大腿筋膜張筋の後部線維の活動は終わり，前部

線維が遠心性に収縮する(Boccardi et al 1981).
- 大腿筋膜張筋の動作筋電図は個々人によって異なる.

注目 大腿筋膜張筋の前部線維は2つの課題を行っている.
- ・屈曲機能を有し, 遠心性収縮によって股関節の過度の伸展を防ぐ.
- ・この時点でまだ残存している内転方向のモーメントに対し, 大腿筋膜張筋の活動だけで十分に拮抗して働く.

- ターミナルスタンスはまだ単脚支持期で, 身体重量は片脚に負荷されているので, 股関節外転筋群の活動がわずかですむことは多少矛盾を呈する. これについて考えられる1つの理由としては, 身体重心が歩行中に側方にシフトすることが挙げられる. ミッドスタンスの中間地点(歩行周期の25％)で身体重心は最大に外側にシフトする. それに引き続く身体重心の進行ラインへの戻りは, 股関節を受動的に外転させる. それによって筋は活動しなくてすみ, エネルギー消費は抑えられる. 細長い大腿筋膜張筋が引き続き骨盤の安定のために十分活動するので, 中殿筋や大殿筋といったより大きな筋は収縮力を弱める.

TStにおける機能的意義
- 体幹が足の支持面の直上から外れて前方に動き, 最大の歩幅を得ることが可能になる. その際, 脚は安定する.
- 観察肢の股関節が骨盤の後方回旋によって, 歩容が滑らかになる.

注目 反対側の脚はターミナルスイングにあり, 床から離れている. したがってターミナルスタンスは単脚支持期に属し, 観察肢がすべての身体重量を支えている.

踵は床から離れており, 身体重心は支持面の直上から離れて前へ動く. このときの支持面は数cm^2の中足骨頭部分の小さな面である. 筋による制御はこの瞬間ではほとんど下腿三頭筋だけで行われる.

ターミナルスタンスの遂行という, 範囲の広い課題ゆえに, 多くの神経性疾患と整形外科的疾患の患者は大きな不安を抱えている. それは身体的制限と並んで歩幅とそれに伴う歩行速度がしばしば大きく減少する原因となっている. 患者にとってそれぞれベストな結果を確実にするためには以下の方法を推奨する.

- 検査：下腿三頭筋の筋機能テスト(99頁), 背臥位と立位での股関節と膝関節の可動域テスト. 股関節の伸展と伸展能力ならびにバランス反応のテスト.
- 最適な治療戦略を選択し, 主たる原因にアプローチ：その際, 理学療法にも限界があることに配慮する. さらなる練習によって成果が約束されない場合, 患者に機能的な装具を装着したほうが有意義である場合がある.
- ターミナルスタンスの機能的意義を満たすという観点での運動の流れの練習：PTは, 身体重心が支持面の直上から離れて大きく前方へ運ばれ, 十分な歩幅が得られることに注意を払う必要がある. さらに患者が不安を頭で理解するだけではなく, 感覚的に克服できる雰囲気をつくる必要がある. 「大丈夫！ できますよ！」と単純に声をかけるだけでは十分でない. 検査の初期から, 治療を通した自分自身の能力への信頼とPTに対する信頼の両方を患者自身が獲得していくように, 細心の注意を払う必要がある(第6章「心と考え方」).

機能的課題―遊脚肢の前方への動き(1)

■ プレスイング(PSw)：歩行周期の50～62％ (図2.72)

PSwにおける運動の範囲
- 大腿が前方へ移動する. 眼でみると大腿はニュートラル・ゼロ・ポジションに見えるが, 実際には10°の軽度伸展位である.
- 骨盤は5°後方回旋である.

2.6 各関節の詳細

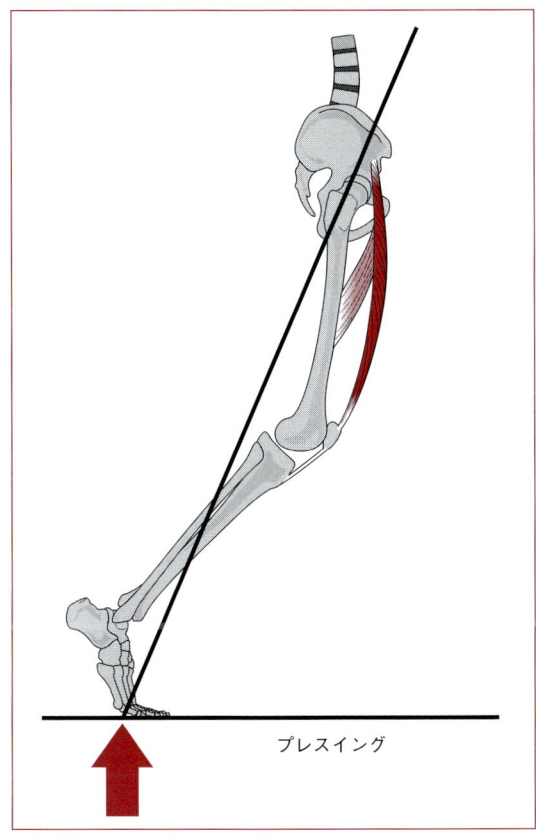

図 2.72　プレスイング
床反力ベクトルは股関節の後方を通過する．伸展方向のモーメントは減少する．長内転筋が股関節屈曲に作用する．時折，大腿直筋が股関節屈曲をサポートし，膝関節屈曲を制御する．

PSw において発生するモーメント

　脚への荷重は減少し，それに応じて股関節周りの伸展方向のモーメントは減少する．

PSw における筋活動

- 屈筋としての長内転筋のわずかな活動が，勢いと相まって大腿を前方へ運ぶことに寄与する．また，身体重心が反対側へシフトすることにより発生する股関節周りの外転方向のモーメントにブレーキをかけることにも作用する．
- 大腿直筋がプレスイングの終盤で活動する人もいる．大腿直筋は前方への勢いが強すぎる場合に膝関節屈曲を制御し，同時に股関節屈曲を助ける．

PSw における機能的意義

- 下肢に勢いがつく．脚の前方への動きが始まり，それゆえこの相は加速期（acceleration）とも呼ばれる．
- 股関節屈曲は他の動きとともに膝関節屈曲に寄与している．

注目　足関節のメカニズムが下腿を前方に動かしていることが重要である．その際，膝関節が屈曲することによってもまた，大腿は前方へ動く．プレスイングで床反力ベクトルは膝関節の後方を通過する．

機能的課題─遊脚肢の前方への動き（2）

■ イニシャルスイング（ISw）：歩行周期の 62〜75%（図 2.63）

ISw における運動の範囲

- 股関節は 10° 伸展位から 15° 屈曲位まで動く．
- 骨盤は 5° 後方回旋のままである．

ISw において発生するモーメント

- 下腿の慣性力によって股関節周りで伸展方向のモーメントが維持される．
- イニシャルスイングの終わりに股関節周りの伸展方向のモーメントはゼロに近づく．

ISw における筋活動

- 腸骨筋，薄筋，縫工筋の活動がこの相でピークに達する．
- 腸骨筋は歩行速度に応じて活動する．
- 薄筋は股関節の屈曲と内転，内旋ならびに膝関節屈曲に関与する．
- 縫工筋が股関節の屈曲と外転，外旋ならびに膝関節屈曲に関与する．それゆえ縫工筋は，膝関節屈曲を除き薄筋の拮抗筋となる．
- 3 次元空間における脚の動きは，薄筋と縫工筋のバランスがとれた働きの結果といえる．
- 長内転筋の活動は継続する．

> **注目** 薄筋と縫工筋は同時に膝関節屈筋として活動する．それはこの相では好都合なことでもある(Skinner et al 1985)．自由にスイングされる脚の3次元的制御と股関節と膝関節の協調運動の必要に応じて，股関節屈筋群の活動にはさまざまなパターンがある(Kadaba 1990)．

ISwにおける機能的意義
- 遊脚肢の前方への動きが継続する．
- プレスイングで得られた勢いがこの相で保持される．

機能的パラドックス
イニシャルスイングの目的は足先離床である．そのためには足関節背屈よりも膝関節屈曲のほうがより重要である．膝関節屈曲が適切に起これば筋による直接的な制御をほとんど必要としない．決定的な要素は，プレスイング時の膝関節屈曲準備と十分に維持されている勢い，二関節筋である薄筋と縫工筋の働きである．

機能的課題―遊脚肢の前方への動き(3)

■ ミッドスイング(MSw)：歩行周期の75～87％

MSwにおける運動の範囲
股関節は15°屈曲位から最大25°まで屈曲する．骨盤はニュートラル・ゼロ・ポジションへ前方回旋する．

MSwにおいて発生するモーメント
下腿のすばやい前方への動きに基づく下肢の慣性力が，股関節周りで徐々に増加する屈曲方向のモーメントを生じさせる．

MSwにおける筋活動
- ここは股関節の受動的屈曲が起こる時期である．動作筋電図出力は全くないか，ほんのわずかである(Biden et al 1987)．
- 薄筋だけが活動している．

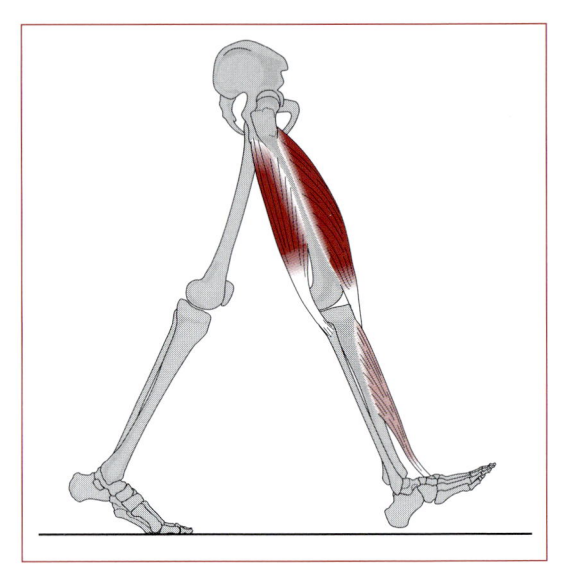

図2.73 ターミナルスイング
イニシャルコンタクトのための準備としての股関節伸筋群の活動が，この相で股関節の屈曲を止める．

- ハムストリングスが，ミッドスイングの後期で活動し始める．

MSwにおける機能的意義
- 大腿の前方への動きが徐々に減速する．
- 観察肢の勢いによって生じる力が，体幹が反対側の脚（立脚肢）を越えて前に運ばれることを助ける．

機能的課題―遊脚肢の前方への動き(4)

■ ターミナルスイング(TSw)：歩行周期の87～100％（図2.73）

TSwにおける運動の範囲
- 股関節は25°屈曲位から20°屈曲位までわずかに戻る．
- 骨盤は水平面で5°前方回旋する．

TSwにおいて発生するモーメント
股関節周りの屈曲方向のモーメントは，ターミナルスイングの終わりに減少する．

表 2.17 股関節の運動

イニシャル コンタクト	ローディング レスポンス	ミッド スタンス	ターミナル スタンス	プレスイング	イニシャル スイング	ミッド スイング	ターミナル スイング
軽度内旋 約3°	・最大内旋	・内旋角度が 減少	・内旋角度 約1°	・最大外旋	8°外旋位から ニュートラル・ ゼロ・ポジショ ンへ	ニュートラル・ ゼロ・ポジショ ンから3°内旋 位へ	・軽度内旋 約3°
	・内旋角度 約5°	・内旋角度 2°		・外旋角度 8°			

TSwにおける筋活動

- ハムストリングスの活動がここでピークに達する．筋の遠心性収縮が大腿の動きにブレーキをかけ制御する．
- **矢状面**：大内転筋および大殿筋の下部線維がその相で活動し始める．それらは次に控える荷重の受け継ぎに備え，股関節を安定させる働きの準備をする．
- **前額面**：それと同時に大腿筋膜張筋，中殿筋，大殿筋の上部線維が活動する．それらは次に控える荷重の受け継ぎに備え，骨盤を安定させる働きの準備をする．

> **注目　ハムストリングス**
>
> ターミナルスイングにおいて大腿骨はわずかに内旋している．Perry (1992) は，これはハムストリングスの筋の断面積の不均等に起因するとみている．内側に存在する半腱様筋と半膜様筋は，平均して大腿二頭筋の長頭よりも50％太い．

TSwにおける機能的意義

- 脚は踵の初期踵接地のために正しく位置決めされ，筋は荷重の受け継ぎに備えた準備体勢に入る．
- 骨盤の前方回旋は歩幅に寄与する．
- ターミナルスイングは遊脚期と立脚期の移行期である．

股関節のまとめ

立脚期で脚が支持足の直上を離れて動く間，股関節の動きは骨盤と体幹の直立位保持を可能にする (Inman et al 1981)．股関節伸筋群は2つの重大な課題をもっている．

- ターミナルスイングにおいて遊脚肢にブレーキをかけ，立脚の準備をする．
- 遊脚期で発生する体幹と骨盤の前方への加速を抑制し，"パッセンジャー"が前のめりになることを防ぐ．

身体重量が中心に位置することによる骨盤の反対側への傾斜を防ぐために，外転筋群が活動する (Inman 1981)．遊脚期で脚が前に動く際，股関節屈筋群はほんのわずかしか活動しない (Perry 1992)．

立脚期と遊脚期における股関節の回旋運動

文献で述べられている水平面における股関節の運動を**表 2.17**にわかりやすくまとめた (Smidt 1971, Winter 1991, Perry 1992)．正常な股関節の運動の範囲，股関節周りで発生するモーメントと筋活動の一質を**図 2.74**に示す．

2.6.5 体幹

計測結果 (Waters 1972, 1973) によると，体幹と骨盤の協調は，通常の日常的動作で発生する重力に対する体幹の潜在的不安定な動きを少なくすることに役立っている．全身体重量の約2/3が臍から上にあるため，直立姿勢とバランス保持のための制御が特に必要になる (Krebs et al 1992)．自由歩行時に3次元空間における安定性を維持するために脊柱起立筋群と腹筋群が活動する．

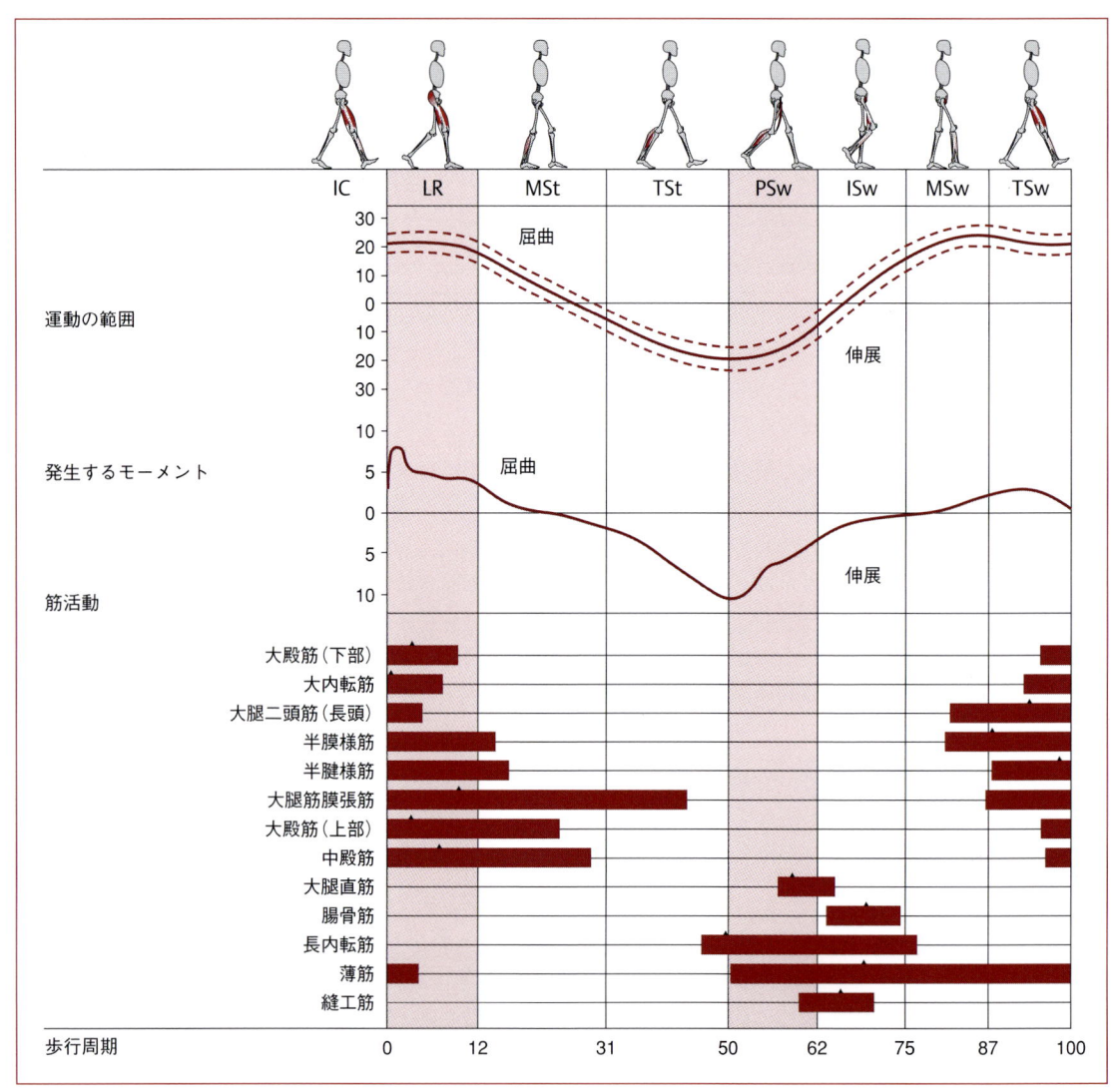

図 2.74　正常な股関節の運動の範囲，股関節周りで発生するモーメントと筋活動
RLANRC による歩行分析結果を部分修正．破線は正常なばらつきの範囲を示している．

運動の範囲

- 水平面で体幹は約 5°回旋する．
- 体幹の回旋は肩の回転を生じさせ，肩は腕の反射的な振りを生じさせる．肩の回旋方向は骨盤の回旋と反対向きである．
- 腕の振りは，しばしば肩関節と上半身の制御された活動性においてよい指標となる．
- 簡単に確認できる腕の振りとは異なり，体幹の構成要素の回旋を確認することは難しい．
- 体幹は前額面と矢状面において直立している．

筋活動

- **関与する筋**：外腹斜筋と内腹斜筋が，歩行周期全般においてわずかに活動する．腹直筋は通常，同側と反対側のミッドスイングとターミナルスイングのときに活動する．
- **伸筋群**：両側の深層の体幹伸筋群と回旋筋群が，ローディングレスポンスで体幹を安定させるために活動する．そのとき，屈曲方向のモーメントは最大になる．プレスイングで同側の脊柱起立筋が活動する．そのとき反対側の脚は

2.6 各関節の詳細　**77**

適切な治療方法の選択に役立つ．
- 支持面ならびに脚の関節と身体重心の位置関係に注意する．
- もし歩行分析において習慣的に脚のセグメントのみが評価の対象として採用される場合も，データの有効活用の際に体幹の姿勢を必ず一緒に考慮するようにする．

2.6.6 腕

肩–腕–手の複合体は，歩行に依存しているか否か？

　歩行能力は歩幅パターンや運動の型ではなく，状況に応じて運動器へ求められる機能に対する個々人の活動的な全身反応である．その際，脚と同様，肩–腕–手の複合体も同時に機能的に動員させることができる．腕と手は歩行の動きを有意にサポートしたり，もしくは歩行の種類にもよるが，物を持ったり操作するなど歩行とは全く異なる機能的課題を満たすことができる．
　たとえば，腕を振る，もしくは杖を持つなど，歩行時の一連の動きをサポートできる．また，歩きながら熱い飲み物で満たされたティーカップを，バランスを保ちながらテーブルまで持ち運ぶこともできる．小さな子どもにおいても，すでに1歳くらいから手の動きが脚の動きから独立することが観察でき，同様に立位の安定性と対象物の操作に役立っている（Higgins / Higgins 1995）．
　肩–腕–手の複合体の機能と意味に関しては，比較的少ない研究結果がある．Elftman（1939）は腕の振りの研究において，3次元空間における腕の動きが，他の体節のそれとは逆の動きをすることを確認している．それゆえ彼は，脚は脚以外の体節の大きな回旋の動きを借りることなしに，歩行に必要な動きを満たすことができるとまとめている．
　この考察の意味は，Ralston（1965）の研究結果

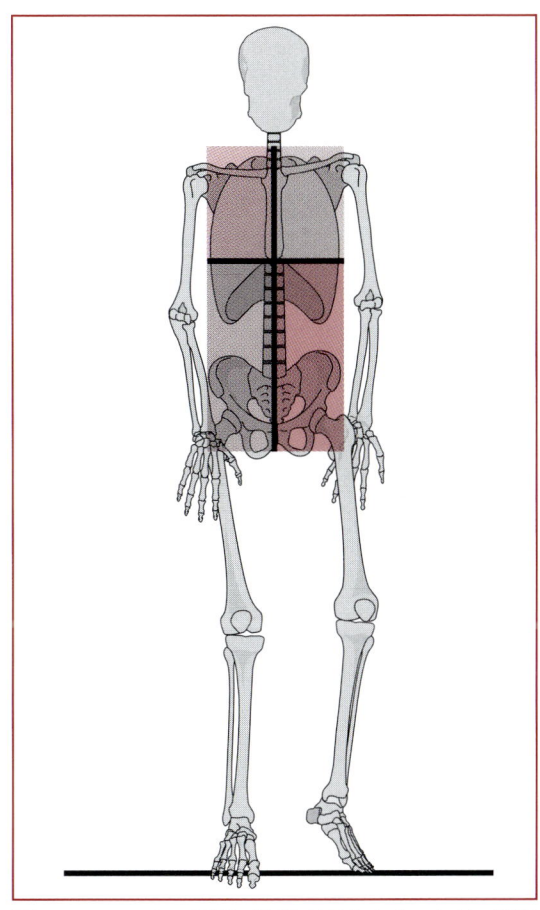

図 2.75　4つの四辺形に体幹を区分することは，観察による歩行分析に役立つ．運動制御の段階ごとに評価される（PNF）．

荷重される（Waters et al 1972, Rancho O. Gait Analysis 2001）．

臨床のためのヒント

体幹の検査は歩行分析の確固たる構成項目となる必要がある．以下の検査が補完的に役立つ．
- たとえば階段を上ったり降りたりするとき，ならびに立ち上がったり，座ったりするときの全身動作の観察．
- 体幹を4つの四辺形に区分けし，それぞれの運動制御，すなわち活動性，安定性，制御された動きと巧緻性を段階ごとに評価する（図 2.75）．
注意：これは単なる大まかな区分けであるが，

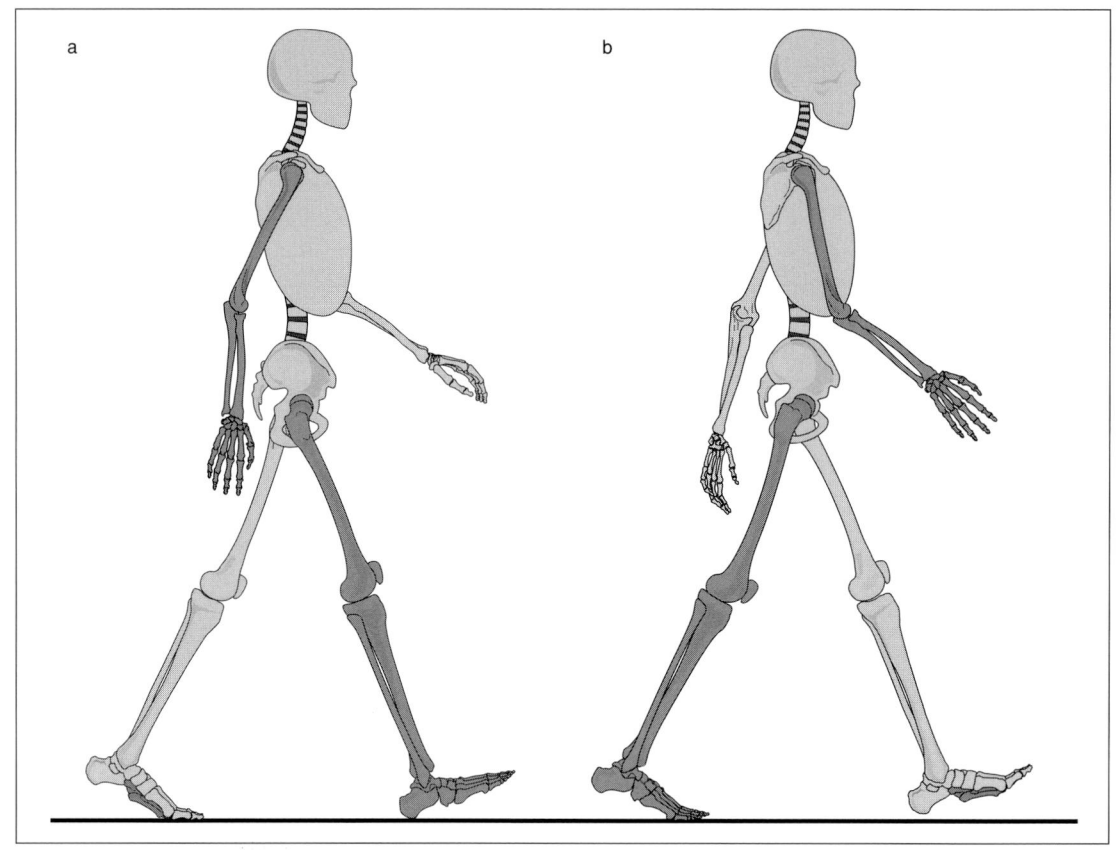

図 2.76　歩行時の腕の振り
a：イニシャルコンタクト(腕は最大伸展)，b：ターミナルスタンス(腕は最大屈曲)

によってさらに補われる．彼は歩行時のエネルギー消費の計測を行った．そのとき，腕を体幹に固定し自由に前後に振れないようにしたときでも，エネルギー消費の上昇は確認されなかった．この結果と独自の研究を基に，Perry(1992)は腕の振りは歩行をサポートしうるが，機械的に必要な構成要素とはなっていないという見解をもっている．

　HigginsとHiggins(1995a)は歩行時に腕と脚のそれぞれの自主性の観察において，さらに一歩研究を進めている．彼らは，肩を含む腕と手の複合体の概念を，形態学的かつ機能的に，手に最大限の自由な動きを可能にするまとまりのある1つの単位としてとらえている．その際，すべての骨と関節と筋，そして感覚ならびに運動のための神経系は，統合され一緒に働くと考えている．

　HigginsとHiggins(1995a)は腕と肩の複合体が手と手がなす役割のためにあるという見解を強調している．それどころか，脚を含む全身が，手と手がなす役割のためにあるという論拠さえある．

運動の流れ

　歩行の過程と効率は，ある程度ではあるが体幹と腕の動きに依存している．しかしながらこのテーマについて詳細に取り組んだ研究は，ほんのわずかしかない．ここでまとめている肩–腕–手の複合体に関する情報は，Fernandez-Ballesterosら(1965)の動作筋電計測を用いた歩行時の腕の筋収縮パターンの研究と，Perry(1992)によるバイオメカニクスの計測結果に基づいている．

　それらの結果はまず，対称的に交互に振られる腕の動きの程度が，人によって大きく異なり，ま

た歩行速度に強く影響を受けていることを示している．歩行速度が大きくなればなるほど腕の動きが大きくなる．走行しているときは，肘の屈曲によって腕の振り子は短くなり，それ相応の高い周波数で振られる．たとえばぶらつく，足を引きずるように歩くなどの緩やかな歩行のテンポにおいて，腕はほんのわずかに振れるか，もしくは全く振れない．腕はいつも反射的に振られるのである．体幹は骨盤の動きとは逆に運動し，腕は体幹の運動に従う．遅い歩行速度では体幹の回旋は減少し，それに相応して腕の振りも小さくなる．

自由歩行においては，イニシャルコンタクト時に同側の腕の伸展は最大に達し，ターミナルスタンスで同側の腕の屈曲が最大に達する（**図 2.76**）．このイニシャルコンタクト時の最大伸展およびターミナルスタンスでの最大屈曲の交互作用は健常歩行において常に存在する．Perry が行った健常者における計測結果によると，その関係の時間的なずれは 0.1 秒以内であった（Perry 1988）．

歩行時に肩関節の伸展は，同側の脚が前方へスイングされるときに，動的な筋制御によって能動的に行われている．それに対し，同側の脚が伸展方向へ動くとき，腕の前方への振りである肩関節の屈曲は，ほとんど受動的に起こる．

イニシャルコンタクト時は，同側の肩関節も肘関節も最大に伸展している．肩関節の伸展は 8〜20°（鉛直線に対する角度）に達する．肘関節は同時期，約 20°屈曲位で，歩行周期全体を通してそれ以上伸展することはない（Murray 1967, Perry 1992）．

イニシャルコンタクトで肩関節が最大に伸展した後，歩行周期の約 5%の時点で肩関節は屈曲し始める．肘関節は，ミッドスタンス以降でようやくの屈曲角度が大きくなっていく．これはおそらくすでに 20°程度，軽度屈曲しているためである．

ターミナルスタンスの終わりごろ（歩行周期の約 45%時点）で肩関節は 24°の最大屈曲位に達する．それからすぐ後（歩行周期の 55%時点）に肘関節も 45°の最大屈曲位に達し，屈曲運動を終える．

プレスイングが始まるころ（反対側はイニシャルコンタクト）肩関節と肘関節は同時に屈曲位から伸展し始める．この伸展運動は遊脚期の全域にわたって続く．Perry（1992）によれば，肘関節はすでにミッドスタンスで伸展を終え 20°屈曲位に達し，肩関節は同側のイニシャルコンタクトで最大伸展位（約 8〜20°）に達する．そのように同側の腕の肩関節と肘関節は再び最大に伸展する．

筋活動

動作筋電の計測により，肩関節周りの 12 の筋のうち 5 の筋において明らかな活動が計測された（Fernandez-Ballesteros et al 1965）．肩より遠位の筋（たとえば，上腕二頭筋の短頭，上腕三頭筋の外側頭，尺側手根屈筋，短橈側手根屈筋）は，Hogue（1969）によれば，腕の振りに関与しない．肩甲骨は肩領域の筋によって胸郭の上を滑るように運動する（Rohen 2000）．興味深いことに Fernandez-Ballesteros ら（1965）の計測結果は，棘下筋も菱形筋も腕の振りに関与していないことを示している．それに対し，肩甲骨の運動をサポートする僧帽筋下部線維の持続的活動が計測されている．同様に棘上筋も活動している．この筋は水平に走っているので上腕骨骨頭を肩甲骨に引き寄せ上腕骨をもち上げる（Perry 1992）．この筋活動はイニシャルコンタクトのたびに，すぐその後に起こり，ターミナルスイングの終わりまで続く．その際，歩行周期の 50%の時点で屈筋と伸筋の両方の筋がほんの一瞬活動を休止する．

なによりも肩関節伸展ならびに屈曲の動きの制動が，大円筋と三角筋の後部線維の制御によりはっきりとみられる．三角筋の中部線維の活動は腕のほどよい外転に関与し，その結果，腕が体幹に邪魔されず後方に振れる．ターミナルスタンスで屈曲が終わるころに三角筋の中部後部線維が同時に活動し，伸展の動きの間継続してイニシャルコンタクトの直前で休止する．歩行周期のその他の相ではこれらの筋は活動しない．

広背筋と大円筋の集合体は，ローディングレスポンスで腕の伸展が終わるころやプレスイングで伸展が始まるころに同時に活動する．伸展に対し，腕の屈曲の動きはほぼ受動的な運動である．

これまでは，腕を屈曲する筋の能動的な関与に関して具体的な手がかりはなかった．Fernandez-Ballesterosら(1965)の計測結果によれば，三角筋の中部線維，大胸筋の上部線維ならびに上腕二頭筋は，屈曲の動きに能動的に関与していない．烏口腕筋の役割に関していえばまだ計測結果が得られていないので，憶測でしかない．

● 臨床のためのヒント

　左右の腕の振りは対称であるべきである．左右の腕の振りの非対称は，反対側のもしくは同側の下肢の機能的問題を示唆している場合がある(付録の「O.G.I.G. 歩行分析シート」を参照)．

注目 上述している計測結果と日々の観察結果は，歩行が機械的に腕の振りに頼っていないことを示しているにもかかわらず，重要な影響を互いに及ぼし合っていることを否定できない．この腕，体幹，そして"ロコモーター"間の相互作用は，理学療法において活用できるし，活用すべきである．著者の経験では，肩-腕-手の複合体ならびに体幹を練習に取り入れることが非常に有意義であり，それによって，しばしば歩行が改善した．

　腕を自立させて振ることができ，課題を満たすために手を自由に使いたい！という患者の願いもはっきりと存在する．歩行の問題により，腕の活動が自立できないでいるときに，腕の振りに依存したままで歩容が改善されても患者にとっては役に立たない．したがってPTは，腕の歩行へのサポート機能と歩行からの自立が得られること両方の練習を立案しなければならない．

観察による歩行分析

3.1 観察による歩行分析の歴史

　体系的な歩行分析は，60年代にロサンゼルスにあるリハビリテーションクリニックのランチョ・ロス・アミーゴ国立リハビリテーションセンター（RLANRC）で始まった．1955年に研究所に赴任し，90年代の初めまで病理運動力学を指導していたJacquelin Perry博士は，当時の臨床検査では不十分だった歩行の異常機能の原因を特定するため，観察による歩行分析を体系化した．約40年の経験を有し，臨床応用範囲の広い科学的知識をもつ訓練されたPTと整形外科医は，力を合わせて観察による歩行分析を1つの包括的なコンセプトにまとめ上げた．これは異なる疾病におけるさまざまな異常機能を体系的に観察し，初めてテキストとしてまとめるに至ったのである．

　歩行分析はまずビデオカメラとビデオレコーダーの助けを借りて行われ，徐々にVICON™の赤外線カメラや床に埋め込まれた床反力計，運動筋電位（EMG）計測器など運動学と運動力学の計測システムが導入されていった．そのようにして1968年，Perry博士により歩行分析室が設立されスタートする．そこで分析されたデータはもともと患者にとって手術が最良の選択であるかどうかをよりよく判断し，再建術後の患者の改善された状態を正確に記録するために活用された．そのすぐ後に歩行分析が科学的研究として利用され，また日々の臨床で応用された．

　今日でも，RLANRCの病理運動力学研究所では，コンピュータによって得られたデータの有意性を再度確認するための基本技術として，観察による歩行分析が活用されている．なぜなら，研究所であらゆる技術を駆使するにせよ，観察による歩行分析と健常歩行の知識は基本技術であり，科学的研究をする上で，また患者の日常を取り巻く日々の環境を理解するうえで欠かせない道具だからである．

　そのような土台が発展し，ついには1998年ロサンゼルスでPerry博士と，RLANRCとサザンカリフォルニア大学のチームスタッフの共同作業で，観察による歩行のインストラクターグループ（Observational Gait Instructor Group；O.G.I.G.）が設立された．この歩行分析のエキスパートによるグループは，彼らが有している科学的知識を，それらに興味を示しているPTに国際的に提供する課題にとりかかった．定期的な卒後教育コースのほかに，ドイツやオーストリアでもO.G.I.G.は患者やPTのためにエキスパートによるコンサルティングを提供したり，訓練を受けた歩行分析療法士を患者へ紹介したりしている．

　Jacquelin Perry博士は，脳卒中や脳挫傷，切断や骨髄形成異常，中枢神経麻痺や人工関節，不完全脊髄損傷や筋ジストロフィー，ギラン-バレー症候群やポリオ後遺症，急性播種性脳脊髄炎や重度の骨折後の歩行障害に関する400を超える論文の著者である．その他の研究としては，義肢装具ならびに車いすによる移動の研究がある．

　1992年に発刊された歩行分析に関する彼女の著書は，臨床から得た専門知識と長年にわたる研究成果をまとめ上げたものであり，今日のこの領域におけるスタンダードとなっている．病理運動力学研究所のチームならびにRLANRCのPT部門と一緒に，Perry博士は今日なお，精力的に観察による歩行分析の精査に取り組み，PTが患者と日々向き合ううえで活用できる最新の知識を模索し続けている．Perry博士は，今日なおリハビ

リテーションの多岐にわたる領域の多くの人々にとって相談相手となっている．彼女は南カリフォルニア大学の整形外科学，生理運動力学そして理学療法学の名誉教授であり，医師，PT，OT，POに講義をしている．彼女は人生の大半をヒトの直立歩行の探求に捧げ，いつでも寛容にその豊富な知識を分け与え続けている．講義と指揮によって数え切れない業績を積み重ねておられる．

3.2 観察による歩行分析でできること

観察による歩行分析は，研究によって裏づけられた効率的な問題解決の方法であり，単なる人を説得するための手法ではない．特有の治療方法に依存しておらず，患者の筋骨格系の障害，機能的制限，潜在的障害の問題解決のためのシステム化されたモデルである．それは，運動器と制御の障害をもつ患者との日々の臨床のために，多様な見方にとても適した客観的臨床的診断ツールである．

観察による歩行分析では，関節角度のわずかな変化を見極めることはできない．訓練された経験豊かな観察者でも関節角度の見極め誤差は5°程度はあるので，その修正は不可能である．むしろ正確にいえば，観察による歩行分析とは，歩行の正常な機能を知り，患者の状態を検査し，確認した機能の逸脱に対し個々の治療プランを立案することである．

また，この歩行分析の方法には，健常歩行のメカニズムの知識と逸脱運動の見極め，その主たるないし二次的な原因，ならびに健常歩行と病的歩行の歩容の正確な記述のために必要な専門用語を包括している．このことを基本として，この歩行分析はPTにとって機能的な主たる問題を探し当て，その逸脱運動の原因を特定し，問題解決の戦略を立てることが可能となるのである．これらの情報の助けを借りて，適した治療を選び，患者の要望に対し個別に対応することが可能になる．

観察による歩行分析は，歩行の逸脱運動の特定のための基本テクニックとして，訓練された目視による検査を活用する．逸脱運動の種類と範囲のとらえ方は観察者の判断能力に基づくが，この方法の利点としては，たとえば，いつでもどこでもできるので，時間や設備に制限されないことが挙げられる．特別な準備も，複数のPTも，取り扱いが困難な計測装置も必要としない．つまり，観察による歩行分析は効果的でコストがかからない方法といえる．

観察による歩行分析の効果的な実施のための前提条件
- スタンダード化された特別な観察能力の教育とトレーニング
- 健常歩行のメカニズム（運動学と運動力学）と病理に起因する起こりうる変化に関する正確な知識
- 国際的に活用されている用語の理解
- 観察とデータの取り方とデータ処理の適切な方法に関する知識

以上の基準を満たすことで，患者の評価は確実なものになる．それは個々のケースに適応性があり，日々の活用において長期にわたって信用できる評価となる．観察するということは，多くの研究結果が示しているように，訓練されていないPTの場合では客観的で正確なデータが得られない（Malouin 1995）．したがってまず観察による歩行分析を正しく身につけるためには，以下のことが重要となる．まずは本書をよく読んだ後に，本書で使用される専門用語（176頁）と付録の歩行分析シート（172頁）を臨床で活用すること，さらにステップアップのためにコースに参加されることを強くお勧めする．コースでは治療方法と同様，検査方法も学習と練習がなされる．

総合すると上記の前提条件のもと，システム化された観察による歩行分析は，主観的な臨床的評価道具（Malouin 1995）であり，患者に日々接するための基本技術であるといえる．歩行の逸脱運動の治療にかかわる医師やPT，OT，歩行分析室のエンジニア，そして義肢装具士（PO）といったそ

れぞれの専門分野に属している人は，この基本技術を必要としている（Perry 1992）．

3.3 問題解決方法―臨床における観察による歩行分析

観察による歩行分析のそもそもの目的は，PTが患者のために個々に適した治療方法を考え出し，目的に即して活用できるようにすることである．個々の治療は，選択した理学療法が主たる機能的な問題の解剖学的・身体構造的原因に合致したときに効果を発揮する．

そういった問題解決の方法は主な問題を明らかにし，可能性のある原因を特定するシステム化された方法である．歩行の運動学と運動力学と活用される用語を熟知していることを前提に，次に示す3つのステップが順序に従って実行される．

①問題の明確化と主たる問題点ならびに主たる逸脱運動の特定
②可能性のある主たる原因の特定
③治療と治療による成果のチェック

問題の明確化と主たる問題点ならびに主たる逸脱運動の特定

注目！ 患者の歩行を注意深く観察し，確認したすべての逸脱運動とテスト結果を歩行分析シート（巻末付録参照）に書き込む．

微妙な逸脱運動を見分け記録しておくことも非常に重要である．なぜならその背景に重大な問題が隠れていることもある．しばしば出現している逸脱運動が氷山の一角の可能性もある．このため個々のケースごとに，患者の歩行パターンをビデオに録画し，特定のタイミングに焦点を絞り，もう一度慎重に観察することも有効である．ストップウォッチで計測した歩行速度と，歩幅の減少にも注意する．なぜならそこに至る逸脱運動も，歩行機能の障害を示唆する．それらに加え，患者の徒手筋力テスト（MMT），関節可動域テスト（ROM-T），疼痛スケール（VAS；visual analogue scale）といった特定の項目をテストしなければならない．それらの情報は，各関節の目的に即した観察において役に立つ．

次のステップは，歩行の3つの機能的課題（荷重の受け継ぎ，単脚支持，遊脚肢の前方への動き）を満たすうえで，ネックとなっている逸脱運動の特定である．そのためには，各相におけるすべてのクリティカルイベントとロッカー機能が存在し，正しく働いているかどうか検査しなければならない．ある相で1つのクリティカルイベントが正しいタイミングで生じていなければ，一般にはそれが主たる問題点となる．全体の一覧と記録のために，観察による歩行インストラクターグループの歩行分析シート（付録）が役立つ．次に歩行の逸脱運動（巻末付録「歩行分析シート」；172頁）を参考にしながら，各相で主たる問題点が存在しているか，もしくはどれが主たる問題点かを見分けていく．主たる問題点はシート上にマーカーで印をつけていく．

臨床のためのヒント

「優れた」PTは先入観にとらわれず，まず純粋な観察とテストを行った後で，症状について熟慮する．はじめから症状に注目すると，先入観にとらわれた観察をしてしまう危険がある（Malouin 1995）．

しばしば代償運動は主たる問題点よりも簡単に観察できる．しかしながら代償運動は主たる逸脱運動ではなく，単なる主たる原因の付随的な現象であり，そこは注意深く見分ける必要がある．

可能性のある主たる原因の特定

主たる原因には次の5つのカテゴリーがある（87頁参照）．
- 運動制御の障害もしくは筋力低下
- 関節可動域の異常

- 知覚異常
- 疼痛
- 大脳辺縁系−情緒的原因

　基本的に，主たる逸脱運動の考えられるすべての原因が考慮される．中枢神経系もしくは筋骨格系に起因する主たる逸脱運動は，通常上述したカテゴリーに属す．

　1つの逸脱運動に合致する原因は，観察とテストの結果を通常各相で発生するモーメント，筋活動，運動の範囲と比較することによって特定される．続いて筋が機能と活動のタイミングに関して，クリティカルイベントに正常に関与しているかどうかをチェックする．

例　下腿三頭筋は単脚支持期の間（ミッドスタンスとターミナルスタンス）に活動し，下腿の前方への動きを動的に安定させる．この筋がもし弱すぎると，場合によっては筋の弱さに応じた過度の背屈もしくはぐらつきが起こる．

　それに対してローディングレスポンスでは，下腿三頭筋が弱くても通常過度の背屈は起こらない．なぜならこの相で下腿三頭筋は本来関与しないからである．

　1つの確認された逸脱運動は直接的かつ根源的な原因を有している場合がある．上述した例では，単脚支持期の過度の背屈の主たる原因が，下腿三頭筋の筋力不足にあった．しかし過度の背屈の隠れた原因があることがある．たとえば股関節の屈曲拘縮の結果であることがある．この場合，足部の上で体幹をまっすぐに保つために膝関節が屈曲し，足関節が過度の背屈を示す．そうなれば過度の膝関節屈曲も足関節の過度の背屈も二次的な逸脱運動ということになる．二次的な逸脱運動の原因は見分けにくいので，観察者はそれらの原因の解明のために，歩行における生体力学的関連性と臨床的専門知識を駆使して調べなければならない．

　可能性のある原因はそもそも問題となっているものだけに限定し，観察された逸脱運動の理由として重要度の低いものはすべて消去する．その際，診断結果と症状ならびにテスト結果が考慮される．

　問題が生じていると考えられる関節は，歩行周期全般にまたがって注意して観察する．ある相で観察された逸脱運動は，他の相でも出現するかどうかをチェックしなければならない．そのようにして，原因が特定されていく．たとえばミッドスタンスで，膝関節伸展の代わりに過度の屈曲が示されるとする．しかしながらターミナルスイングでは，膝関節は伸展することが観察される．そうすると膝関節屈曲拘縮は原因として除外される．必要に応じてその他のテストを行い，すでに手元にある検査結果（たとえばMRTやX線写真）を考慮に入れ，原因を確実に精査していく．

例　原因の調査

　ミッドスイングで中立位ないし軽度背屈位の代わりに過度の底屈が出現するとき，それが主たる逸脱運動となる．なぜなら遊脚肢の前方への動きの機能的課題が損なわれるからである．この相における筋の活動と関節の運動の範囲を考慮すると，過度の底屈の原因として以下が疑われる．
- 前脛骨筋群の筋力不足
- 底屈拘縮
- 底屈筋の過緊張
- 足関節の疼痛

　上述した例で患者は下肢骨折後のリハビリテーション中である．ゆえに中枢神経系の障害による底屈筋群の過緊張は原因としては除外される．引き続き観察すると，この患者はミッドスタンスとターミナルスタンスで，正常な背屈が可能であった．ゆえに関節可動域は正常であることが想像できる．しかしながら底屈拘縮は，疑わしい原因からまだ除外することはできない．なぜなら単脚支持期で体重が乗ると背屈する可動性のある底屈拘縮の可能性が考えられるからである．

　ここでは実際の関節可動域の検査によってのみ，拘縮を原因から除外できる．問診で患者が足関節に痛みがないことを告げたとすると，疼痛が原因とは考えられない．そして後は前脛骨筋群の

筋力検査を残すのみとなる．

原因調査の最後に前脛骨筋群の徒手筋力テストが行われる．このテストによって，前脛骨筋群の筋力不足が存在するという原因仮説が証明されるのである．

臨床のためのヒント

検査当初から，患者に対してすでに忘れかけているような古傷や障害について質問することは有効である．それらは場合によっては，現在の病状の重要な要素になりうる．

注目 主たる逸脱運動とそれを引き起こしている原因を正確にとらえることは，個々の症例に応じた効果的な治療プランを立案するうえで，まさに決定的となる．真の原因を確定するには，徹底的な検査とテストが要求される．

そのための時間をとることが重要である．患者が抱えている機能的問題の原因を見極めていない治療は時間の無駄であり，効果がなく，場合によっては障害になる．

治療と成果のチェック

患者の回復するための第一歩として，検査が重要となる．PT は原因を突き止めた後で，適した治療方法を選び出し，その選択は患者との合意のうえで行われるべきである．治療方法は実行可能で主たる問題解決に適した治療方針であり，科学的根拠に基づくものでなければならない．施された治療によって望まれる機能がどれだけ再構築されたかが，再度の歩行分析を用いて示される．チェックは治療の重要な一部である．

注目 解剖学的，構造的な障害と逸脱運動と治療との関連性はきわめて多種多様である．

1つの主たる原因，4つの歩行の逸脱運動

たった1つの障害が，多くの逸脱運動となって現れることがある．

例 底屈筋群の機能の欠損が，ミッドスタンスからターミナルスタンスにかけて4つの観察されうる逸脱運動を生じさせることがある．
- 過度の膝関節屈曲
- 過度の背屈
- 同側の骨盤の側方傾斜
- 踵離れの欠落

障害によって引き起こされる主たる逸脱運動は過度の背屈である．その他の観察されうる逸脱運動は，患者が障害にかかわらず歩行効率を最適化しようとした結果として代償的に生じたものである．ここでは原因となっている障害である底屈筋群の機能低下を認識し，治療する必要がある．すなわち下腿三頭筋の強化，もしくは機能補助のための下肢装具の適合である．

代償運動へアプローチすることは間違いである．主たる逸脱運動の原因にアプローチすることこそ，結果的に主たる逸脱運動と同時に代償運動としての逸脱運動を最小限化する，もしくは完全に取り除く方法である．

多くの原因，1つの歩行の逸脱運動

たった1つの歩行の逸脱運動が，複数の障害に起因していることがある．底屈筋群の痙縮と拘縮が過度の底屈の原因となる．逸脱運動を減少させるために痙縮と同時に，拘縮にも治療がなされなければならない．

2つの原因，1つの治療

たった1つの治療プログラムで，2つの障害が一緒に治療されることがある．

例 ある患者が，股関節外転筋群の筋力不足と同時に股関節内転拘縮を患っている．このような場合，股関節外転筋群の筋力トレーニングと内転筋群のストレッチを同時に行うことがふさわしい．両方とも1つの治療の対象である．

逸脱運動と原因との関連性

いくつかの逸脱運動は，他に存在する逸脱運動の原因を取り除くことによってのみ，効果的に抑えることができる．

例 底屈筋群の筋力不足と同時に，膝関節屈曲拘縮を患っている患者が歩行すると，ミッドスタンスとターミナルスタンスで，過度の背屈と過度の膝関節屈曲を観察することになる．膝関節の屈曲拘縮を効果的に減少させるために，膝関節屈筋群のストレッチと同時に，下腿三頭筋の筋力強化も行わなければならない．この強化を行わないと，下腿の前方への倒れこみによって，膝関節は屈曲筋群がストレッチされているにもかかわらず過度の屈曲位を呈す．

注目 個々の症例に応じた治療をプランニングする際，障害を取り除くための治療が理学療法の管轄領域であるかどうかを前もってチェックする必要がある．しばしば，他の医学的職業グループのほうがうまく治療できるのではないかという問題が起こる．

理学療法による治療に制限があるという問題もある．ポリオ後遺症症候群や慢性的多発性硬化症といった過使用を伴う機能不足を患っている患者の場合，機能不全の底屈筋群を強化するための練習は効果がなく，障害を招く恐れさえある．そのような場合，ほとんどのケースにおいて装具の適合や歩行補助具の使用，もしくは生活習慣を症状に合わせて適合させることが有効となる．

それとは逆に，たとえば筋力の不均衡を伴う運動力学的連鎖の変形が原因で起こる膝蓋骨と大腿骨の間の疼痛といった問題に対しては，理学療法は手術的な方法よりも優れた結果をもたらす可能性もある（Powers 2000）．

例 各専門領域にまたがる治療のコンビネーション

骨折が原因による前脛骨筋群の筋力不足と診断された患者に対する介入は，弱い背屈筋群の筋力トレーニングである．それによって再構築された適切な背屈が機能的課題，ここでは遊脚肢の前方への動きを再び制限なく行うことが可能となる．

しかしながら必要とされる筋力が不足している間は，患者に過度の底屈によるつまずきの危険がないように，ミッドスイングで足関節をニュートラル・ポジションに保持する装具が適応となる．この対処はイニシャルコンタクト時にも効果があり，前足部を床から浮かし，荷重受け継ぎ期の主たる問題も消し去る．

臨床のためのヒント

装具および他の歩行補助具の処方には，以下のルールが適応される．

- 必要最低限．基本的に活動性の低下による筋萎縮の危険性がある．
- 装具がどれだけ主たる問題を取り除き，それによって機能的課題が行われているかチェックする必要がある．望まれる機能が再構築されていないことをPTが確認した場合，改めて考え直すか，場合によっては義肢装具士と相談しなければならない．
- 高価な装具や他の補助具が使われずに押し入れにしまい込まれているとき，患者にその装具が身体に合っていて本当に助けになるか聞いてみる必要がある．患者自身のみが，それらによる治療の有効性について感じることができる．ゆえに医師などにではなく患者に問う．
- 患者は，中枢運動神経レベルでの新しい装具に慣れるために時間が必要である．場合によっては2～3週間ないしそれ以上もかかる．遅くとも1カ月後に，PTは装着されている装具の調節と改善について必要性をチェックしなければならない．
- 患者に急激な理学療法の成果がみられる場合，装具も症状に合わせて変えていく必要がある．たとえば集中的な筋力トレーニングによって，装具の一部の機能が必要でなくなったような場合である．治療の成果を保障するために，各専門分野にまたがった共同作業が必要である．

```
先入観にとらわれない歩容の観察
         ↓
観察できた逸脱運動の記録
         ↓
機能的課題に阻害影響をもたらしている
重大な逸脱運動の特定
         ↓
逸脱運動のすべての可能性のある原因をチェック：
    −運動制御の不足と障害
    −可動域制限
    −知覚障害
    −変形
    −大脳辺縁系−情動障害
         ↓
テストと検査結果に基づいた原因の特定と，
必要であればさらなるテストと検査の実施．
場合によっては計測装置の使用
         ↓
主たる問題の原因に照準を合わせたふさわしい治療の選択
         ↓
治療の実行
         ↓
治療による効果をチェックするための新たな注意深い歩行検査を実施
```

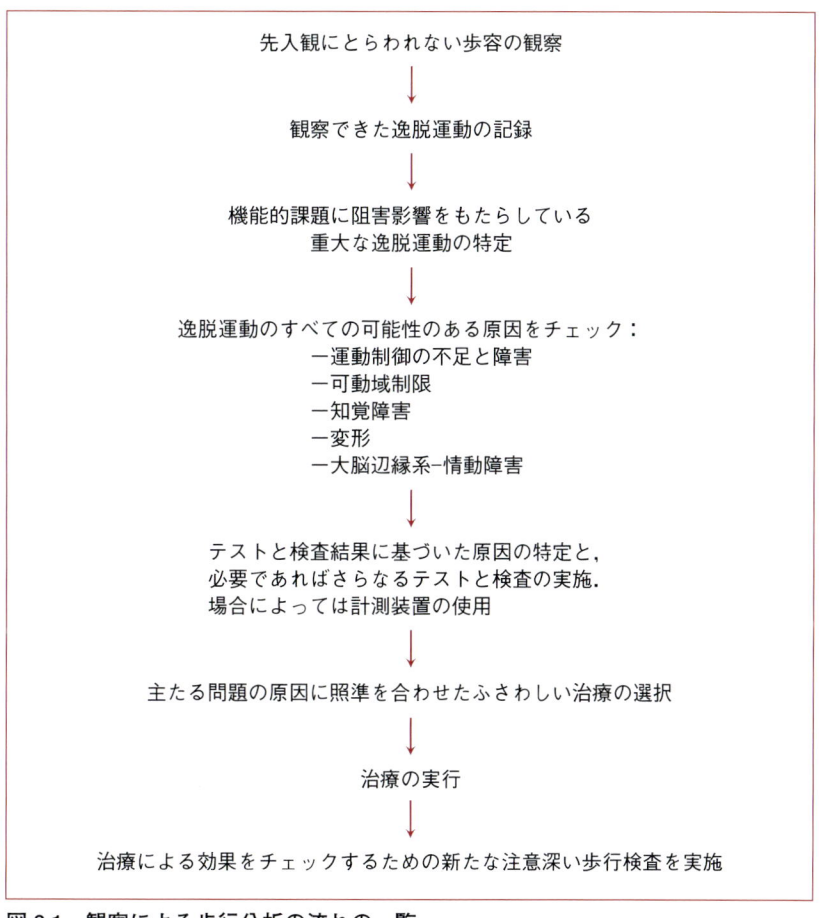

図 3.1　観察による歩行分析の流れの一覧

まとめ

理想的な歩行機能の再構築は，一番よい方法としてシステム化された主たる逸脱運動の確定と主たる原因の特定，適応する理学療法的治療の選択によって達成される．方法の流れを**図 3.1** に示した．

3.4　原因のカテゴリー

歩行のメカニズムの病理的変化に作用する疾病のリストは膨大である．経験豊かな PT でさえもジャングルのように入り組んだ，観察されうるさまざまな歩行の逸脱運動の中から正しい道をみつけることは容易ではない．RLANRC はよりよいオリエンテーションのために，数多くの歩行異常を 4 つの機能的カテゴリーに分類した（physical therapy department；RLANRC 2001）．それにはカテゴリーごとに，疾病グループの特有の性質が記述されている．PT がこの区分けを知っていると，観察とそれに続く評価において根源的な病理学的メカニズムを代償的な動きからすばやく見分けることができる．

原因のカテゴリー
- 運動制御の障害（筋力不足）
- 関節運動の範囲の異常
- 知覚障害
- 疼痛

著者の理学療法的経験と最近の科学的知見（Umphred 2000, Damasio 2000）によれば，上記に加えてもう1つのカテゴリーを挙げることができ，それは観察されうる歩行の逸脱運動の原因となり，他のカテゴリーにも影響を及ぼす．そのカテゴリーは，以下のとおりである．

- 大脳辺縁系-情動的原因

運動制御の障害

このカテゴリーは5つのカテゴリーの中で包括範囲が一番大きなものである．このカテゴリーに属する多層からなる問題は，末梢ならびに中枢に起因している．

- **末梢の問題**：廃用性萎縮，筋疾患もしくは外傷ならびに末梢神経損傷など，筋力低下を引き起こすすべての原因．
- **中枢の問題**：選択された部分だけを動かす制御の障害で，痙縮，硬直，失調症ないし失行症を引き起こし，その結果，筋力不足にもなることがある．

■ 末梢性の原因による筋力低下

筋力低下は関節に求められる機能を，全くないし部分的にしか満たせないことにつながる．健常歩行において要求される筋力は，平均して健常人の最大筋力の約25％といわれている．この比較的わずかな仕事によって，適当な余力が残され，長時間の歩行における極度な疲労を防いでいる（Perry et al 1986）．歩行に要する力は徒手筋力テストの3+に相当するが，それにもかかわらず筋力が3+の患者は，歩行の求められるすべての機能を満たすことができない．そのような患者は，歩行のためにもっている力の100％を使うので，場合によって起こるさらなる負荷に対する余力がなく，耐久力もない．

この関係で重要なことは入念なテストと，検査結果を正しくとらえることである〔100頁の「底屈筋群のテスト」を参照〕．

選択された運動の制御や知覚に問題がなく，筋力が不足しているだけの患者は，すばやく代償的な動きを身につける．それは歩行時に安全なポジションを得ることを可能にするが代償運動は長期的にみれば不利になる．おそらく代償運動が身体の他の領域の障害を引き起こすからである．

■ "全か無か"―筋力不足の場合の状況

代償運動を行う患者は一見逸脱運動がないようにみえ，観察者は筋力不足が存在しないかのような錯覚に陥らされるため，そのような状況で筋力を過大評価してしまう傾向にある．

歩行時，筋に予想外の負荷がかかると，患者はその瞬間から次の瞬間にかけて関節の動的な安定性を保持できず転倒する．

関節は前方への動きにおいて安定から不安定な状態に瞬時に陥るので，"全か無か"の状況と呼ばれている．目前の過負荷を予測することは困難であり，トレーニングを受けたPTのみが理解できる．そのような状況は，しばしば理学療法室の外で起こるので患者にとっては危険である．

■ 中枢神経に起因する運動制御の障害（痙縮）

痙縮を伴う歩行で一番多い原因は脳卒中，脳性麻痺，脳挫傷，脊髄不全麻痺，そして多発性硬化症である．

このカテゴリーの患者は，原始的な運動のパターンのみ能動的に行うことができる．選択された運動の制御は障害を受けていて，筋の活動強度は痙縮のために変化をつけることができない．それに加えて，体幹と四肢の病的な姿勢により，筋制御が変化している．異なる筋の協調的活動は阻害されており，固有受容器にも混乱を生じている．

痙縮の病態生理学では現在2つの理論があるが，残念ながら十分ではない．該当する筋をすばやく伸張（quick stretch）させ，クローヌスを呼び起こしたとき，明らかに痙縮が起こる．それに対して筋をゆっくり伸張させたときは，持続した筋緊張が呼び起こされる．

痙縮は遠心性収縮を阻害するので，患者は筋に

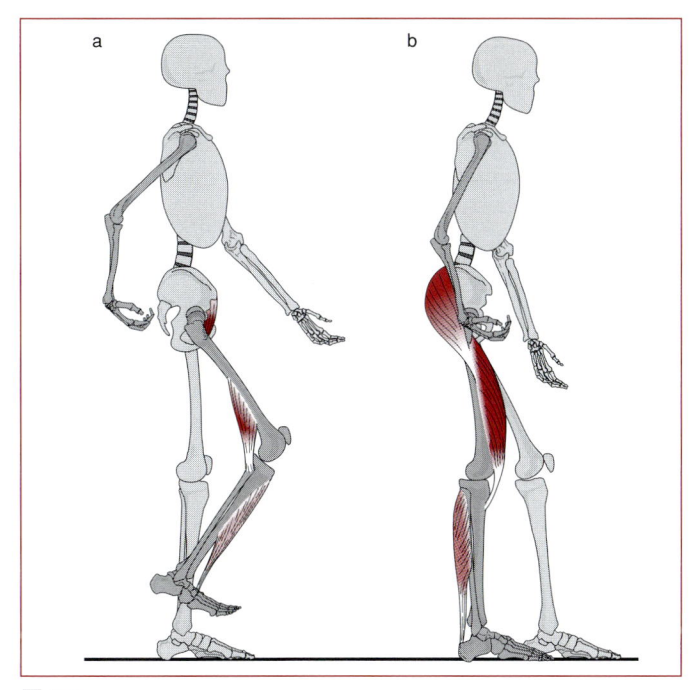

図 3.2
a：同時屈曲，b：同時伸展

負荷をかけながら制御する，流れるような運動ができない．ヒラメ筋と腓腹筋が痙縮すると足は底屈位を保持したままになり，3つのロッカーファンクションが働かない（27頁の補説1を参照）．ここでは特に立脚期で外力を減衰しながら制御する筋の遠心性収縮の質が損なわれている．これによって前方への動きは大きく阻害される．

プレスイングで大腿四頭筋の痙縮が続くと，膝関節屈曲が阻害され，脚の遊脚機能の準備ができない．そして立脚期から遊脚期への流れるような移り変わりが不可能になる．

ハムストリングスの痙縮は，膝関節屈曲維持を生じさせる．立脚期における大腿の前方への動きは損なわれ，ターミナルスイングにおいて膝関節の伸展不足により歩幅が減少する．

股関節屈曲筋群の痙縮はミッドスタンスとターミナルスタンスで必要とされる股関節伸展を阻害し，同様に歩幅減少が生じる．

同時屈曲や同時伸展といった原始的運動パターンは，とりあえず随意的に一歩を踏み出すことができる（図3.2）．遊脚期では同時屈曲が利用される．足部を内反および背屈させつつ股関節と膝関節を同時に屈曲する．立脚期では安定性を生じさせるために同時伸展のパターンが起こる．その際，股関節と膝関節の伸筋群と足関節底屈筋群が同時に活動する．

常に屈筋群のみか伸筋群のみが活動しているこれらの動きのパターンでは，立脚期と遊脚期の間の滑らかな動きの流れは不可能である．各相間の本来の流れるような移行は，屈曲と伸展の調和が前提となる．

間違いを導く筋の活動，すなわち望まれている動きに適していない原始的動作パターンは，痙縮と運動の制御障害によって起こる．筋の活動が長すぎたり短すぎたり，早すぎたり遅れたり，持続していたり欠けていたりする（Perry 1992）．

このカテゴリーの患者は自立した移動を望み，失われた機能を他の動きによって補うことを試みる．それがどれだけの成果をもたらすかどうかは，選択された運動の制御と敏感な固有受容器，

さらには知覚がどれだけ残存しているかで決まる．残存している機能は患者によって異なり，上述した制約において個々の干渉が生じる．

この場合，痙縮はいつも不利に働くわけではない．それはつまり身体に備わった緊急プログラムとして，多くの患者にとっては制約にかかわらず特定の運動を可能にする．痙縮に代わって完全麻痺であったらということを想像してみよう．

重要なことは，痙縮の機能的な正しい利点と欠点の評価である．それによって，個々の状況に適した有意義な理学療法が可能となる．

運動制御の障害のカテゴリーにとってTaubら（1994）の研究結果は重要な意味をもたらす．それは脳卒中後の残存している障害の一部は，脳皮質もしくは脊髄性構造の障害のみならず，不使用の学習（learned non-use）にも起因することが示されている．患者は健常肢を用いた代償運動によってプラスの学習をしていき，そして患肢で痛みや動きの失敗といったマイナスの学習をしていく．それは障害をもつ患肢の使用を止めておこうという動機をもたらす悪循環になる．場合によっては，障害にもかかわらず残存している，または再獲得したポテンシャルが使われないままでいる．それゆえ運動の巧みさの再獲得は障害の生理学的観点のみならず，マイナスの学習と決定的に関連している（Taub et al 2001）．

残念ながらこの研究では上肢だけが対象とされていた．しかしながら，かなり高い確率で不使用の学習は全身に当てはまり，下肢にも該当しうる．この学習された不使用を克服するには，Taubらによる治療の初めの部分で，患肢（ここでは上肢）のプラスの学習の「強制使用」が有効である．その際には，健常肢の動きをつり包帯で止め，集中的な継続練習によって，日常生活動作が改善される．

この治療は大きな成功が証明されている（Taub et al 2001）．下肢に関しては健常肢をうまく「固定できない」状況の中での挑戦となる．ここではまだ多くの課題が残っている．

関節の運動の範囲の異常

このカテゴリーは制限されたならびに過度の関節の運動の範囲を含む．原因としては，たとえば軟部組織の制限による拘縮，変形性関節症，身体の骨格に起因している欠陥（変形）ならびに靱帯の張力不足が挙げられる．

関節機能と運動の制限において，原因は拘縮であることが非常に多い．それはたとえば長期にわたる不活動の後や怪我（火傷や炎症）による瘢痕形成によって，筋，靱帯そして関節包といった関節の構成要素が線維性に癒着した状態にあるといえる．

臨床的には可動性の有無によって2つのタイプに分類される．

可動性のある拘縮

関節は通常，抵抗なく可動域全般にわたって動かすことができる．可動性のある拘縮は他動的に力を加え筋を伸ばすことによって，ようやく動かすことができる拘縮である．それぞれの動きに必要な力を確認することをなおざりにすると，このような拘縮は見極めることができない．

可動性のある拘縮は歩行の際，一貫しない歩容を示す．遊脚期で筋は必要以上に強く活動するようにプログラミングされていないため，関節の運動制限を見分けることができる．

立脚期では荷重によって拘縮の原因となっている部位が伸張する．受動的に達成される運動は，この相で正常に見えるか，ほんのわずか遅れて見える（Dvorak 1991，Perry 1992）．

可動性のない拘縮

可動性のない拘縮は，他動的に力を加えても動かすことができない．その際，他動的に加える力に対して関節は非常に硬いないし強固である．関節運動の極度の制限は，歩行のすべての相にわたって見分けることができる．可動性のない拘縮を有する関節は，特有の機能的障害を呈し，機能的連鎖によって他の関節に影響を及ぼす．

足関節の底屈拘縮は衝撃吸収を妨げ，下腿の前方への動きに必要な背屈をブロックする．それは立脚期で支持足を支点とした脚の前方への動きを妨げ，拘縮の度合いによってはその後に続く相にも影響が出る．底屈拘縮は遊脚期において，つまずきの原因となる．

膝関節の屈曲拘縮は，立脚期において大腿の前方への動きを阻止し，身体の前方への動きをブロックする．屈曲位にある膝関節には，大きな屈曲方向のモーメントが働くので，安定を得るために筋は強く活動しなければならない．

膝関節の伸展拘縮は遊脚期におけるエネルギー消費を増大させる．なぜなら足を床から離すために骨盤と"パッセンジャー"が大きく動かなければならないからである．

◆ 臨床のためのヒント

若い世代における膝蓋骨の外側偏位と大腿膝蓋関節の疼痛症候群の原因は，しばしば骨格の形状が原因となる．頻繁にみられる原因は，大腿骨顆間の膝蓋面が浅くなっていることである（図3.3；Powers 2000）．この事実が治療に影響する．根本的に骨格的な膝蓋骨奇形が存在するとき，軟部組織の構成要素（soft tissue component）に関連した治療の手順（たとえば内側広筋の強化や外側支帯の弛緩）だけでは，非常に限定された結果しか得られない．理学療法で重要なことは，膝蓋骨を永続的に大腿骨顆間の骨性滑車の境界の中に戻すことである（Powers 1997）．

すべての関節のアライメントを整える理学療法的治療が必要となる．KMRI（kinamatic magnet resonance imaging）といった最新の検査方法は，理学療法的介入にあたってより正確な診断のための情報を提供する．

◆ 臨床のためのヒント

大腿膝蓋関節の疼痛

たとえば，股関節外転筋群の筋力不足の結果として起こる大腿骨の過度の内旋は，この問題を大

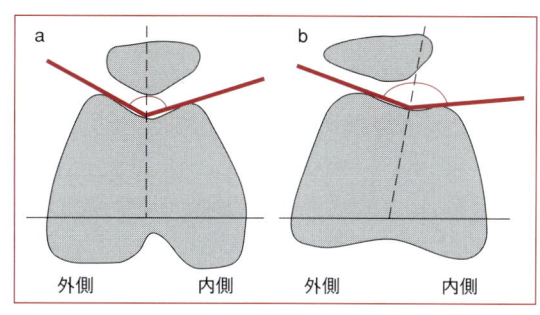

図3.3　大腿骨顆の断面図
a：正常な膝蓋面
b：内旋を伴う膝蓋面の平坦化

きくする．骨盤安定筋群のトレーニングにより，大腿骨を"中立位"にすることができ，膝蓋骨を平坦化している滑車の溝にも安定させることができる．それに加えて大腿四頭筋のすべての広筋を均等にトレーニングしなければならない．内側広筋の筋力不足そのものは大腿膝蓋関節の疼痛の原因ではなく，またその筋だけをトレーニングすることはできないため，それを試みることは意味がない（Powers 1998, 2001）．

知覚障害

知覚障害とは知覚刺激を感知する能力に障害があることである．知覚障害のそれぞれのタイプが，その大きさに応じて歩容に影響する．

量的変化としては，完全欠落（無感覚症，無痛覚症），減少（知覚鈍麻症，痛覚鈍麻症）もしくは過敏（知覚過敏症，痛覚過敏症）がある．

質的変化としては，たとえば不正確な刺激点の認識能力（知覚転位）ならびに鈍く熱い痛覚（灼熱痛）など，知覚刺激を感知する能力の異なる形がある．

解離された知覚障害は，深部知覚と触覚が残っている状態で，痛覚と温覚の障害の原因になっている．たとえばブラウン・セカール症候群にみられるような延髄視床路の障害が起こる．

知覚障害は逸脱運動の他に，運動の学習障害も生じさせる．起こった運動に対して，十分適切な

フィードバック情報が得られないとき，患者は運動の流れを正しく習得できず，運動パターンとして記憶できない．その結果，運動の自動化(feedforward)に必要とされる反復を妨げる．

バランス障害はカテゴリー分けが困難である．それは運動制御の障害にも知覚障害にも元をたどることができるからである．

通常，知覚細胞の情報システムの受容体(表在知覚と深部知覚)によって，異なる刺激の種類が受け入れられ，評価と処理のために中枢神経系に伝達される．中でも特に触覚と温覚が表在知覚に属し，固有受容器からの情報が深部知覚に属する．

痛覚は，頻度と質を基本とした別のカテゴリーを形成する．

■ 深部知覚障害(固有受容器)

固有受容器からの情報は中枢神経系に身体各部の空間位置，相対的位置関係そして動きを知らせる．その情報は，バランス制御と運動の必要条件となるので，正確でなければならない．固有受容器からの情報は制御ループに属す．固有受容器からの情報は，意図された運動の前/途中/後にわたり，成果ないしは失敗を知らせる周辺の制御シグナル(feedback)である．したがって損傷し制限を受けた固有受容器は歩行に悪影響を与える．なぜなら患者は，空間における身体姿勢と肢位に関して，フィードバックを全く得られないか，フィードバックが部分的に欠落するからである．同様に床との接地に関する情報も欠落しているか，間違って伝わることがある．結果として，患者は，どのタイミングで体重を支持脚に確実に乗せていけるかがわからないため，大きな不安を感じるのである．

固有受容器の障害をもつ患者は，安定性を得るために膝関節を伸展位で維持したり，イニシャルコンタクト時にはっきりとモーメントを知覚するために，強い勢いで接地することがある．知覚の制限に筋力低下が伴うと，このような代償運動はもはや不可能となる．わずかな知覚の制限においても用心深く歩行し，速度が下がる．固有受容器の欠損が大きいと，患者は有している筋力を発揮できなくなる．患者は十分に知覚できないので，運動に頼ることができない．

> **注目** ここで述べているすべての問題は，表在知覚障害によってさらに大きくなることがある．

知覚の制限は直接観察できないので，PTはチェックとテストをしない傾向にある．それに加えて，深部知覚の診断のクラス分けは，「正常」「制限あり」「欠損」の，わずか3段階に分ける非常に大雑把なものである．

患者が，すべてのテスト課題を早く矛盾なくこなしたときに「正常」と判断される．もたつきや，時々起こす間違いは「制限あり」の兆候である．歩行時の過度の膝関節屈曲や足部の内返しをすばやく自分で直せない遅い反応は「欠損」を示す．

臨床のためのヒント

患者の固有受容器は歩行能力にとって非常に重要な意味をもっているため，慎重なテストと明確で厳しい評価を推奨する．

> **注目** 足底の固有受容器系情報は，すべてのバランス反射のために根本的に重要である(Kauffmann et al 1997)．

■ 疼痛

身体への一番強い刺激として，疼痛は常に歩行の逸脱運動の原因となる．患者は，痛みをなくすか逃れるために，常に苦労している．疼痛は他のカテゴリーと直接関連するので，臨床的に歩行の逸脱運動に対して大きな意味をもっている．たとえば膝関節の靱帯を損傷している患者は，制限された膝関節の逸脱運動を示すが，それに関連した疼痛は歩行機能をさらに損なうことがある．

■ 関節浮腫による疼痛

関節浮腫による過度の組織の緊張は，頻繁に骨格筋痛の根源的な原因となる．関節浮腫はしばしば外傷や関節炎の後に発生する．疼痛に対する自然な反射である運動の不活動性や廃用性萎縮は，健常歩行を妨げたり，困難にする．

運動の不活動性

運動の不活動性は，関節浮腫に対する安静位保持の結果である．特有の肢位で関節間力が最低になり，それによって痛みが最小になるという研究結果が示されている（Eyring／Murray 1964, van den Berg 1999）．個々の関節の動きは方向に関係なく関節間力を高め疼痛を強める．

足関節において関節間力は 15°底屈位で最小，膝関節は 30～45°屈曲位で最小になる．股関節は 30°屈曲位で関節間力が最小になることが計測されている．関節包と靭帯の張力が最小になる関節肢位で，関節間力は最小になる．関節は関節間力が少なくなる肢位をとりたがる．

廃用性萎縮

関節浮腫の痛みによる運動不足の結果，廃用性萎縮が起こる．無菌血漿の膝関節の腫脹状態は関節間力を増加させ，大腿四頭筋の活動を困難にすることが実験で示されている．関節間力が高く，強い疼痛によってすべての筋の活動が妨げられているとき，麻酔によって疼痛を感じさせなければ，筋は再び常に機能することが示された（de Andrade 1965, Perry 1992）．この反応は，関節構造を損傷する圧力から守ることに寄与するフィードバック・メカニズムを示す．この予防反応の累積した影響が廃用性萎縮という形で示される．

臨床のためのヒント

関節の腫脹において，PT は患者の筋力低下と防衛姿勢を理解しなければならない．また，たとえば観血的治療の後で腫脹を吸収させる治療がうまくなされていなければ，他動的な動きも患者に痛みを与え，関節を損傷してしまうことに注意しなければならない．重力効果によってさらに血流と体液を元に戻す際に介助的にももっとよいのは，痛みのない範囲で自動的に患部を動かしながら高く維持することである．氷嚢（クールパック）の利用は単独では使用せず，補足的な治療として注意深く利用すべきである．それに対し，水治療における痛みのないゆっくりとした動きはおおいに推奨される．

■ 大脳辺縁系‒情動的原因

『松葉杖は脚の代わりに使用される．しかし心が先にくじけるので，もっと強い支えが必要だ．快復してほしい．常に前進するしかない．君の心に勢いが宿れば，君の体は乗り切ってくれるだろう』（Elli Michler）．

大脳辺縁系は歩容に大きく影響する（Damasio 2000）．それはマイナスにもプラスにも影響を及ぼし，単独ないしは他のカテゴリーの原因といっしょに現れる．すでに詳しく記述したように（2.1章）大脳辺縁系システムには動機と記憶，嗅覚システム，内臓と感情に関する領域が含まれる．

これらの領域のすべての相互作用と影響について詳細に述べることは，ここでは不可能である．詳しくは，この関連領域の指標としての役割を果たしている Umphred の著書（1995）を参照することを推奨する．

ここでは PT の日常的な臨床で意味のあるいくつかの代表的な例を挙げる．

どのような不安であれ患者の動作・振る舞いに大きく影響する．とりわけ懸念している痛みやうまくいかないこと，不安定感に対する心配が問題となる．

例 ある患者が長年，膝の強い痛みに苦しんでいた．手術が成功した後で，この患者は座位で痛みと制限なしに膝を曲げ伸ばしできた．それにもか

かわらず，歩行時にはすべての相において膝関節を伸ばしたままだった．新たに発生するかもしれない痛みへの不安と，以前の荷重時の痛みの記憶が，この振る舞いの主たる原因でありうる．

身体の軽度な病的変化との組み合わせにおける不安は，場合によっては認識されない場合において小さな問題を大きくさせることがある．それは常に逸脱運動と間違った荷重を繰り返すことによって，新たな損傷を起こすからである．患者が痛みや特定の運動に対して不安をもっているとき，総合的な運動プログラムとそれによる動作・振る舞いが，包括的にみてどのように変化するかを決して過小評価してはいけない．

影響は患者の自意識にも及ぶ．患者がもし自らを能力がないと格づけしてしまう，すなわちマイナスの自意識をもつと，動作・振る舞いに重大な影響を及ぼす．

例 膝前十字靱帯の部分断裂を患う18歳の女性が，6週間の保存的理学療法後，刺激や痛みのない良好な関節可動域と筋力ならびに筋制御が可能であるにもかかわらず，杖なしでは歩行ができなかった．近隣の親戚がまめまめしく面倒をみて心配をすることによって，この「子」のキャラクターを非常に慎重にした．それはマイナスの自意識の植えつけになった．

ここでは，筋力や生体力学的な回復以上に，患者が自信を取り戻し，回復した自らの脚の力に信頼をおくことを手助けすることが重要であった．

西洋医学で好んで用いられる不足を示す用語（…制限，…の欠損，…不全）もまた，患者の情動的な状態と，それによる動作・振る舞いに影響を及ぼす．患者が無力さを学習することは，PTが防がなければならない重要な問題である．薬物や援助，理学療法に依存してしまうと，運動制御を再び獲得する可能性は劇的に低下してしまう．

臨床のためのヒント

前述の例は，大脳辺縁系システムが動作・振る舞いに及ぼす影響が，多面的で潜在的であることを示している．なぜなら大脳辺縁系システムは運動システムと強く連結しているからである．このため大脳辺縁系システムは，理学療法や他の治療の成否に影響を与える．これは患者の情動的な状態にプラスの影響力を行使することによって，理学療法の成功をさらに高める可能性をPTにもたらす．しかしながらPTは，実際に有している運動システムの問題と，運動システムに対する大脳辺縁系の影響を区別できなければならない(Umphred 1995)．

例 前述の例の18歳の患者は，特に物理療法を受けることなく，たった1回の治療で，再び杖なしで歩いて階段を上れるようになった．

この場合，患者のポテンシャルを認識し，患者との合意のうえで支援するという，プラスの根本思想が示されている．自主性の獲得が最優先の目的であるべきである．したがってプラスの励ましや力づけ，自主性のための勇気づけがなされたPTと患者の間の信頼に満ちた雰囲気と，そのための本質的で総合的な需要に応じることは，各治療における本質的な構成要素である．患者が気持ちと要求をオープンに話せば，PTはそれに応じることができる．特に患者が情動的状態を言葉で示さなくても，PTはそれを感知して考慮しなければならない．

PTが注意を患者の全体像に向けることができればうまくいく．その際，PTは必要な前提条件を整える責任を担い，そして自分自身のコンディションにも注意を払う．それが患者にも伝わり成功に導いてくれる(Umphred 1995)．自分自身の調和性をチェックする方法として，Aaron Antonovskyのライフ・オリエンテーションの問診表テストが適している(SOCスカラー；インターネットダウンロードは http://www.gehen-verstehen.net）．

補足

Freiwald（2000）と Engelhardt（2001）の外傷と膝関節手術に関する研究では，患者の固有受容器が欠損していないことが明らかであり，固有受容器からの情報が外傷と手術療法に適応して変化していることが示されている．患者は特定の運動を行うか否かを，あらかじめ決定しているのである．

手術の後では，現状に応じた支持性を考慮した歩行のように，潜在的に有している運動能力を再び構築することが目標とされる．このようなプログラムでは，患者は新規に学ぶ必要はない．しかし，患者は運動プログラムにマイナスの予測を感じているので，痛みや腫脹，血腫といった重大なマイナスの要因は，トレーニングのための前提として防がなければならない．

さらに術後は，患者が日常に近いプラスの知覚的経験，たとえば記憶内容，知覚細胞皮質などに集中ができるような練習を選ばなければならない．その際，目的に沿ってメンタルトレーニング方式を使用することも考えられる．たとえば特異運動トレーニングなどである．

医師サイドには，手術の前後や手術中にマイナスの心理的特定反応を呼び起こす知覚体験を防ぐことを思案してもらう．Freiwald（2000）の経験では，末梢関節内麻酔と腫脹，血腫，痛みに対する薬物治療が有効であった．

3.5 18のヒントとコツ ─観察のための手がかり

歩行の観察と起こりうる逸脱運動の認識は，理論つけられた方法で習得するべき技術である．以下の18のポイントはヒントとコツであり，臨床への導入を考えるうえでよい手がかりとなる．

■ メンタル的前提条件

観察による歩行分析において，効率的な手がかりを得るためには専門知識と臨床のための道具のほかに，以下のメンタル的前提条件が必要である．

- 動機：機能障害の病的な原因を追究する姿勢
- 好奇心：知識欲，脳や知覚臓器に潜在している逸脱運動の原因を取り上げる能力
- 先入観にとらわれないこと：現象に惑わされずに真実が何かを見極めること
- 忍耐力：患者に対する忍耐，絶え間ない練習と復習によって徐々に慣れていく繰り返し作業と，必要な経験を習得する忍耐力（Hüter-Becker 1999）

■ 臨床のための小道具

- 歩行速度計測のためのストップウォッチ
- 関節をマーキングするための粘着テープつきマーカー
- 記録のためのビデオカメラ
- テープメジャー
- 骨盤水準器

■ 患者の選択

歩行分析のために必要とされるPTの観察能力を開発するために，まず数分間歩行を継続できる十分な耐久力を有する患者に被験者になってもらわなければならない．

いくつかの逸脱運動は軽く疲労した後で出現し，はっきりと認識できるので，歩行分析の直前に適当量の時間歩行してもらうことは有意義である．

■ 患者の服装

当面の問題に関連したすべての関節をよく観察できるように，患者には可能であれば身体に密着

した．しかしながら伸縮性のある服装をしてもらう．理想的なのはショーツや自転車スポーツ用ユニフォーム，ないしはぴったりとした下着，もし可能であれば水着などである．それによってPTはすべての関節と動きに対して，最高条件下の情報を得ることができる．

さらに患者は，可能であれば装具や歩行補助具なしで歩行してもらうがどうしても必要な場合を除き，必要最小限にするべきである．

■ 患者の啓蒙

実際の検査・分析の前に，PTは患者にプロセスと目的について啓蒙しなければならない．さらにすべての疑問点に対し説明し，たとえば壁に貼った歩行周期のポスターなどを利用して，患者の理解を得なければならない．

■ 立ち上がり動作と座り動作

歩行は立ち上がることから始まって，最後は座ることで終了する．これらのメカニズムの観察は多くの価値ある情報をもたらす．
- 患者は身体のどこから動作を開始するか？
- どちらの脚により多く荷重するか？
- 上肢をどれくらいサポートとして使用するか？
- 歩行における場合と同様，特に，頭と骨盤のポジションは多くを語ってくれる（江原/山本 2001）．

■ 観察肢の選択

観察のために観察肢を選択しなければならない．なぜなら複合的な運動の流れを，両側同時に詳細にわたって把握することは不可能だからである．両側に障害をもつ患者は，まず障害の強いほうないしは問題がより明らかに出現している側を観察肢とする．その後で必要であればもう一方の反対側の脚の分析を行う．

■ 関節のマーキング

観察の精度を高めるトレーニングをするために，粘着テープつきのマーカーで関節をマーキングする．これは個々の関節に注目して集中力を高めることをサポートする．

■ 歩行中の観察

必要であれば休憩をはさみながら，患者に数回行き来してもらう．その際，PTは現象として起きている歩行の逸脱運動に対し，以下のパラメータを考慮しつつ観察による第一印象を得る．
- 歩行速度
- 安定性
- 運動の継続性
- 歩幅
- 上肢によるサポート
- 体幹の運動制御レベル（体幹上部と体幹下部），ならびに空間における頭部のポジション
- 身体重心のアライメント

■ すべての側から観察

患者の歩行をまず側面から観察し，関節の運動を正常値と比較する．立脚期の始まりから8つの相に分けて，1つの関節にフォーカスし観察する．

足関節（距腿関節と距骨下関節）から始めて，膝関節，股関節，体幹と頭のポジションならびに腕の振りを順次観察する．PTは観察する際，歩行の決定的な判断基準を目の前にあるように描き出すことが，各関節の主たる逸脱運動に集中することに役立つ．その際，標準値の表ならびに身体全体のための歩行分析シート（ともに巻末付録）が，わかりやすいオリエンテーションとして役立つ．

すべての逸脱運動を正確に観察するために，患者を側面と前後から観察しなければならない．その際，PTは観察面に対し理想的な位置に立つことに注意する．矢状面では，場合によっては患者と同じ速度で移動しながら観察する．

> **注目** 患者のすべての運動を同時に把握することを試みてはいけない．

ロッカーファンクションの観察

3つのロッカーファンクションを観察すると，足に関してすばやく全容を把握することができる．

- ヒールロッカー(踵)：イニシャルコンタクトとローディングレスポンスにおける機能
- アンクルロッカー(足関節)：ミッドスタンスにおける機能
- フォアフットロッカー(前足部)：ターミナルスタンスにおける機能

歩行分析シートの記入

歩行分析シート(付録)に，確認された逸脱運動をマーキングし，場合によっては気づいた点を備考として記入する．オリジナル用紙はDusseldorfの観察による歩行インストラクターグループに請求できる．もしくはwww.gehen-verstehen.netからダウンロードできる．

戦略プラン

患者が時折休憩する間に，PTは評価用紙をすべて正確に記入したかどうかチェックする．そして歩行時の正常な各関節の運動をもう一度目の前にあるように描き，さらなる観察の戦略を立てる．

ビデオ記録

ビデオカメラとモニター画面は，PTにも患者にも多くの利点をもたらす．撮影された一連の歩行は，いつでも必要なときに再生することができ，そのつど，患者が歩行する必要がなくなる．さらにスローモーションや静止画像での観察が可能である．それによって患者にどの部分に具体的な機能的問題があり，どこに目標をおいてトレーニングしなければならないかを，わかりやすく示すことができる．

さらなる感覚の活用

観察による歩行分析は，情報収集のために視覚のみを利用するのではない．付加的な音の情報や触覚による情報も，全容把握をより完全なものにしてくれる．イニシャルコンタクト直後の床へのフットスラップや，杖が床をこする音はよく聞き取れる．いくらかのリズム感覚があれば左右の歩幅の違いを聞き取ることができる．

指先で患者の上後腸骨棘に触れることによって，観察するだけでは認識できない腸骨−仙骨間のわずかな動きを簡単に確認することができる．同様に骨盤の動きの変化も感じ取れ，筋緊張の変化も認識できる．そのためにPTに必要なことは，患者の後ろについていっしょに歩くことだけである．

感覚を活用したその他の方法は，PTが患者の歩容をできる限り正確に真似てみて，その動きと姿勢を自分自身で感じることである．一般にPTは触診技術が優れており，それは歩行分析で利用できる．ときおり目を閉じてすべての感覚に集中してみることも有効なことである．

トレーニングに適した場所

毎日行われるほとんど行ったり来たりだけの歩行練習に，そろそろ変化をつけるべきである．できれば専門家が付き添ってくれている状況で，たとえばカフェやそれに似た場所もトレーニングにとって理想的な場所になる．患者には，行き交う多くの人の歩行を観察してもらう．

トレーニングのプラス思考的な雰囲気

PTが観察していることを意識すれば，患者は動作・振る舞いを変えることがある．分析の際に患者と，患者の歩行に関する情報交換を頻繁にす

ることをお勧めする．それによって患者にはけっして「不快ではなく」，認められ，気遣われながら観察されているというプラス思考的雰囲気が生まれる．

「観察のプロ」にとって，観察はすでに早くから始まる．どういうことかというと，患者はまだ観察されていないと感じるであろうが，訓練室に入ってくる様子や着替えの様子をつぶさに観察する．

結果の解釈

観察による歩行分析は，観察と結果の解釈を明確に分けている．観察は，標準からの起こりうる逸脱運動において，専門的な確認をするのに役立つ．しかしそれだけでは，理学療法の課題は生じない．次のステップとして結果から原因を突き止め，どのような治療が患者に役立つか，患者の潜在能力の総合的解釈において判断されるべきである．

注目 症例によっては，ある逸脱運動がその患者にとって問題に対する最善の解決策であることもある．その場合には，それ以上治療をすべきでない，もしくはその他の医療的分野のほうがよりよい成果を得られるかもしれないということに留意する．

3.6 検査の実施

クリニカルテスト

システマチックな観察による歩行分析の問題解決方法のために，クリニカルテストは重要な役割を果たすため，歩行を扱うPTにとって必要不可欠なハンドワーク・ツールとみなされている．テストは3つの重要な課題を満たさなければならない．

- 逸脱運動の正確な原因の検証
- 治療介入の効率性のチェック
- 治療単位ごともしくは一連の治療が終わった後で，患者の上達の記録資料の整備

以下のリストは頻繁に行われる一連のクリニカルテストである．もちろんすべての役立つテストを利用することができるが，テストの選択は個々の患者の状況と機能的問題に合わせて行われる．

最も頻繁に実施されるクリニカルテスト

- 関節の他動的な可動域（遊び）と自動的な可動域の検査
- 筋の長さテスト，特に以下の筋群：腸腰筋，大腿直筋，大腿筋膜張筋，梨状筋，ハムストリングス，腓腹筋，ヒラメ筋
- 問題となっている運動をしたときの表在知覚と深部知覚の検査（87頁の「原因のカテゴリー」参照）
- 中枢性の運動障害を有している患者の痙縮の度合い検査：その際，痙縮の誘発の程度（弱い，中程度，強い）は，主観的で検査者に依存するので，痙縮の程度を極力厳しく見て取る．アッシュウォース・スケール（Ashworth-Skala）においても同様である．
- バランス反応の検査：特に立位において
- 下肢の協調運動テスト：特に失調性患者の場合
- VAS疼痛スケール：患者が主観的に感じる疼痛の確認
- 特有の観察基準による単脚支持期の安定性のチェック（次頁の「単脚支持の安定性」参照）
- 徒手筋力テスト（MMT）による筋力チェック：足底屈筋群のテストは部分修正している（100頁の「底屈筋群のテスト」参照）．

臨床のためのヒント

徒手筋力テスト（manual muscle testing；MMT）では厳しく評価し，各テストの限界を認識しておかなければならない．PTによって体格や筋力は異なるので，基本的に最大に与えられる抵抗力は

異なることが明らかである．Aさんが5の評価をしても，Bさんは同じ筋に対し3の評価をすることは十分ありうる．

さらに，4と5の評価はしばしば安直に判断されるので，明らかな筋力不足が放置されたままとなる（Beasley 1961，Inman 1981，Perry 1992）．それゆえ4と5の評価は，基本的にあわてず的確に評価し，それ相応の検査をクリアーした場合に与えられるべきである．

抵抗の規格統一と現実的な査定のために，各PTはそもそもどれくらいの最大抵抗を与えることができるかを知っておく必要があり，自らテストを受けてみることもできる．このテストをチーム全体で実施してみることも興味深いことである．

MMT評価における規格統一のための次のステップは，Perryが推奨しているテスト方法である（Perry 1992）．彼女は重力と以下の3つの抵抗を用いた評価を推奨している．
- 2本の指による抵抗
- 肘を伸ばした腕と肩を使った抵抗
- 体重を乗せた抵抗

すべての面（矢状面，前面/後面，水平面）における患者の静的検査の実施は，当然じっくりと行われることとしてここでは詳しくは述べない．PTは静的な姿勢と動的な状況における相違にも注意しなければならない．

■ 単脚支持の安定性

単脚支持の安定性のチェックは特別な意味をもっている．人は通常，比較的長い時間（歩行周期の40％）単脚支持で機能的課題を遂行しているので，そこでの現象は，問題の理解に役立つ．それゆえこの機能チェックは重要である．

不安定性と逸脱運動の度合いを静的な状態でテストすることは，歩行の動的な動きの中で行うよりも簡単である．しかも現象の関連性は動的な動きにも当てはめることができる．

両脚とも片脚で立ってもらうが，まず好きなほうの脚で立つことを要求する．その際，患者がどちらの脚で単脚支持をするかに注目する．

それは患者がどちらの脚に信頼をおいているかを示し，またそれぞれの脚で単脚支持をする様子から，患者が主観的に感じている安定性を読み取ることができる．患肢で立つ際に患者が強い不安定性を示す場合，おそらく歩行の際，患肢の単脚支持期は健側に比べて短いはずである．当然の結果として，反対側ないし健側の歩幅は短くなる．

単脚支持の安定性のチェックのために，少なくとも以下の観察基準に沿ってテストする必要がある．
- 患者は片脚で立てるかどうか（右脚と左脚），そして時間を比較して相違はあるか？
- それぞれの単脚支持のバランスは？　左右を比較してどうか？
- 距骨下関節，距腿関節，膝関節そして股関節はどの関節ポジションをとっているか？
- 立脚肢に対して体幹の重心はどこにあるか？もち上げた足のほうへ骨盤が傾斜していないか？

高齢の患者には，平衡機能のチェックのためにベルグ・バランス・スケールもお勧めする（インターネットダウンロード www.chcr.brown.edu/Balance.htm）．

◆ 臨床のためのヒント

上記のポイントに沿って単脚支持をチェックする際に，しばしばメディアルコラプスが観察される（図3.4；Bizzini 2000）．

その際，以下の点が特徴的である．
- 過度の距骨下の回内を伴う内側縦アーチの消失
- 下腿の内側への崩れを伴う内旋
- 骨盤のもち上げた脚側への度を越した過剰な傾斜
- 軽度の腰椎側彎（単脚支持側が凹）

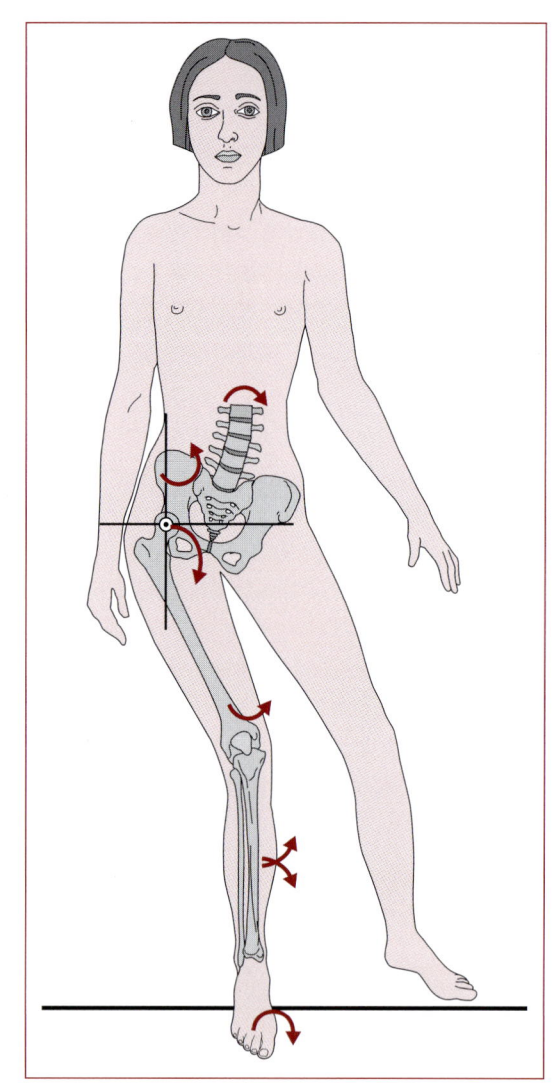

図3.4　メディアルコラプス

底屈筋群のテスト

歩行にとって大きな意味をもっているにもかかわらず，底屈筋群は驚くことにほとんどテストされていない．しかもこれまでのMMTでは特に4と5，そして患者の歩行能力の判定において，信頼性という点が乏しく不適当であった．

正常に歩行している間は，下腿三頭筋への活動要求は，ローディングレスポンスの終わりからターミナルスタンスにかけて，身体質量の前方移動に応じて高まる．この時間帯の90%は下腿三頭筋が能動的に活動し，しかも50%以上において最大収縮する．これは一歩ごとに要求され，健常歩行のためには高い耐久力の必要性が生じてくる．これまでのテストはこの耐久力の観点を持ち合わせておらず，もしくは状況のとらえ方があまりにも小さかった．片足でつま先立ちを5回繰り返せば，通常は5，すなわち正常と評価される．最近の文献でもそのように述べられている（Kendall 2001）．

しかし1961年にすでにBeasleyが，MMTで確認される筋力の統計的な過大評価について報告している．十分なもしくは正常の筋力をもっていると評価された患者が，約60%までに実際には筋力不足があった．Beasley（1961）の研究では，背臥位でのMMTは不適切であるとされている．背臥位で底屈筋に対し最大の抵抗を加えても，踵離れで必要な筋力の約18%しか査定されていない（Perry 1992）．それゆえ後年では単脚支持で自らの身体重量の抵抗に抗して，約1～5回踵をもち上げるテストに移行した（Daniels, Worthinghm 1985）．しかし90年代の半ば当たりで，1～5回単脚支持で踵をもち上げることができる患者でも，底屈筋群の筋力不足により歩行の大きな逸脱運動を示すことが知られるようになった．ここで観察されたことは，ミッドスタンスとターミナルスタンスにおける過度の背屈，ならびにターミナルスタンスにおける踵のもち上げ不足であった．

1995年8月にLunsfordとPerryは，正常な筋力の底屈筋群を有する健常者の単脚支持での踵のもち上げ回数の計測結果を発表している．20～59歳の男女合わせて200名以上が計測された．結果は平均28回で，現在の文献（たとえばDanielsとWorthinghm 1980, KendallとMcCreary 1983）で正常と評価するために推奨されている最大5回という回数の約6倍であった．

特にこの新しい知見を基に，底屈筋群のテストは直ちに以下のように行うことを推奨する．
- 患者は片脚で立つ．
- 患者は，指先を壁に触れて安定位を維持することが許されるが，指先に体重を預けてはならない．

- 膝関節を伸ばすことによって，特に腓腹筋がテストされる．
- 膝関節を曲げることによって，特にヒラメ筋がテストされる．
- 踵を繰り返し最大に可能な範囲までもち上げてもらう．
- 評価のための等級は以下のとおりである．
  - 20～25回踵をもち上げることができる＝レベル5，正常な筋力
  - 10回踵をもち上げることができる＝レベル4，正常な筋力の約40%
  - 1～5回踵をもち上げることができる＝レベル3，正常な筋力の約15%
  - 背臥位の徒手筋力テストにおいて最大にかけられた抵抗に抗して底屈できるが，立位で自分の身体重量に抗して踵をもち上げることが完全にはできない＝レベル2

健常歩行では最大筋力の約25%が要求される（MMT 3＋に相当）．これによって適当量の余力が残され，長時間歩行における疲労困憊を防ぐ．3＋と評価された筋力を有する患者は，すでに一歩ごとに最大筋力を振り絞らなければならないため，余力と耐久力を有していない(Perry 1992)．

臨床のためのヒント

筋の慢性的な疲労の危険性を有している患者には必ず注意すべきである．特にポリオ後遺症，多発神経障害，播種性脳脊髄炎などのケースがそれに当たる．

底屈筋力がGoodもしくは3＋(5～10回踵もち上げ)と評価された患者であっても，装具を考えない，もしくはもし持っていれば装具を外せる機会ととらえてはならない．それは弱っている底屈筋群に過剰な負担をかけるだけでなく，通常に歩くことが過負荷となり，場合によっては障害に導くことになる．

それでもなお，患者の能力に応じて底屈筋のトレーニングを可能にしたいのであれば，それは患者が日々のコンディションに依存しながら，いつ装具を装着したいかを自分で決定すべきである．

不適当な検査と評価は，単脚支持期で骨盤の安定性に関与する中殿筋と小殿筋にも該当する．従来より患者は側臥位でテストされ，PTは可能な限りの抵抗を加えるが，ここでは患者は代償的に股関節を伸展位ではなく屈曲位にして外転しているので，しばしば大腿筋膜張筋と腸脛靱帯のみがテストされる結果となる．これは簡単に見逃される．この代償を抑える1つの方法は，患者を半腹臥位にして股関節の伸展筋群と外転筋群を同時にテストすることである．その際，腰椎の過度の前彎に注意しなければならない．

中殿筋の筋力の評価は，単脚支持もしくは歩行中のテストに基づいて行われるべきである．MMT 5の評価は，ミッドスタンスで正常な安定性が股関節で観察できたときだけに与えるべきである．股関節外転筋群の筋力不足を有する患者は，イニシャルコンタクトと単脚支持が始まる少し前のローディングレスポンスで，反対側への過度の骨盤の傾斜か，体幹の観察肢側への側屈を示す．

従来のテスト方法によって発生する股関節外転筋力の間違った，そしてもしくは過大な評価は，患者にとって大きな不利となる．なぜなら主な問題が正しく認識されず，治療の対象とされないからである．過大評価は大腿切断の患者にも当てはまり，その理由は抵抗を与えるためのレバーアームが短いからである．

間違った査定を防ぐために，股関節外転筋群は前述したような機能的なテストによって評価されるべきである．以上の筋力評価を「観察による歩行インストラクター・グループ」では推奨している．

計測装置を使った検査の活用

観察による詳細な歩行分析と検査のためのテスト，そしてそこから生じる治療介入の実施において，多くの場合すぐによい治療成果を示すことができる．臨床テストと外からの観察では明らかに

されない，特に複雑な問題を有する場合には，付加的な情報収集のために計測装置を用いた検査が必要である．

たとえばMMTで明らかな臨床的要因が正確に確認できない，または触診ないし観察できない場合，計測装置を用いた検査によって病理学的全容を解明し，また個々の治療を立案するための基礎として，重要で正確なデータを提供してくれる．その際でも，歩行の機能における関節の運動に関する正常と異常のバイオメカニクスの包括的な基礎知識が重要となる．

将来確実に増えていくそのような計測装置の活用のためには乗り越えなくてはならない多くの課題のために，さらなる機能的解剖学と運動分析の知識が必要になることは明らかである．

触って感じる能力ならびに観察能力を可能な限り伸ばすことは，望まれていることである．最近では多くの技術的なサポートが存在する．たとえばある患者が実際に有している筋力の評価に疑いが生じたとき，計測装置による検査が正確なデータを示してくれる．それによって微妙な，しかしながら重大な筋力の障害が認識される．正確な筋力計測のためのアイソキネティクス計測装置も多く利用されている．

しかし，検査のためにもっと価値が大きいことは，非侵襲的に身体の中の様子を覗き見ることができる観察方法である．X線やMRIといったこれまでの技術は，荷重のかかっていない受動的な関節の静的画像を提供する．そういったデータを有効に評価するために，存在する機能的障害と結びつける経験則を活用しなければならない．

動的MRI(KMRI)を利用すると，関節の動的な動きを負荷時でも非負荷時でも正確に観察することができる．それは，もはや存在する病理に結びつける必要はなく，直接，神経学的および整形外科学的に存在している機能障害を観察できることを意味している．このようなテクノロジーがどのように機能し，どのように有意義に使用できるかは，PowersとSchellockが詳しく述べている(2000)．

しかしながらこれらの技術的な可能性は，臨床家が観察した出来事を理解し，正しく評価するための必要な知識を有しているときにのみ，患者にとって意味がある．しかし，計測装置で確認された逸脱運動のすべてに治療する必要はない．むしろ獲得できた知見を患者との総合的な関連性の中においてみて，回復のための効果的で有意義な治療方針に転用されるべきである．

3.7 記録とO.G.I.G.歩行分析シート

記録は必要悪のようだが，PTの仕事のうちの重要な一部とみなさなければならない．PTによってなされた仕事と結果を記録として残しておくことは，長年なおざりにされてきた．それは多分，専門領域にまたがる理解しやすい用語が乏しかったことと，根底となる学術的に認知されている要素の知識が不足していたことが理由と思われる．

O.G.I.G.によって開発された歩行分析シート(本書付録，www.gehen-verstehen.netで無料ダウンロード)は，特に下肢と脊椎に障害のある患者の検査にも治療経過の記録にも利用できる．これはもっぱら学術的に裏づけられているバイオメカニクスの知識を基礎とし，国際標準として使われている用語を用いているので，システム的かつ時間を節約しながら行う正確な検査に役立つ．

治療介入の臨床的テストにおいて，システマチックな記録は特に重要である．治療の前後で，観察とテストによって確認された質的ならびに量的な要素が記録されると，個別の治療の成果を比較することができる．臨床においてそれは，PTがすばやく実際に効果を確かめつつ治療介入できることを意味している．

歩行分析シートの活用のための補足事項

観察による歩行分析を用いた検査は，主な問題とその原因を明らかにすることができる．その

際，上述の歩行分析シートは代償運動，重要でない逸脱運動，そして決定的な主たる逸脱運動をシステマチックに確認できる．しかしながら健常歩行と病的歩行の基礎知識なしに，この歩行分析シートを用いて検査し結果の評価をしても成功しない．

注目 突き止められた身体構造に由来している障害と逸脱運動のすべてが重要ではない．したがってすべてを治療する必要はない．重要なのは，なによりも患者が経験している機能的制約に直接関連する障害と逸脱運動に着目することである．

この歩行分析シートは，観察された動きとテスト結果を該当する項目にチェックを入れるか記入できるチェックリストのように3つのパートから成り立っている．
- パート1：一歩行周期における最も重要な機能チェックのための一覧ならびに頻繁にみられる代償運動
- パート2：42の定義された歩行の逸脱運動．それらはカッコ書きで各逸脱運動が歩行周期のどこで特に重要な意味をもつかを示している．
- パート3：すべてのテスト結果，原因ならびに治療による結果の記録．

■ パート1

- 主たる問題と推奨される治療はまず検査と分析が終わった後で記入され，それは備忘録ならびに患者と医師，他のPTへの情報として役立つ．
- 脚の機能が片脚ごとに評価される．どちらの脚が検査されている，もしくはフォーカスされている観察脚がどちらであるかシートにチェックを入れる．

クリティカルイベント

次に歩行周期の8つの相におけるクリティカルイベントをチェックしなければならない．PTはシートの項目に沿って観察していき，シートにチェックを入れる．歩行周期のある相での「いいえ」のチェックは，荷重の移行や単脚支持もしくは遊脚肢の前方への動きといった機能的課題が満たされていないことを示す．

その他に，それらと結びついているたとえば衝撃吸収，単脚支持の安定性，前方への動きの維持や足の離床といった特有の機能が阻害されているかもしない．

ロッカーファンクション

ヒール，アンクルそしてフォアフットロッカーを的確に評価する練習を積むと，PTは目の前に起こっている立脚期の動きの流れの全容をすばやく把握することができる．観察されたロッカーファンクションは，「過多」，「不足」，「正常」のいずれかで評価され，それぞれのロッカーは定義された時間の中で固有の回転軸をもっている（2.4.2章「ロッカーファンクション」参照）．正常な時間を越えてこの回転軸が存在していると，そのロッカーファンクションは「過多」と評価される．それぞれの回転軸が時間的に正常より短かったり，全く存在しないときはそのロッカーファンクションは「不足」と評価される．

例
- 評価「不足」
  - 患者が床への初期接地をすでに15°底屈した状態（ローヒール）で行ったとき，ヒールロッカーの評価は「不足」である．前足部がすでに大きく下がっているので，足を全面接地させるためのヒールロッカーファンクションはわずかしか働かない．それは踵骨の回転軸がわずかな時間存在し，その相における踵骨の正常な底屈よりもはるかに小さいことを意味する．
  - イニシャルコンタクトとローディングレスポンスで前足部がすでに床に接していることにより，ヒールロッカーが存在せず，それゆえ本来前足部が接床するまでの踵骨の回転軸が存在しなければ，ヒールロッカーの評価は同様に「不足」となる．

- 評価「過多」
  - ミッドスタンスで足関節背屈位が正常の5°を超えていれば，評価は「過多」となる．ここでは足関節を回転軸とした回転の動きが長く存在する．

代償運動

デュシェンヌ跛行やトレンデレンブルク徴候といった，しばしば出現する代償運動や逸脱運動はシートにリストアップされているので，観察結果に応じてチェックを入れればよいようになっている．

腕の振り/頭のポジション

この項目では頭の目立ったポジションもしくは非対称の腕の振りが記録される．

階段昇降

機能的歩行の分析のための検査には，階段の昇降ができるかどうかのテストが必ず含まれる．歩行障害を有する患者は，日常生活で特に活動範囲の中で障害と制限による直接的な影響を経験している．

複合課題

健常歩行では，動くという仕事と認識に関する仕事を同時にやってのける能力がある（Dual task）（Wright/Kemp 1992）．私たちにとって，たとえば書類の束を左腕に抱えて，右手でコーヒーカップを持ち，同僚としばし込み入った問題について論じ合いながら，休憩室から歩いて階段を上り，二階へ行くことは当たり前のように映る．

たとえば片麻痺のような中枢系の障害をもつ患者の場合，単に歩行するだけでも多くの精神的活動が要求され，簡単な質問に答えるだけでも立ち止まらなければならない．そのような患者では，動くという仕事と認識に関する仕事を同時にやってのけることが不可能，あるいは非常に困難である．

複合課題の能力チェックは，たとえば歩行中における簡単な計算問題が適している．記録は治療の前後に行われ，パート3に正確なテスト/検査結果が記入できる．

臨床のためのヒント

複合課題をテストする際，長い時間的インターバルの後でテスト結果を比較するためには，たとえば患者が歩く計測距離を10 mといったように同じにしておく．さらに10個の簡単な計算式の小さなリストを用意しておき，それを患者は歩行しながら解かないといけない．たとえば以下のような計算である．

$$3+4 = ?$$
$$\times 2 = ?$$
$$-5 = ?$$
$$/3 = ?$$
$$……$$

その際，以下のパラメータを用いる．
- 定められた歩行距離を通過するために要した時間は？
- どれだけ多くの計算式に取り組めたか？
- 正解はそのうち何個か？

このテストは，1つの治療単位の前後もしくは1つのリハビリテーション治療が終了した後で実施される．

■ パート3

衝撃吸収メカニズム

衝撃吸収メカニズムが不適当なようであれば，それが他の関節に及ぼす影響を直ちに考慮しなければならない．たとえば骨盤の衝撃吸収メカニズムが不足すると，その影響は頸椎にまで及ぶ．

テスト/検査結果

詳細は本章「検査の実施」(98頁)を参照．

可能性のある原因

ここでは，身体構造的障害と可能性のある原因，機能的制約の主たる要因をチェック，もしくは短く正確に記述する．その際注意すべきは，神

経学で知られているように 大脳辺縁系・情動要因もまた，しばしば補助的な役割を果たしているかもしれないということである．それによって，すべての認知的，情動的そして社会感情的な要因が，他の原因とともに影響すると考えられている．このことを見逃したり，初めから目を向けないと，とりわけ身体構造的に関して効果的であるべき治療介入が最後には無に帰することがある．

歩行速度の検査

歩行速度を m/分で算出する代わりに，自分の部門もしくは診療室で患者の歩行時間もしくは歩数だけ計測すればよいように距離を定めておいてもよい．たとえば最低 10 m〔2.3.6 章「歩行速度」(17 頁)参照〕．もし可能であれば，その歩行距離の前後に助走区間と減速区間(それぞれ 2 m)を設けることをお勧めする．長い時間的間隔の後でも計測結果を比較できるために，たとえば歩行距離のようなテストパラメータが，いつも同じになるように注意する．

注目 ほとんどの場合，短い歩幅は非患側にみられる．それは患者が習慣的に患測肢に十分荷重せず，それによって立脚時間が短いからである．

計測装置を用いた歩行分析 4

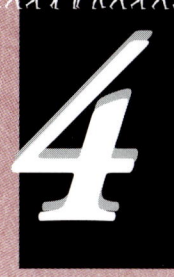

　計測装置を用いた歩行分析では，歩行をさらに正確に検査するためにコンピュータによる電子制御を用いた装置が使用される．このような技術的に高い装置を備えた歩行分析室は基礎研究ならびに他の学術的研究に適し，健常ならびに病的歩行のメカニズムに関する多くのデータを提供している．

　診断学の領域においても，歩行分析室はより大きな意味をもちつつある．患者から提供される検査結果を基に，手術計画（たとえば，痙縮の患者における再建術，人工関節全置換術）の有効性の判断材料となる．そのような理由により歩行分析室は広がりつつある．

　バイオメカニクス的な動きの定量化のために，主に3つのタイプの計測装置が使用される．
- 運動学的計測装置（たとえば赤外線カメラを用いた3次元運動分析装置，エレクトロ・ゴニオメーターを用いた運動分析）：空間における身体もしくは身体の一部の動きの計測と記述．
- 運動力学的計測装置（たとえば床反力計）：そこに存在する効果を及ぼす力もしくは動きの原因の計測．その際，存在している力の大きさと方向に関心がもたれる．
- 筋活動電位計測装置（動的な筋活動電位—electromyography；EMG）：筋が活動しているとき，直接ないし間接的に電位を計測．

■ 普及している計測方法

■ 3次元運動分析

　この方法では，各関節の動きの範囲と時間そしてタイミングが調べられる．それに加えて，運動分析システム（たとえばVICONモーションシステムズ）によって矢状面，前額面そして水平面で，股関節，膝関節，足関節そして距骨下関節の動きが描写される．まず検査される患者に反射マーカーが貼られ（計測によって股関節，骨盤，脚そして足），最低6台の赤外線カメラが，歩行中のマーカーの動きを記録する．このデータはデジタル化される．続いて特別なプログラムをもつコンピュータが，マーカーの動きを基に各関節の3次元空間における一連の動きを計算する．

■ 床反力計

　床反力計は一連の動きの中で起こる関節に機能的に要求される筋活動（関節モーメント）の計算を可能にする．矢状面と前額面における下肢の各関節の関節モーメントは，逆動力学で計算される．床反力計と運動分析システムを用いて算出された値は，個人の人体測定学上のデータ（身長，体重，下肢節の長さと周径）とともに，下肢節とそれぞれの質量，慣性モーメントならびに重心位置のデータを使って，床反力計のデータとともに使用される．

　被験者には，まず床反力計が隠された歩行路を歩いてもらわなければならない．隠してあるのは，床反力計への集中が歩行に影響することがあるためである．立脚肢が床反力計に接するやいなや，垂直方向，前後方向，左右方向の床反力が計測される．そして運動分析システムで得られたデータを一緒にすると，一歩行周期中における圧の中心（center of pressure，床反力ベクトルの作用点）の位置と下肢節の加速度が決定される．このデータが，運動力学の計算に適したソフトウェアの助けを借りて，各関節に発生する関節モーメントを決定するために利用される．

　逆動力学的計算によって関節モーメントが計算された後で，関節の受動的な要素によって生じる

モーメントを差し引くと，筋張力による真の関節モーメントが決定される．

例

- 膝関節に伸展方向の外部モーメントが存在するとき，床反力ベクトルは膝関節の前方を通過しており，膝関節の過伸展を防ぐために屈筋群の活動が呼び起こされると考えられる．しかしながら関節包，靭帯，腱の受動的張力による十分な安定性のおかげで，付加的な筋活動の必要性はなくなる．また伸展力は床反力による伸展方向のモーメントで得られるので伸展筋群の活動も必要でなくなる．
- 同じメカニズムが股関節にも当てはまる．矢状面で床反力ベクトルが股関節の後方にあるとき，伸展方向の外部モーメントが存在するが，股関節の関節包，靭帯，腱の受動的張力による十分な安定性のおかげで，股関節屈筋群の活動なしで矢状面における安定性が生じる．

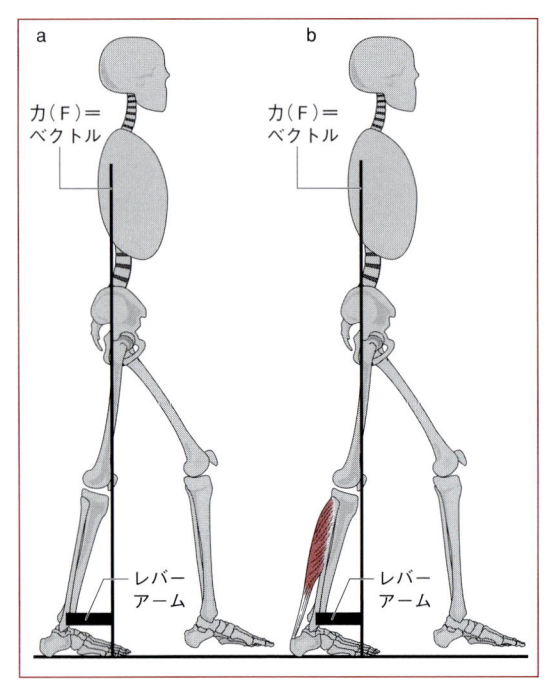

図 4.1　矢状面における床反力ベクトルと足関節
a：外部モーメントは背屈方向
b：ヒラメ筋と腓腹筋の遠心性の活動によって生じる底屈方向の内部モーメント

補説

外部モーメントと内部モーメント：以前には立脚期における回転モーメントを計算するために，床反力ベクトル（力の大きさと方向）が，その力が作用した瞬間に撮影された写真に転写されていた．床反力ベクトルから各関節の回転軸までの垂直距離は，コンピュータで計算された．この距離がレバーアームである．次に床反力のモーメントを求めるために，レバーアームと力のベクトルが掛け合わされる．つまり動きの各ステップでレバーアームが長く床反力が大きければ，回転モーメントもそれに相応して大きくなる．次の方程式が成り立つ．

回転モーメント（M）＝力（F）×レバーアーム（r）

矢状面で回転モーメントは，関節のどちら側に床反力ベクトルが通過しているかによって，屈曲もしくは伸展力を発生させる．慣性力と重力の効果がここでは省略されているが，それでもなおこの方法は，立脚期で発生する応力の理解には役立つツールであった．これらの計算方法を基にして算出されるモーメントは，各関節に作用する外部モーメントである．内部の能動的な力（たとえば筋の活動）または受動的な力（靭帯や関節包）は，外部モーメントに対して反対方向に働く．たとえばミッドスタンスで，背屈方向の外部モーメントが発生すると床反力ベクトルが足関節の前方を通過し（図 4.1a），下腿の前方への崩れを防ぐために下腿三頭筋が活動することが要求される．そのように内部に底屈方向の回転モーメントが発生し，背屈方向の外部モーメントに対し，反対方向に働く（図 4.1b）．

身長と体重の異なる複数の患者のデータを比較するために，モーメントの値はその患者の脚の長さと体重で割って，比較可能な数値にする．その結果は一般的に Nm/kgm で示される．

■ 動的筋活動電位（EMG）

動的筋活動電位では，筋の活動時間と相対的強度が計測される．皮膚と皮下組織の下の筋の活動を直接計測するのは不可能だが，筋活動電位は筋機能の間接的な指標となる．しかしながら，そこから結論づけられた筋力は，制限された範囲での推測でしかない（De Luca 2002）．

計測では筋線維の化学的興奮に伴う電位を筋と境界にある軟部組織を介して計測し，インパルスとして描き出す（Schewe 2000）．その際，筋活動電位はアンプによって増幅され，FM信号に移されデジタル化される．例として，アメリカのBio-Sentry Telemetry社の計測器を使用した場合がある．

計測には，2つの異なる電極が用いられる．

- 筋内に針を差し込むタイプ．筋腹と腱を触診で確認してから針を挿入し，電気刺激によって筋が活動することを確認することで，電極が正しい位置に刺されているかどうかをチェックする．この方法を応用するには特別な講習を受け，ライセンスを取得する必要がある．
- 体外型の皮膚接触電極の応用においても，電極を当てる正確な位置に注意する．しかしこの方法は特別な講習受講を必要としない．深部の筋や近くにある筋の活動を厳密に区別することはできない（Cross talk）．

その他の計測方法

■ フットスイッチ・システム

このシステムは足の床への接地パターンと接地時間を計測する．この計測はほとんど費用がかからない装置であり計測を臨床現場の中で行うことができる．必要なセンサーは，特製のインソール，もしくは踵，中足骨頭，第一指に貼りつける約$1.5\ cm^2$の平らで，圧に敏感なスイッチである（図4.2）．それらによって足裏の特定の部分が床に接地している正確な時間（タイミングと長さ）が計測され，計測データが正常パターンと比較される．計測結果は，個々の患者の歩行周期の特徴を

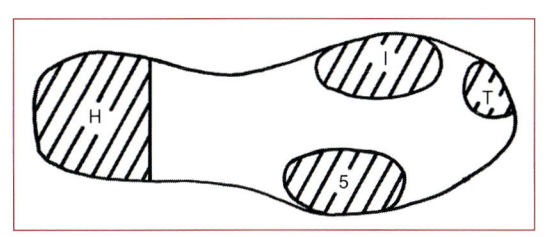

図4.2　フットスイッチ・システム
H＝(heel)踵，5＝第5中足骨頭，1＝第1中足骨頭，T＝(toe)第1指

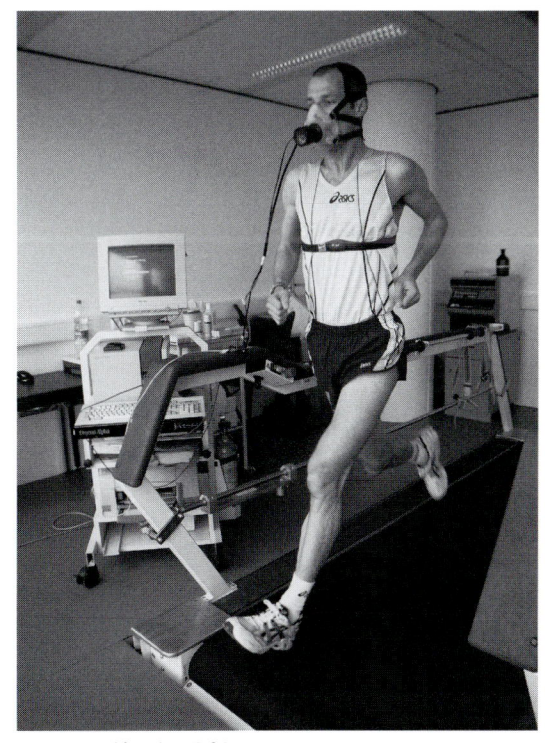

図4.3　呼気ガス分析
ケルンにあるドイツ・スポーツ学校における計測

示す．

■ 呼気ガス分析（酸素消費量測定）

エネルギー消費と歩行の効率を調べるために，数ある方法の中で特になされることは，仕事の間の酸素消費の計測である．ほとんどの研究で一般に用いられている方法は，呼気ガス分析である（図4.3）．計測される患者には，たとえばトレッドミルの上を走るといった決まった負荷がかけら

れる．酸素消費が安定したレベルに達すると，呼気と吸気が分析される(breath-by-breath-method)．その際，分析されるパラメーターは酸素摂取ならびに二酸化炭素放出である．酸素摂取からカロリー消費が計算される．二酸化炭素の量は酸素摂取で割られ呼吸商となり，脂肪燃焼を示す．これらのすべてのデータは，仕事に必要なエネルギー消費を知る手がかりとなる．

注目 計測装置を用いた検査方法は，自動的に明確な診断結果が得られるわけではない．すべての計測は，慎重に計画されなければならない．必要となるセンサーやマーカーは正確に取りつけなければならないし，すべての計測装置，ケーブル類，センサー，カメラならびにコンピュータとソフトウェアは間違いなく機能しなければならない．すべての得られたデータは，慎重にかつ正しく評価され，解釈されなければならない．習慣的な間違いも起こりやすいものである．

計測装置を用いた歩行分析においても，健常運動に関する基礎知識と訓練された観察眼は，得られたデータと結果の解釈とチェックのための重要な必要条件である．まとめると，計測装置を用いた検査は，きわめて複合的なプロセスであり，1人でこなすことはほぼ不可能である．計測と得られた情報の解釈に責任をもつスペシャリストのチームの存在が有効である．

ロサンゼルスのランチョ・ロス・アミーゴ国立リハビリテーションセンターの病理運動学研究所では，すべてのチームメンバーのために週に1回，歩行分析会議が召集され，コンピュータ計測で得られたデータをもう一度，観察による歩行分析によってチェックされ比較される．計測とビデオによる観察で一致を得て初めて，そこからデータの解釈は関連性を有するものとなる．また，相方の結果が異なれば，計測がやり直される．

病的歩行
―逸脱運動の原因と影響

歩行の逸脱運動を観察し評価するために，まずすでに説明した健常歩行の機能ならびにメカニズムを正しく理解しなければならない（第2章）．それはさまざまな逸脱運動を定義づけ，そして有意義な診察結果を得るための基礎を形成する．最も頻繁に観察される逸脱運動は，ランチョ・ロス・アミーゴ国立リハビリテーションセンターのPerry博士と彼女のチームによる長年の仕事で，特定され名づけられている（Perry 1992）．

以下に43の逸脱運動の定義とその主たる原因，歩行における機能的課題の遂行に関連する影響と意味を説明する．これらは主たる逸脱運動に伴う二次的現象も含んでいる．これらによって，ほとんどがいくつかの逸脱運動のコンビネーションによる患者の個別の問題を正確に認識し，記録して適切に治療することが可能になる．

ウェルニッケ-マン肢位やデュシェンヌ跛行といった一般によく知られている名称は，逸脱運動の単なる複合された総称名である．これらの関連性と特徴は患者によって異なることもあり，そのうえ慣用されている総称名の定義は不正確な部分があるので，個々の問題をこれらの名称だけでは記述できない．

治療の効率性は，部分的に代償運動を含む多くの観察されうる逸脱運動の中から，いかに早く，主たる逸脱運動とその特有の原因を見抜くことができるかによる．この章では，個々の逸脱運動において可能性のある原因をリストアップしてあるので，疑いのある原因に対する確証や，もしくは新たな仮説を立てることができる．

明らかに観察されうるある関節の逸脱運動が，実は他の関節にそれ以前から存在していた隠れた逸脱運動の結果であったということは，珍しいことではない．このような場合，観察された逸脱運動は主たる逸脱運動ではなく，他の関節の主たる逸脱運動に伴う二次的現象である．

例 たとえば簡単に観察される過度の膝関節屈曲の原因が，時には非常に見抜くことが困難な主たる逸脱運動である過度の背屈であることがある．このとき，膝関節屈曲は単に背屈に伴う二次的現象であり，PTは逸脱運動にとってどの原因が考慮の対象になるか，過度の背屈も含めて確かめる必要がある．リストを用いると，1つの主たる逸脱運動に対してすべての重要な逸脱運動と原因をすばやく確かめることができ，たとえば多くの可能性を有したデュシェンヌといった言葉に迷わされずにすむ．

注目 患者にとって歩行の逸脱運動の典型的な不利益は，
- 立脚安定性の低下（単脚支持）．またそれに相当する安心感の損失
- 歩行速度の低下
- 加速力の低下（耐久力の減少）
- エネルギー消費の増大：そのため早く疲れきってしまう．

歩行の逸脱運動は，場合によっては患者にとって利点であることがある．逸脱運動が歩行に及ぼすプラス作用を考慮することは，個々に適用する治療戦略を練るうえで助けとなる（第6章）．

5.1 足関節における12の逸脱運動

距腿関節と距骨下関節において以下の歩行の逸脱運動が観察されることがある．

ローヒール low heel（底屈位での踵接地）
- 足関節は15°底屈，膝関節は完全伸展の状態で初期接地
- 初めに接地するのは踵だが，そのとき足が床に対してほとんど平行である．

フォアフットコンタクト forefoot contact
- 足関節が約20°底屈し，膝関節が20°屈曲した状態で，前足部から初期接地

フットフラットコンタクト foot-flat contact
- 足底全体で初期接地

フットスラップ foot slap
- 踵接地の後の制御されていない底屈動作．ペタンという音を伴う．

過度の底屈 excess plantarflexion
- 正常とされる範囲を超えて底屈している．

過度の背屈 excess dorsal flexion
- 正常とされる範囲を超えて背屈している．

過度の回外（内反）excess supination
- 正常とされる範囲を超えて，踵骨もしくは前足部が内がえしの状態．

過度の回内（外反）excess pronation
- 正常とされる範囲を超えて，踵骨もしくは前足部が外がえしの状態．

ヒールオフ／早すぎるヒールオフ heel-off/premature heel-off
- ローディングレスポンスとミッドスタンスで踵が床から離れている．

ノーヒールオフ no heel-off
- ターミナルスタンスとプレスイングで踵が離床しない．

トゥドラッグ toe drag
- 遊脚相で指，前足部，もしくは踵が接床している．

反対側の伸び上がり contralateral vaulting
- 遊脚相の観察肢を前方へ振ることが可能になるように，早くから，もしくは過度に反対側の立脚肢の踵を持ち上げる状態．

5.1.1 主たる問題としての足関節の過度の底屈，ローヒール，フォアフットコンタクト，フットフラットコンタクト，フットスラップ

立脚相で足関節の過度の底屈は歩幅と歩行速度を減少させ，前方への動きを制限する．同時に安定性も制限され，直立姿勢が困難になる．

遊脚相で過度の底屈は自由な脚のスイングを阻害する．そのためエネルギー消費を増大させる．

注目 ローディングレスポンス，プレスイング，イニシャルスイングの動きの流れは，足関節で底屈を生じさせる．その際，関節の正常な動きの範囲は各相によって5～15°の底屈である．その範囲を超えると機能的な問題が生じる．観察の際，上記の3つの相でわずかな過度の底屈は非常に見抜くことが困難である．その他のすべての相で，過度の底屈は容易に識別することができる．

■ 各相での影響

■ イニシャルコンタクト

過度の底屈の場合は3つの初期接地の異常形態がある．それぞれの差異はターミナルスイングでの膝関節のポジションに関連する．

ローヒール
- 底屈位で踵接地（図 5.1）
- 足関節は約 15° 底屈，膝関節は完全伸展の状態で初期接地
- 初めに接地するのは踵だが，そのとき足が床に対してほとんど平行
- それによってヒールロッカー機能は減少

フットフラットコンタクト
- 足底接地
- 足底全体で初期接地

フォアフットコンタクト
- 前足部接地（図 5.2）
- 足関節が 20° 底屈し，膝関節が 20° 屈曲した状態で前足部から初期接地
- ヒールロッカー機能は消失

■ ローディングレスポンス

過度の底屈の原因と初期接地のタイプによって，ローディングレスポンスで以下の逸脱運動が示される．

フットスラップ

背屈筋群が弱く，前足部が床へ向かう動きが適切に制動されないと，踵の初期接地に続いてすぐに足底が接地する．背屈筋群の筋力不足により，下腿の前方への動きも十分に行われず，結果として膝関節屈曲も小さくなる．結果としてヒールロッカー機能は不適切で衝撃吸収が減少もしくは完全に消失する．

臨床のためのヒント

このタイプの逸脱運動は急速な落下による音で確認できる．

フォアフットコンタクト

初期接地は前足部で行われる．荷重移行期において前足部接地は原因によって 3 つの観察可能な運動パターンを示す．
- 足関節に可動性が残っている場合，前足部の接地の直後に踵が荷重によってすばやく床へ落ちる．その間，下腿はほぼ直立したままである（図 5.3a）．
- 足関節が底屈位で可動性がない場合，2 つの異

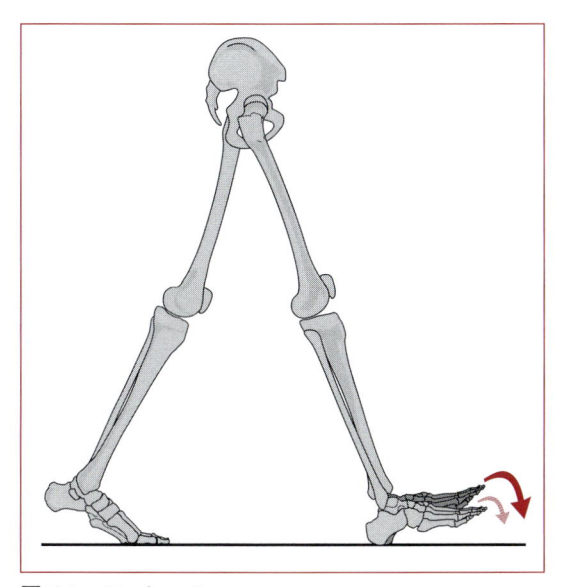

図 5.1　ローヒール
底屈位で踵接地

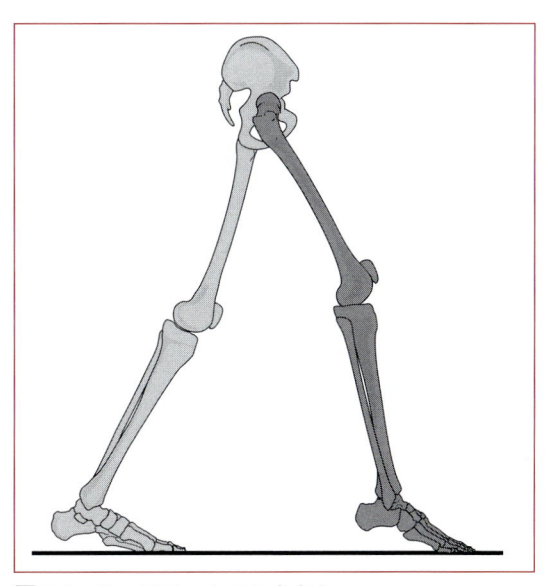

図 5.2　フォアフットコンタクト
前足部接地

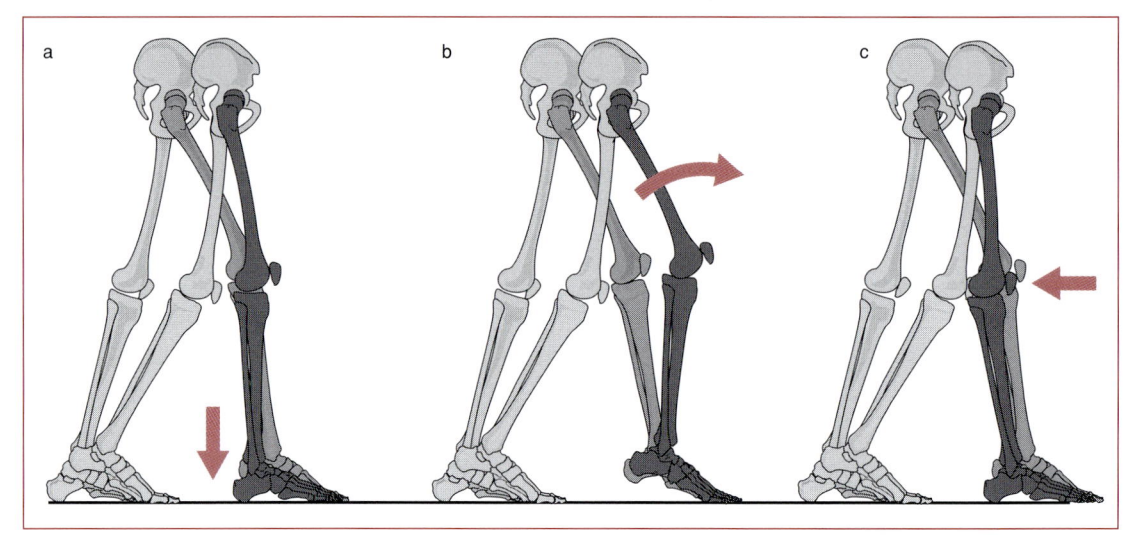

図5.3　ローディングレスポンスにおいて，フォアフットコンタクト後の3つの異なる運動パターン

なるパターンがある．
- 踵が床から浮いたままの状態（ヒールオフ；図5.3b）．
- 踵が床方向へ押され，膝関節が急激に過伸展位に押される（extension thrust；図5.3c）．

■ ミッドスタンス

　足関節の過度の底屈は，この相で下腿の前方への動きを阻害する．足底の床への完全接地が維持されていると，下腿は例外なしに膝関節の受動的な動きの範囲だけ動く．アンクルロッカーが機能するためには，ミッドスタンス（歩行周期の30％）で足関節は5°背屈位まで可動することが必要である．それゆえこの相で5°背屈位に満たないすべての可動域制限は，逸脱運動である．アンクルロッカー機能が阻害されると，そのことに比例して反対側の足の歩幅は減少し，歩行速度は減少する．

　過度の底屈を有する患者の場合，ミッドスタンスで3つの典型的な代償運動が観察される．
- 早すぎるヒールオフ（図5.4a）
- 膝関節の過伸展（図5.4b）
- 体幹の前傾（図5.4c）

　すべての逸脱運動は，過度の底屈にもかかわらず身体を前方へ移動させようという試みと努力の表れである．その際，代償運動の大きさは歩行速度と残存する膝関節の可動性によって変化する．しばしば3つの代償運動の混在も観察される．

早すぎるヒールオフ

　早すぎるヒールオフは，十分な筋力があり，その他の制約条件がない患者にみられる．それに該当する患者はローヒールで接地し，可動性のない底屈拘縮を有しているにもかかわらず前足部より前方へ身体を運ぶことができる．その際，踵の早期離床がみられる．すなわちターミナルスタンスではなく，ミッドスタンスですでに踵が離床する（図5.4a）．

　踵離床のタイミングは，底屈拘縮と随意的な勢いの程度によって正確に決まる．足底接地の時間はそれに相応して短くなる．このエネルギー消費の高い運動は付加的に時間を必要とし，歩行速度は約30％減少する（Perry 1992）．

膝関節の過伸展

　身体の勢いに従って，後傾位でブロックされた脛骨の上で大腿骨が前に行こうとする瞬間，膝関節の過伸展が起こる（図5.4b）．この動きに筋力は必要とされないが，靱帯が伸ばされる．

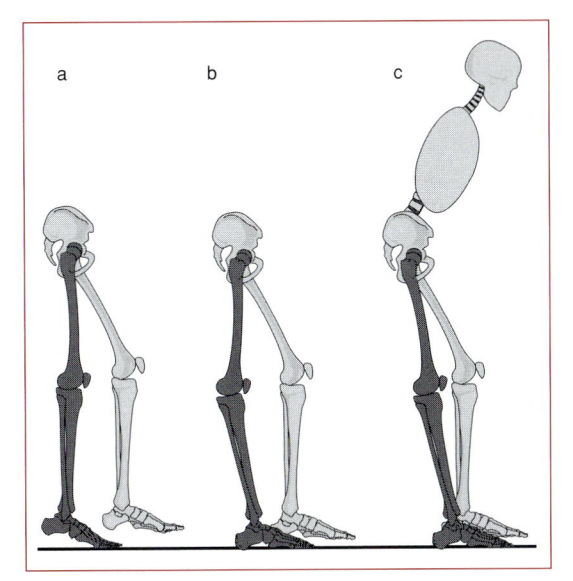

図 5.4　ミッドスタンス
過度の底屈における 3 つの典型的な代償運動
a：早すぎるヒールオフ
b：膝関節の過伸展
c：体幹の前傾

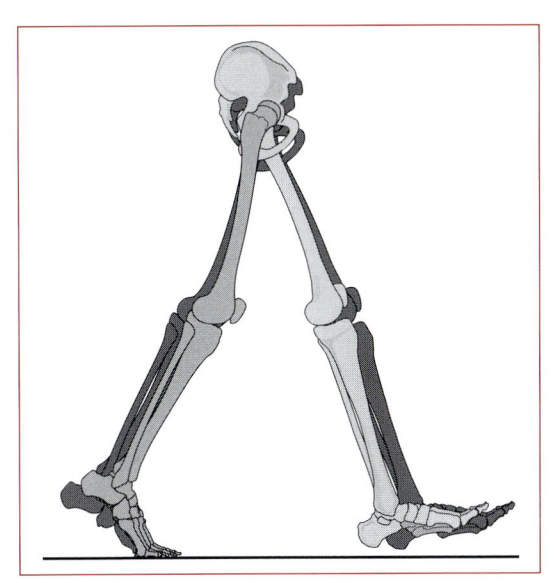

図 5.5　ターミナルスタンス
過度の底屈による極端な踵のもち上げ

　この種の代償運動は，片麻痺や不完全脊髄麻痺，中枢性麻痺の患者によくみられる．膝関節の過伸展の動きの範囲は，成長期の子どもや痙縮のある場合にさらに大きくなることがある．この代償運動は関節に繰り返し荷重をかけるので，その結果靱帯は伸びざるをえない．

体幹の前傾

　これは主に身体重心を支持面上にもってくるのに役立っているだけで，前方へ向かって歩くことにはわずかしか役立っていない．体幹の傾きは骨盤の前傾を伴っていることがよくある（図 5.4c）．この姿勢で立位の安定性が得られているわけだが，股関節伸筋群と背筋群は活動を強いられており，時には過負荷となる．前傾が重度の患者は，正常な歩行速度の 15％ぐらいの非常に遅い歩行をする．可動性のない底屈拘縮がミッドスタンスで適切なアンクルロッカー機能を妨げる．

■ ターミナルスタンス

　ターミナルスタンスで過度の底屈が歩行のメカニズムに及ぼす影響は，前足部を安定させ，その直上を越えて身体重心を前方へ運ぶ能力に左右される．この相で患者が踵離れに至ることができなければ，反対側の歩幅はきわめて小さくなる．歩幅は患肢の膝関節の過伸展や体幹の前傾が許容する範囲にも影響される．

　踵をもち上げる十分な勢いと力がある患者は，その後に控えた本来の底屈運動と過度の底屈の見分けがつきにくいため，見たところほぼ正常な運動パターンに似た動きを示す（過度のフォアフットロッカー機能；図 5.5）．この動きの流れの中で，身体重心は大きくもち上げられ，結果として大きなエネルギーが消費される．このとき歩幅は小さくなる．

■ プレスイング

　ターミナルスタンスで前足部支持が達成されれば，プレスイングでははっきりとした逸脱運動は観察されない．この相で足関節底屈は正常である．ターミナルスタンスで足底が完全に接地していれば膝関節は過伸展，体幹は前傾し，反対側に荷重が移った後で患肢の踵が離床する．したがって踵離れとイニシャルスイングのための大腿の動きは非常に遅い時期に起こる．

■ イニシャルスイング

この相の始まりで足関節底屈は正常なので，過度の底屈を見分けるのは困難である．つま先離れのために，股関節屈曲と膝関節屈曲が十分であれば，この相で過度の底屈はその他の影響を及ぼさない．

■ ミッドスイング

過度の底屈はミッドスイングで顕著になる．この相で距腿関節はニュートラルポジションに戻っているべきだが，足は底屈したままである．結果としてつま先が床をこすり〔トゥドラッグ；toe drag（図 5.6a）〕，遊脚相が早く終了し，前方移動は大きく阻害され，つまずき転倒の原因となる．

背屈不足に対する頻繁にみられる代償運動は股関節の過度の屈曲運動で，それによって足を振り抜くことを可能にする（図 5.6b）．

過度の膝関節屈曲が足を床にこすりつけないための代償運動であるかのように，しばしば間違ってとらえられることがある．簡単に観察できうる過度の膝関節屈曲は，大腿が大きくもち上げられることによる結果である．

注目 代償運動のための適切な股関節屈曲がなされない場合，その他に 3 つの代償運動が観察さ れることがある．

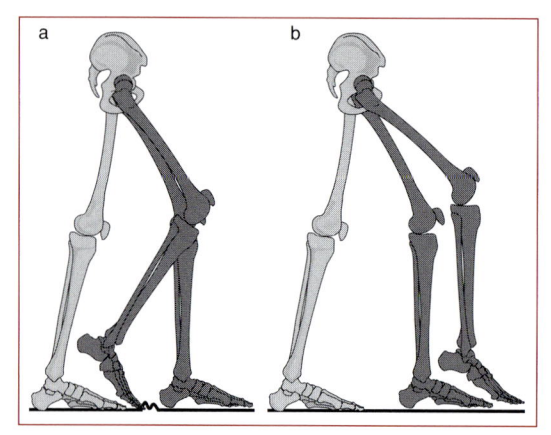

- 分廻し
- 体幹の側屈
- 反対側の伸び上がり．立脚肢の足関節が過度に底屈し，身体がもち上げられる．それによって患肢と床とのクリアランスが確保され，足を振り抜くことができるようになる．

■ ターミナルスイング

ターミナルスイングにおける足と床とのクリアランスの点で，過度の底屈はほとんど問題を生じさせない．その理由は股関節屈曲と膝関節伸展で，足関節が底屈していても足を床の上でクリアランスを保つことができることによる．

注目 ミッドスイングでみられたつま先の床へのこすりつけは，ターミナルスイングが始まる時期に足が上昇することによって終わる．ミッドスイングが終わってもつま先が床をこする現象は，過度の底屈に膝関節伸展の不足が伴っていることを示唆する（Perry 1992）．

▌ 足関節の過度の底屈の原因

足関節の過度の底屈の原因には，固有受容器の損傷の他に以下の 4 つのカテゴリーがある．
- 背屈筋群の筋力不足
- 底屈拘縮（3 つのカテゴリー）
- 腓腹筋とヒラメ筋の痙縮（分離されていない運動制御）
- 大腿四頭筋の筋力不足に対するポジション

■ 背屈筋群の筋力不足

本来，背屈筋群は床へ向かう前足部に適切にブレーキをかける．その筋力が弱すぎるとフットスラップが生じる．背屈筋群の筋力が弱すぎる場合，足をニュートラルポジションまでもち上げることができない．長母指伸筋と長指伸筋と第三腓骨筋の残存する筋力が背屈と外がえしの複合を生じさせる．

また逆の可能性もある．つまり底屈と回内のコ

図 5.6　ミッドスイング
a：トゥドラッグ（つま先が床をこすること）．過度の底屈によるつまずき転倒の危険
b：過度の底屈，代償運動として過度の股関節屈曲と膝関節屈曲

ンビネーションである．大人になってから障害をもった場合，15°を超える過度の底屈（尖足位）はまれであり，これは痙縮を伴う麻痺が原因の場合にも当てはまる．子どものころからの背屈筋群の弛緩性麻痺は30°まで，もしくはより大きな角度の受動的底屈の原因となる．

■ **底屈拘縮**

3つのカテゴリーに分けることができる．
- 30°の底屈拘縮
- 可動性のない15°の底屈拘縮
- 可動性のある15°の底屈拘縮

30°の底屈拘縮

30°ないしそれ以上の底屈拘縮は，歩行周期のすべての相で観察されうる逸脱運動の原因となる．初期接地は前足部で行われ，膝関節屈曲を伴い（図5.2），この順応は前方移動を容易にする．フットフラット接地は可能だが，ほとんど行われない．立脚相では例外なく前足部が支持面で踵は接地せず，ヒールロッカーならびにアンクルロッカー機能が欠落し歩幅は縮小する．遊脚相で患者が代償運動をしなければ，つま先が床をこするトゥドラッグが観察される．

可動性のない15°の底屈拘縮

歩行周期のいくつかの相で観察可能な逸脱運動の原因となる．逸脱の大きさは歩行能力の力強さに反比例する．出現する逸脱運動は，
- イニシャルコンタクトにおけるローヒール
- ローディングレスポンスにおけるフットフラット
- ミッドスタンスにおける下腿の加速不足（アンクルロッカー機能の不足）
- ミッドスイングにおけるトゥドラッグ

力強く歩行する患者のローディングレスポンスとミッドスタンスにおける逸脱運動は，訓練された目でなければ観察できない．なぜなら踵離れがわずかに早すぎる時期に起こるだけだからである．筋力の乏しい患者がゆっくり歩くとつま先で蹴り返すためのエネルギーと勢いが不足し，踵離れ不足とアンクルロッカー機能の欠落により膝関節が過伸展できる範囲にまで前方移動が制限される．

ミッドスタンスとターミナルスタンスで背屈不足を補うその他の運動は，距骨下の過度の外がえしで，2つのメカニズムによって過度の底屈が目立たなくなる．
- わずかな背屈は，外がえしの正常な結果である．
- 外がえしは付加的に足根骨間の関節を緩め，さらなる背屈を可能にする．このメカニズムは下腿と前足部間の角度を小さくする（Norkin et al 1992）．

可動性のある15°の底屈拘縮

可動性のある底屈拘縮が外力に負けて動く性質は，足関節が身体重量により背屈することを可能にしているためイニシャルコンタクトとローディングレスポンスのみ，足にとって不都合なポジションが生じる．健常歩行ではミッドスタンスとターミナルスタンスにおいて腓腹筋とヒラメ筋によって制御されるが，可動性のある底屈拘縮の場合にも見かけ上これと同じ動きが観察される．脛骨の前方へ動く速度は可動性の度合いによって変化する．この逸脱運動はほとんど観察できない．動作中のEMG計測を行うと，底屈拘縮とヒラメ筋の活動の違いをはっきり区別できる．

可動性のある底屈拘縮は，ミッドスイングで背屈筋群の筋力不足の結果と同様の過度の底屈を示す．ミッドスイングで背屈筋群は，全く抵抗のない状態で足をすばやく持ち上げるMMT 3に相当する筋力で活動する（Winter et al 1986）．この筋力では底屈拘縮のある足部をもち上げることができない．

◆ 臨床のためのヒント

可動性のある拘縮は可動性をチェックすることによって確認できる．その際には，該当する関節を各方向に動かすために，どれくらいの力が必要かを正確に評価する必要がある．通常，関節は抵抗なしで，その関節の可動域を動かすことができる．

背屈筋群の筋力不足を可動性のある底屈拘縮から区別するために，ローディングレスポンスでフットスラップの有無を確認する必要がある．フットスラップは背屈筋群の筋力不足の場合に起こり，底屈拘縮では起こらない．

■ 腓腹筋とヒラメ筋の痙縮

痙縮が強い場合，ヒラメ筋や腓腹筋の収縮が持続することがある．その場合，歩行パターンが底屈拘縮の場合と似通ったものになる．この下腿三頭筋の過度の筋緊張は，原始的な伸筋群の共同運動として頻繁に観察される．

ターミナルスイングにおいて，大腿四頭筋が立脚準備のために膝関節を伸展し始めると，ヒラメ筋と腓腹筋の協調的な活動が起こる．ターミナルスイングで足関節はミッドスイングの背屈位から15°底屈位まで動き，これはたとえば片麻痺患者の場合にみられる現象である．

立脚相全般にわたって足関節は底屈が持続し，イニシャルコンタクトからプレスイングまで影響を及ぼす．イニシャルスイングとミッドスイングで足関節は背屈する．脚を振り出すための原始的な屈筋共同運動が，底屈筋の活動を終わらせる．そのため足関節はほとんどニュートラルポジションまで背屈し，ミッドスイングまでその肢位を保持する．

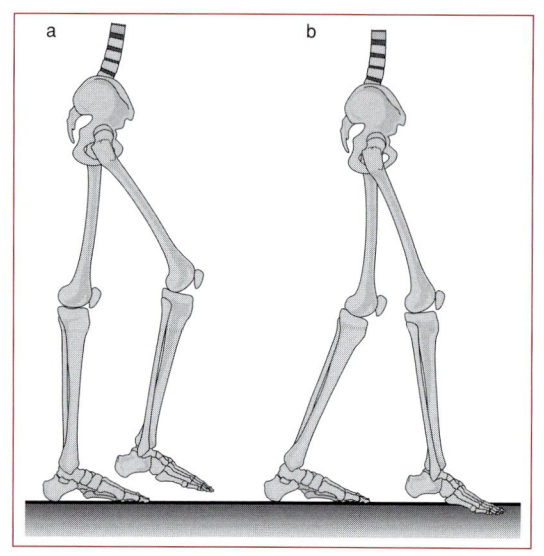

注目 イニシャルスイングとミッドスイングで足関節がそれ以前の底屈位から背屈すれば，それは底屈拘縮ではなく，痙縮による共同運動といえる（図5.7）．

■ 大腿四頭筋の筋力不足に対する過度の底屈

保護メカニズムとしての足関節の過度の底屈は，ターミナルスイングで出現する．筋力が乏しい大腿四頭筋をローディングレスポンスで発生する膝関節屈曲から守るために，患者は正常な選択制御を用いて，ヒールロッカー機能を減少させる．ヒラメ筋の早期の活動が足を約10°底屈させる．腓腹筋はほとんど関与しない．足はローヒール・ポジションで床に接地し，残りの底屈運動は背屈筋で制御される．この運動が下腿の前方への動きを小さくし，それによって膝関節屈曲を防ぐ．そして制御のための大腿四頭筋の活動を不要にする．

その先のミッドスタンスにおける前方への動きの際に，膝関節の伸展を保持するために下腿三頭筋が必要量に相当して働く．そして足関節は背屈を制限され，膝関節の屈曲が制限されるために大腿四頭筋の活動は少なくてすむ．大腿四頭筋の筋力不足を補うために下腿二頭筋の活動が継続するが，プレスイングになると下腿三頭筋の活動が必要なくなるので，この時期に足関節の最大背屈がみられる．残りの相における足関節背屈は正常となる．

注目 この場合，ターミナルスタンスまで持続する底屈は下腿三頭筋の代償運動によるものであり，必ずしも下腿三頭筋の痙縮のためではない．しかし片麻痺患者においては，大腿四頭筋の二次的な廃用性萎縮があるので，下腿三頭筋の痙縮が

図 5.7
a：ミッドスイングにおいて足関節は背屈し，股関節と膝関節の屈曲パターンがみられる．
b：ターミナルスイングにおける同時伸展．膝関節伸展に足関節底屈が伴い，股関節屈曲は減少する．
観察肢：右

さらに強められることがある．それは治療の際に，下腿三頭筋のリラクセーションの他に，大腿四頭筋のとりわけ遠心性の機能をトレーニングしなければならないことを意味する．

臨床のためのヒント

膝蓋大腿関節の疼痛を患う患者は，ローディングレスポンスにおいて意図的に大腿四頭筋の正常な活動を回避する．そしてローヒールを行い，遠心性の筋の活動によって生じる膝蓋骨への圧力を下げる場合がよくみられる．

出現する痛みは，膝蓋骨が誘導される大腿骨顆の溝との関係において不完全な形状の適合に由来することがよくある（Powers et al 2000）．大腿骨顆の溝が平坦化していれば膝蓋骨はそこから外れ，メカニズム的に間違ったポジションをとる．正常な状況では，大きな関節面に均一に分散されるはずの膝蓋骨の圧力が，間違ったポジションによって接触面が減少し，小さな面に圧力集中が起こる．それが痛みの原因となる．

テーピングや目的に合致した筋力トレーニングによって膝蓋骨が正しいポジションに戻れば，膝関節の痛みはすぐになくなり，直ちに足関節の正常な動きと大腿四頭筋の正常な活動が可能になる．この膝蓋骨の正しいポジショニングによって，元来備わっている膝蓋骨と大腿骨の関節面にほとんど均一な圧分散が生じる．

注目

- 膝蓋骨の間違ったポジションは，平坦化した大腿骨顆の溝が原因でよく起こる．このとき，頻繁に観察される内側広筋の萎縮は，膝蓋骨の間違ったポジションが原因ではなく，単独で萎縮したわけでもない．むしろ痛みからの逃避行為によって導かれた大腿四頭筋の不活動性が萎縮の原因である．
- 内側広筋を単独でトレーニングすることは不可能である．むしろ各患者にとって適切な下肢の各体節の正常なアライメントの再構築に注意を注がなければならない．それは多くの場合，大殿筋，中殿筋，大腿四頭筋全体そして股関節外旋筋群の適切な筋力トレーニングを意味する．
- この問題において，たとえばほとんどすべての場合に行われる膝蓋支帯切断術といった観血的療法は，不必要で役に立たない（Powers 2000）．

5.1.2 主たる問題としての足関節の過度の背屈

ミッドスタンス（5°）とターミナルスタンス（10°）以外のすべての相で，ニュートラル・ゼロ・ポジションを超えた背屈は逸脱運動を表している．この両方の相で5°以下の背屈は正常な範囲ではあるが，個々のケースでは，歩行のメカニズムをはっきりと機能的に阻害していることがある．角度がわずかなので，ミッドスタンスとターミナルスタンスで背屈が過度か否かは観察が困難かもしれない．これらの相での膝関節屈曲，ならびにターミナルスタンスで踵離れの欠如は，過度の背屈を示す．

過度の背屈の概念は，正常な底屈の欠如を示すことにも用いられる．そのような逸脱運動は，ローディングレスポンス，プレスイングそしてイニシャルスイングで出現することがある．過度の背屈は遊脚相よりも立脚相で機能的にかかわってくる．

過度の背屈が各相に及ぼす影響

■ イニシャルコンタクト

過度の背屈が時々出現し，不安定な状況を示す．ヒールロッカー機能が過度に出現する（図5.8）．

■ ローディングレスポンス

2つの過度の背屈の形態が可能となる．
- フットフラットでイニシャルコンタクトし，引き続き過度の背屈：フットフラットで初期接地し，通常はヒールロッカー機能に伴う底屈10°の可動域が阻害される．そしてその後，体重が

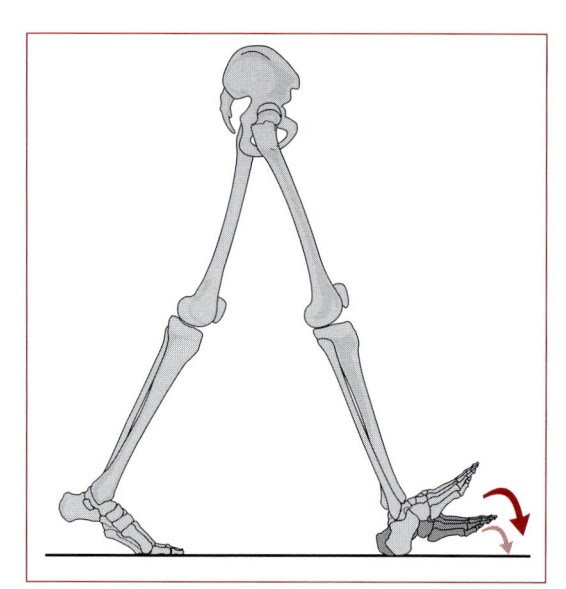

図 5.8　イニシャルコンタクト
過度のヒールロッカー

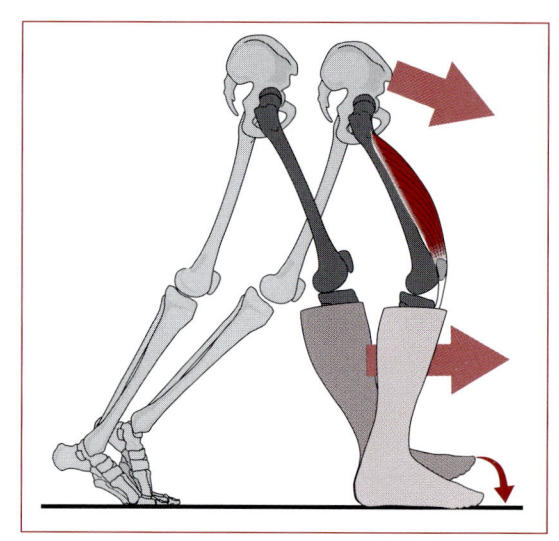

図 5.9　ローディングレスポンス
装具によって足関節がニュートラル・ゼロ・ポジションで固定された場合の過度のヒールロッカー．過度の膝関節と股関節の屈曲が伴う．

負荷されると過度の背屈が起こる．

- 足関節の正常な底屈の阻害：たとえば足関節の強直や底屈制限をつけた装具の装着によって足関節がニュートラル・ゼロ・ポジションで固定されると，下腿がローディングレスポンスで前足部が床へ向かう速度に比例して前方へ動く．その結果，正常の2倍の動きの膝関節屈曲を伴う過度のヒールロッカー機能が起こり，それに直結して大腿四頭筋の遠心性の活動要求が高まる（図 5.9）．

■ ミッドスタンス

ミッドスタンスでは，過度の背屈が機能的に意味をなす2つの状況が生まれる．

- 反対側の遊脚肢の勢いが身体を前方へ動かし，立脚肢の下腿がその動きについていくと，はじめは底屈位にあった足関節に急激な背屈が生じる．その際，ほとんどのケースにおいて正常な受動的可動域である10°の背屈位を超えることはない．しかしながら，すでに単脚支持期の始まりに足関節は過度に背屈しているので，患者は不安定感を経験する．
- 下腿と足の間の正常な角度を10°以上逸脱する状況は，特にターミナルスタンスで観察される．

両方の状況で，すなわち下腿の動きの速度上昇と過度の背屈の動きによって大腿四頭筋の活動への要求は高まる．同時に下腿の制御の欠如は，同時期に大腿四頭筋が膝関節を完全伸展できない状況をつくり出す．

■ ターミナルスタンス

ターミナルスタンスにおいて，膝関節屈曲とともに踵離れが観察される場合，過度の背屈を確認するのは困難である．この両方の出来事は，主たる問題を見え難くしている（図 5.10a）．

踵がターミナルスタンスでも離床せず床に接地している場合は，過度の背屈は顕著になる（図 5.10b）．

■ プレスイング

正常な20°の底屈が減少していれば，足関節には過度の背屈が存在している．ほとんどの場合，踵離れが遅れる．体幹はすでに観察肢より前方へ位置し，下腿は正常な範囲を超えて前方へ倒れる（図 5.11）．

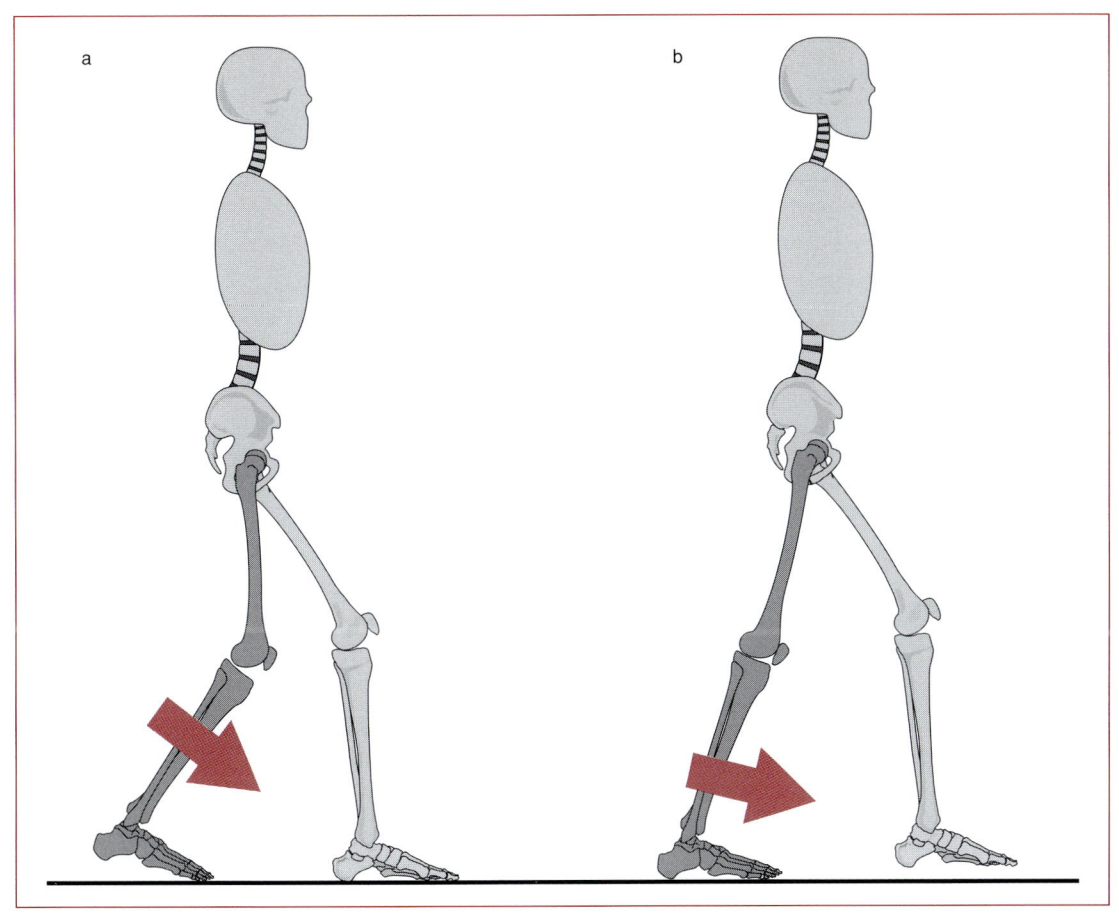

図 5.10 ターミナルスタンス
過度の背屈は 2 つの逸脱運動の中で示される.
a：膝関節の過度の屈曲とともに踵離れが起こると，過度の背屈は観察困難になる.
b：踵離れの欠如（矢印は下腿の肢位を示している）．

■ イニシャルスイング，ミッドスイング，ターミナルスイング

足関節は遊脚相で，ニュートラル・ゼロ・ポジションからほんのわずかに超えて動く．臨床的に重要性なのはイニシャルコンタクトのときの足関節のポジションのみである．

足関節の過度の背屈の原因

以下の 2 つの原因が足関節を過度に背屈させる．
・下腿三頭筋の筋力不足
・足関節のニュートラル・ゼロ・ポジション固定

過度の背屈は，股関節と膝関節の過度の屈曲に伴う二次的現象であることがある．また反対側の足がイニシャルコンタクトしやすいように，過度の背屈が意図的に行われることがある．これらのメカニズムの機能的な意味は各相で変化する．

■ 下腿三頭筋の筋力不足

下腿三頭筋の筋力不足は，不活動性，完全麻痺，ボツリヌス菌の過剰接種による完全麻痺，ならびにアキレス腱に対する延長術などにより引き起こされることがある．Perry（1992）によれば，一般

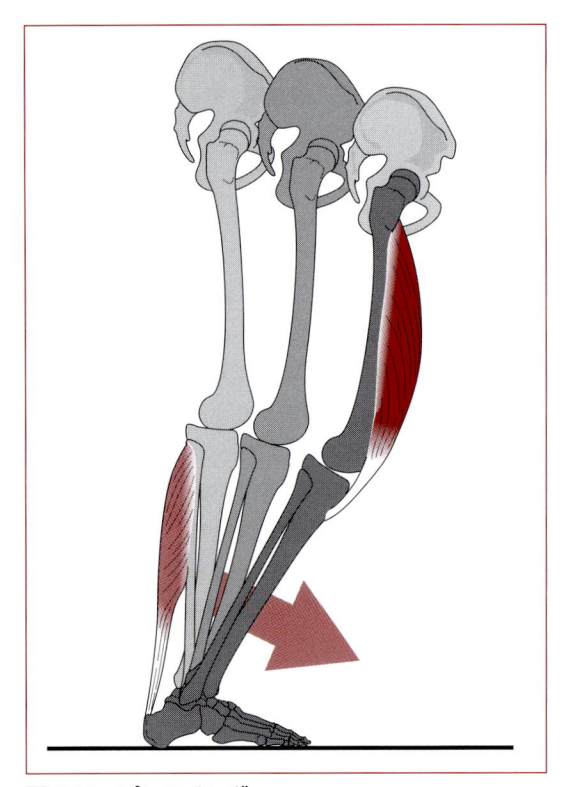

図 5.11　プレスイング
足関節の過度の背屈

的に手術結果が良好でない理由は，必ずしも手術された筋を患者が神経制御できる状態にないという点にある（Kinney et al 1986, Gage 1991）．

　ヒラメ筋の不十分な遠心性制御の筋力は，単脚支持期で下腿の安定性不足につながり，それによって大腿四頭筋への筋力要求が高まる．ミッドスタンスにおいて，下腿が足の直上を越えて前方へ向かう動きは，足関節をすばやく過剰に背屈させる．その際重要なのは，脛骨が身体の前方への動きに従うこと，すなわち過度のアンクルロッカー機能が起こることである．過度に前方に倒れた脛骨は膝関節を屈曲させ，大腿四頭筋の活動の維持を要求する．大腿四頭筋は脛骨による安定したサポートが乏しいので，これ以上膝関節を伸展させることができない（図 5.12）．ヒラメ筋をサポートするための腓腹筋の活動不足は，膝関節のさらなる屈曲に関与し，それによって付加的に大腿四頭筋への筋力要求は高まる．

　下腿三頭筋の筋力不足が歩行のメカニズムに及ぼす影響は，反対側の歩幅の縮小と歩行速度の低下，立脚相で膝関節屈曲の増大と，そしてそれに直結する大腿四頭筋への筋力要求の増大である（Perry et al 1990）．膝関節に屈曲拘縮がある場合，過度の背屈は，身体の姿勢（"パッセンジャー"のポジション）を正すための単なる代償運動である（図 5.13）．

注目　ヒラメ筋の筋力不足の場合，ターミナルスタンスで踵離れが起こらない（ノーヒールオフ no heel-off）．ミッドスタンスで正常な背屈が観察できてもなお，ターミナルスタンスで踵離れが起こらないことがある．踵離れでのヒラメ筋の筋力は，アンクルロッカー機能で必要な筋力の2倍を要する．ターミナルスタンスでは，維持されたままの膝関節屈曲が観察され，膝関節は伸展位ではない（図 5.12）．

　Patla（1995）は，ヒトは50歳からの10年間に通常25～30％筋力が低下することを記述している．さらに彼は，健康な高齢者の場合でもターミナルスタンスで足関節を制御する下腿三頭筋のエネルギー消費が少ないことを確認している．すなわち高齢者の歩幅は小さくなり，歩行速度は低下していくのである（Patla 1995）．

■ 足関節のニュートラル・ゼロ・ポジション固定

　足関節がニュートラル・ゼロ・ポジションに固定されている例は，関節固定術や硬い AFO（シューホーンブレース）などである．ローディングレスポンスで正常な底屈の動きが阻害され，過度なヒールロッカー機能が生じる（図 5.9）．足が踵を支点にして床へ向かって落ちていくことに比例して，下腿が大きく前方へ動く．結果として足の落下速度と同じ速さで膝関節が曲がり，大腿四頭筋への筋力要求がそれ相応に高まる（Perry 1992）．

例　スキーをする人はおわかりかと思うが，ゲレンデの隅や休憩所でスキーブーツを履いていると多かれ少なかれ足関節は背屈位で固定されている．スキーブーツで歩行すると，すでにイニシャ

ルコンタクトで膝関節を過度に屈曲させて歩行しなければならないことを実感できる．まさにこれが過度のヒールロッカー機能の感じである．

注目 固定された足関節を許容する能力は，大腿四頭筋の遠心性の筋力によって決まる．この筋力が弱すぎると反張膝が起こる．

■ **立脚相における膝関節の屈曲拘縮**

ミッドスタンスにおいて膝関節の屈曲が持続されると，足関節の過度の背屈が生じる．それは身体重心を支持面の直上にポジショニングするためで，立脚相で身体のバランスを保持している．背屈の大きさは，膝関節の屈曲拘縮の大きさに比例する（図5.13）．

5.1.3 主たる問題としての過度の回外（内反）

距骨下の回外には，踵骨の内反が伴う．これは立位で踵骨が内反していることを意味し，距骨の下で踵骨が内側へ向いていることが後方から観察できる．

第一中足骨頭が床から浮いていることによって，立位における前足部の内反が示される．このとき，足の甲はもち上がる傾向にあり，前足部は内転していることがある〔図2.55b（60頁）参照〕．

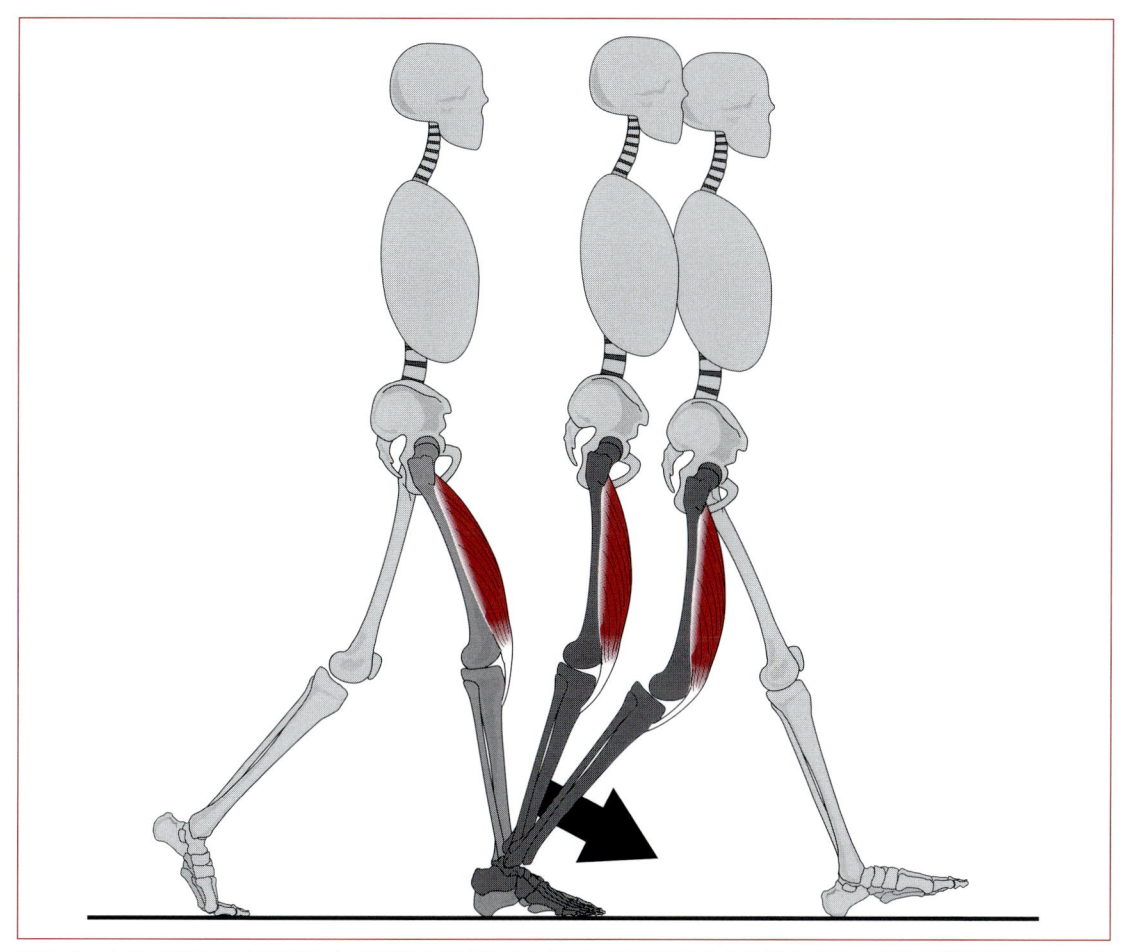

図5.12 ヒラメ筋の筋力不足による下腿の安定性の欠如は，膝関節屈曲を持続させる．大腿四頭筋は下腿の安定した土台なしで屈曲位の膝関節を伸展させることができない．

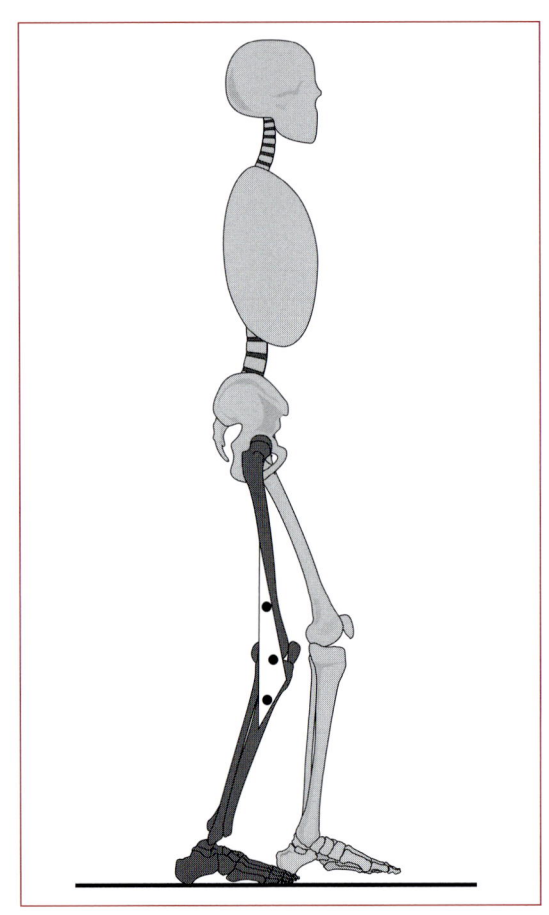

図5.13 代償運動としての過度の背屈が，膝関節の屈曲拘縮にもかかわらず直立姿勢を可能にする．

- 前脛骨筋，後脛骨筋，ヒラメ筋の過緊張
- 内反拘縮
- 単脚支持期における底屈拘縮
- 長腓骨筋と短腓骨筋の筋力不足
- 下腿の回旋
- アーチの増大を招いている骨格の変化
- 背屈筋群の選択的運動制御の欠如

> **臨床のためのヒント**
> 踵骨の内反を観察する一番よい方法は後方からの観察である．前足部の逸脱運動は中足骨頭の床接地パターンで確認できる．足の輪郭を代表している第一中足骨と第五中足骨の肢位は，臨床で観察すべきポイントである．

過度の回外（内反）が歩行のメカニズムに及ぼす影響

- 荷重が移行されてくる際の不都合なポジション
- 距骨下関節の柔軟性が損なわれることによる衝撃吸収能力の低下
- 場合によっては，立脚の安定性の低下；支持が足底の外側縁に集中し，足首を捻挫する危険が増大する．
- ミッドスイングで足を振り抜く際のクリアランスの減少

5.1.4 主たる問題としての過度の回内（外反）

距骨下の過度の回内（外反）には，踵骨の外反が伴っていることが，後方からよく観察できる．ローディングレスポンスで踵の外反が強まることが確認でき，同時に内側アーチは低下する．そのとき前足部の内側の領域（第一中足骨頭）だけが体重を支持する．

ローディングレスポンスで第五中足骨より先に第一中足骨から床接地をすることも外反位を意味

過度の回外（内反）の原因

過度の回外（内反）の1つの原因は過度の筋活動である．以下の5つの筋が距骨下関節の内側で交差しており，距骨下で足の回外を制御する：後脛骨筋，ヒラメ筋，長指屈筋，長母指屈筋そして前脛骨筋．これらは前脛骨筋を除いてすべて足関節底屈筋である．これらが過度に活動すると，底屈位と内反位のコンビネーションすなわち内反尖足位が生じ，これは痙縮の強い片麻痺患者によくみられる．

歩行周期のさまざまな相で現れる観察可能な過度の回外（内反）のその他の原因は，

する．骨構成が極端に崩れている場合は，横アーチの中央が床に接地する（図 2.55a）．

■ 過度の回内（外反）の原因

- 後脛骨筋の筋力不足（ローディングレスポンスとミッドスタンス）
- ヒラメ筋の筋力不足（ミッドスタンスで示される）
- 外反変形
- 底屈拘縮（ミッドスタンスで示される）
- 膝関節あるいは股関節の逸脱運動
- 腓骨筋群の過緊張（遊脚期で示される）

■ 過度の回内（外反）が歩行のメカニズムに及ぼす影響

- 過度の回内（外反）は下腿の内旋を生じさせ，足根間関節と膝関節を緩める．それによってそれらの関節のすべての構造（関節包，靱帯，筋）に負荷がかかってくる．
- 安定した前足部を必要とするフォアフットロッカー機能が阻害される．距骨下の回内によって前足部は緩んでいる．
- 距腿関節の可動域制限がある場合には，制限された背屈を補償するために過度の回内（外反）となることがある．

5.1.5 主たる問題としてのヒールオフ，早すぎるヒールオフ

■ ヒールオフの原因

- 過度の底屈に伴う二次的現象（ローディングレスポンスとミッドスタンス）
- 踵の疼痛（たとえば踵骨棘）
- 過度の膝関節屈曲に伴う二次的現象（ローディングレスポンスとミッドスタンス）

■ ヒールオフが歩行のメカニズムに及ぼす影響

- 荷重支持面の縮小
- 中足骨頭へかかる荷重圧の増大

5.1.6 主たる問題としてのノーヒールオフ

■ ノーヒールオフの原因（ミッドスタンス）

- 下腿三頭筋の筋力不足
- 足関節あるいは中足骨頭の疼痛
- 過度の背屈に伴う二次的現象
- 指関節の不適切な伸展に伴う二次的現象

■ ノーヒールオフが歩行のメカニズムに及ぼす影響

- フォアフットロッカー機能の阻害
- 反対側の歩幅の縮小

5.1.7 主たる問題としてのトゥドラッグ（つま先が床をこすること）

■ トゥドラッグの原因（遊脚期）

- 股関節と膝関節の屈曲不足に伴う二次的現象
- 過度の底屈に伴う二次的現象
- 固有受容器の障害

■ トゥドラッグが歩行のメカニズムに及ぼす影響

- 遊脚肢の前方への動きの阻害
- バランスが失われることもあり，転倒の危険が発生

- 指の怪我の危険

5.1.8 主たる問題としての反対側の伸び上がり

　反対側の伸び上がりは，遊脚期にある観察肢の振り抜きが阻害されないように，反対側の過度の底屈によって身体をもち上げる代償運動である．

反対側の伸び上がりの原因

- 遊脚肢の股関節と膝関節の屈曲制限に対する代償運動
- 遊脚肢の有効長の延長(たとえば遊脚期での過度の底屈)に対する代償運動

反対側の伸び上がりが歩行のメカニズムに及ぼす影響

- 立脚期で下腿三頭筋に対する筋力要求が高まる．

5.2 足趾の3つの逸脱運動

　足趾に関しては以下の歩行の逸脱運動が観察されることがある．

アップ Up(過伸展)
- 指のニュートラル・ゼロ・ポジションを超えた伸展

伸展不足 inadequate extension
- 正常と比較して不十分なMTP関節の伸展
- この逸脱運動はターミナルスタンスとプレッシングで現れる．

クロートゥ/ハンマートゥ
- DIP関節の屈曲とPIP関節の屈曲または伸展
- ターミナルスタンスとプレッシングで意味をもつ．

5.2.1 主たる問題としてのアップ

アップの原因

- 前脛骨筋の筋力不足もしくは不十分な背屈に対する代償運動
- 深部感覚障害(たとえば多発性硬化症)
- 足趾伸筋群の過緊張

アップが歩行のメカニズムに及ぼす影響

- 場合によっては足の離床に役立つ．
- 足趾の背側が靴の内部でこすりつけられ，皮膚の炎症やたこができることがある．
- 支持面の縮小がバランスに対する過度の反応を導く．

5.2.2 主たる問題としての伸展不足

伸展不足の原因

- 足趾の伸展の可動域制限，たとえば外反母趾あるいは強直母趾(ミッドスタンス)
- 足趾屈筋群の過緊張
- 前足部の疼痛
- 踵のもち上げ不足に伴う二次的現象(ターミナルスタンス)

伸展不足が歩行のメカニズムに及ぼす影響

- フォアフットロッカーの機能が制限され，前方への動きが制限される．
- 反対側の歩幅が縮小する．

5.2.3 主たる問題としての クロートゥ/ハンマートゥ

■ クロートゥ/ハンマートゥの原因

- 足趾屈筋群もしくは伸筋群の過緊張
- 外在筋としての伸展筋群と内在筋のバランスの不均衡
- 底屈筋群の筋力不足に対する代償運動

■ クロートゥ/ハンマートゥが歩行のメカニズムに及ぼす影響

- フォアフットロッカー機能が制限され，前方への動きが制限される．
- 反対側の歩幅が縮小する．

5.3 膝関節の7つの逸脱運動

膝関節では以下の逸脱運動が観察されることがある．

屈曲制限 limited flexion（膝関節の屈曲不足）
- 正常と比較して小さすぎる屈曲

過度の屈曲 excessive flexion
- 正常と比較して大きすぎる屈曲

動揺 wobbles
- 1つの相で，すばやい屈曲伸展

過伸展 hyperextension
- ニュートラル・ゼロ・ポジションを超えた膝関節の伸展

急激な伸展 extension thrust
- 膝関節が激しく完全伸展する動き

外反/内反 valgus/varus
- 大腿骨に対する脛骨の内側もしくは外側の角度減少

反対側の過度の屈曲 excessive contralateral flexion
- ローディングレスポンスとターミナルスタンスにおける反対側の膝関節の，正常より大きい屈曲
- そのとき，観察肢は遊脚期

5.3.1 主たる問題としての屈曲制限

■ ローディングレスポンスにおける屈曲制限

ローディングレスポンスで，5〜10°しか膝関節屈曲がないのであれば，比較的可動性に乏しい脚を示し，病理的な意味をもつ．屈曲が完全に消失している場合は，通常は代償運動といえる．そのとき，完全伸展は患者にとっては安全で安心できる荷重肢位といえる（図5.14）．

■ ローディングレスポンスにおける膝関節の屈曲制限の原因

- 大腿四頭筋の筋力不足
- 下腿三頭筋の過緊張によるフォアフットコンタクトもしくはフットフラットコンタクトに伴う二次的現象
- 膝関節の疼痛
- 大腿四頭筋の過緊張
- 固有受容器の障害

注目 大腿四頭筋の筋力不足がある場合，高い遠心性の筋力要求に対応できない．ローディングレスポンスで体重を支える安定性を維持するためには，膝関節を屈曲させないようにして大腿四頭筋への遠心性筋力要求を減少させる必要がある．この膝関節伸展位は，一方ではヒラメ筋，他方では大殿筋と大内転筋による股関節の伸展によって

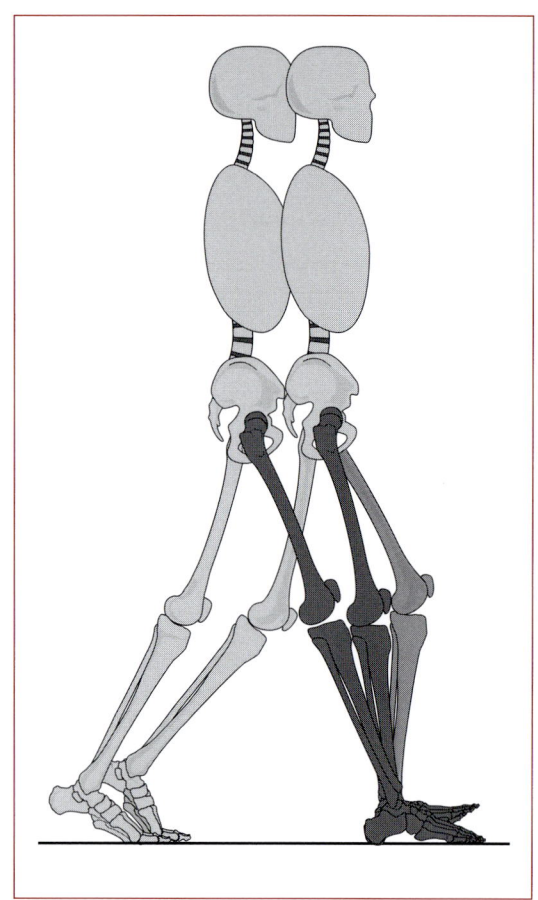

図 5.14　ローディングレスポンス
屈曲制限（膝関節の屈曲不足）は衝撃吸収機能を損なう．

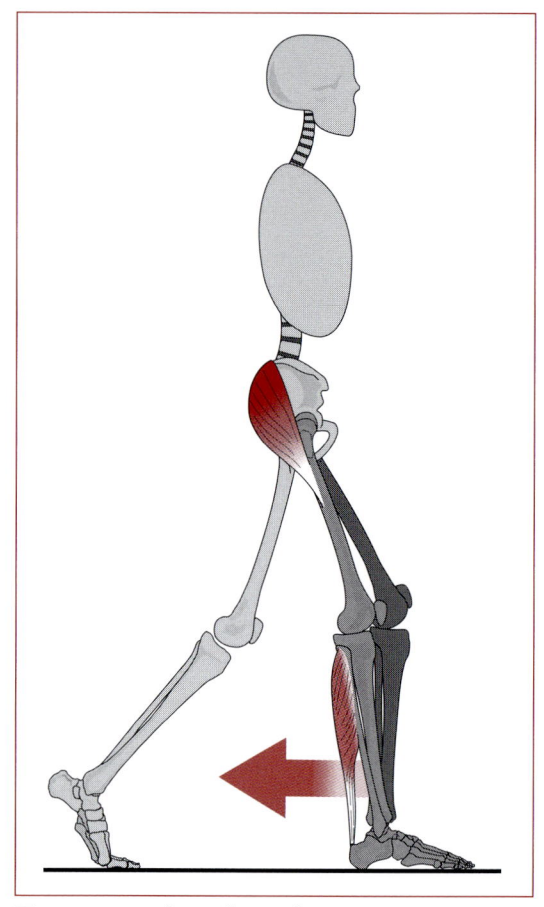

図 5.15　ローディングレスポンス
大腿四頭筋の筋力が不足している場合，膝関節屈曲を避ける．大殿筋による股関節の伸展ならびにヒラメ筋による足関節の底屈．

達成される（図 5.15）．
　この相における伸展の目的は，膝関節を床反力ベクトルの後方に位置させ，大腿四頭筋を活動させずに，受動的な膝関節伸展と脚の安定性を得ることである．

臨床のためのヒント

　膝関節に疼痛のある患者は筋力が残存しているにもかかわらず，大腿四頭筋の活動を自ら制限してしまう．なぜなら大腿四頭筋の活動は，膝関節の内部の圧力を上げるからである．障害の程度（たとえば膝関節炎によって損傷された関節面，重度な不安定性，複数の靱帯損傷後の瘢痕）によって関節間力は疼痛を生じ，そこから発生する代償運動（膝関節伸展）は，大腿四頭筋の筋力不足の場合と全く同じである．トレーニングを開始する前に，膝関節の状態をチェックし，結果をバイオメカニクス的な知識に基づいて総合的に判断しなければならない（91頁の「臨床のためのヒント」を参照）．

ローディングレスポンスにおいて膝関節の屈曲制限が歩行のメカニズムに及ぼす影響

- 衝撃吸収の減少

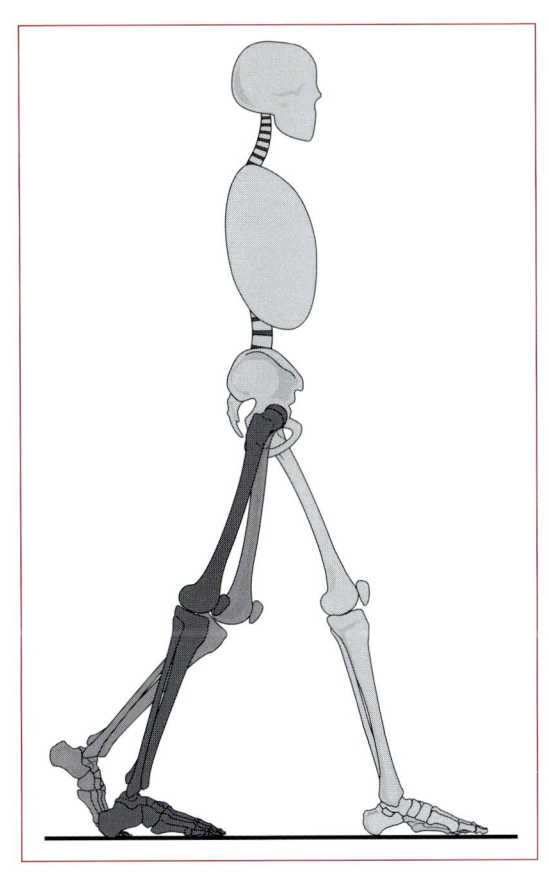

図 5.16 プレスイング
過度の背屈を伴う膝関節の屈曲制限

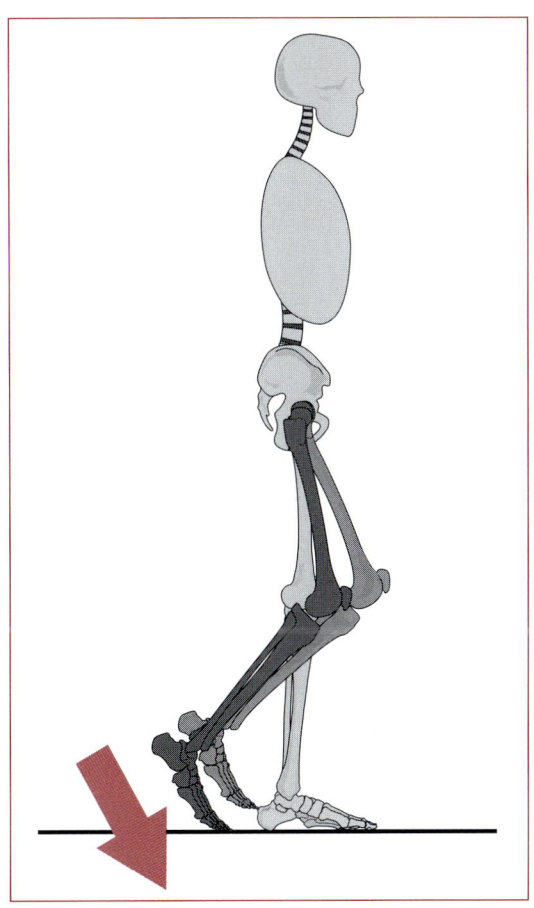

図 5.17 イニシャルスイング
膝関節の屈曲制限がトゥドラッグを招く．

- 下腿の前方への動きの縮小（ヒールロッカー機能不足）
- 膝関節の関節包後方を損傷する危険
- 歩行速度が速い患者は，場合によって他の関節の微細な損傷

臨床のためのヒント

この相で衝撃吸収が不足することは，筋によるどのような種類の緩衝装置も存在しないことを意味する．長期にわたり発生する振動により関節内の微細な損傷が生じるため頸椎の痛みならびに頭痛の場合でも，必ず衝撃吸収の観点で注意しなければならない．

プレスイングとイニシャルイングにおける膝関節の屈曲制限

膝関節の屈曲制限は，この両方の相で遊脚肢の前方への動きという機能的な課題に影響を及ぼす．膝関節の屈曲が不足すると足関節は過度に背屈し，踵の接地時間が延長される．膝関節の屈曲によって遊脚期の準備をするという，プレスイングの機能的な課題が十分に満たされない．これは，足が離床できるための股関節と膝関節の屈筋群への高い筋力要求へとつながる（図 5.16）．

イニシャルスイングにおける膝関節の屈曲制限は，足が適切に持ち上げられず，つま先が床にこすりつけられること（トゥドラッグ）につながる（図 5.17）．

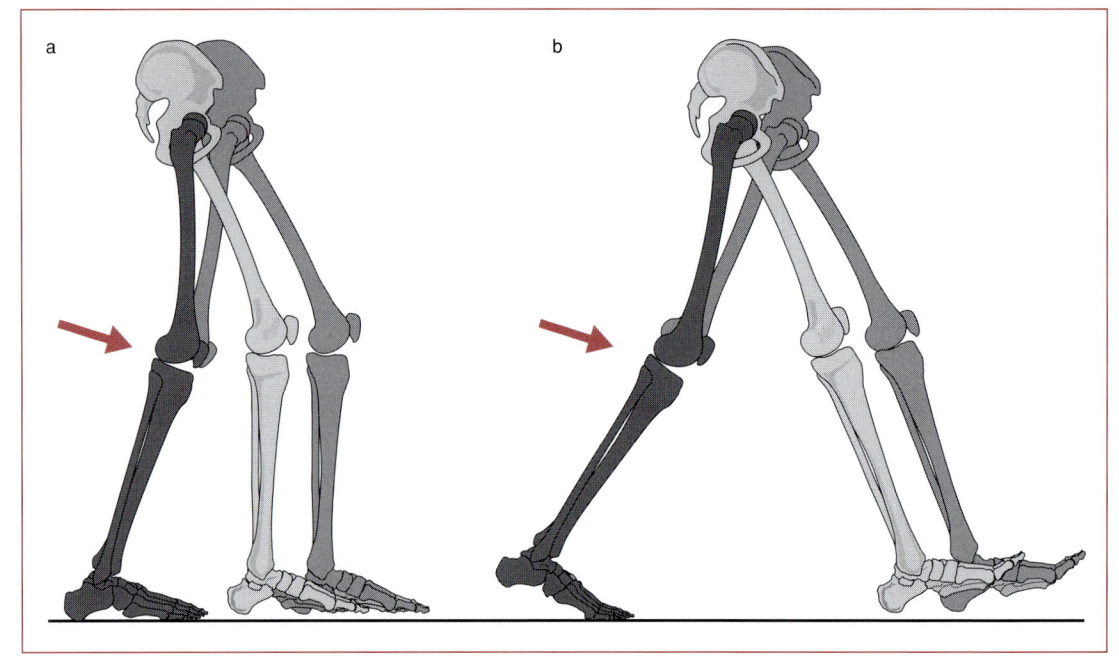

図 5.18 ミッドスタンスとターミナルスタンス
過度の膝関節の屈曲は，過度の背屈を伴い歩幅を減少させる（比較のため背景に正常な歩幅を描いている）．

■ **プレスイングとイニシャルスイングにおける膝関節の屈曲制限の原因**

- 底屈筋群あるいは膝関節伸筋群の過緊張
- 運動制御の不足
- 膝関節の疼痛
- 膝関節の伸展拘縮
- ハムストリングスの過緊張による大腿の前方への動きの減少
- 股関節屈筋群の筋力不足による大腿の前方への動きの減少
- 過度の股関節屈曲もしくはターミナルスタンスにおいて踵のもち上げ不足に伴う二次的現象

■ **プレスイングとイニシャルイングにおける膝関節の屈曲制限の影響**

- イニシャルスイングでつま先離れが阻害される（図 5.17）．
- プレスイングで膝関節の屈曲制限は，一般にイニシャルスイングで膝関節の屈曲制限を招く．
- 代償運動がエネルギー消費の増大を招く．

5.3.2 主たる問題としての膝関節の過度の屈曲（図 5.18）

■ **ローディングレスポンスとミッドスタンスにおける膝関節の過度の屈曲の原因**

- 膝関節の屈曲拘縮
- 膝関節屈筋群の過緊張
- 膝関節の疼痛
- 股関節の過度の屈曲に伴う二次的現象（ミッドスタンスとターミナルスタンス）
- 反対側の遊脚肢（ターミナルスイング）の有効長が短い場合，遊脚肢の踵を床に近づけるために，観察肢のターミナルスタンスで意図的に膝関節が過度に屈曲

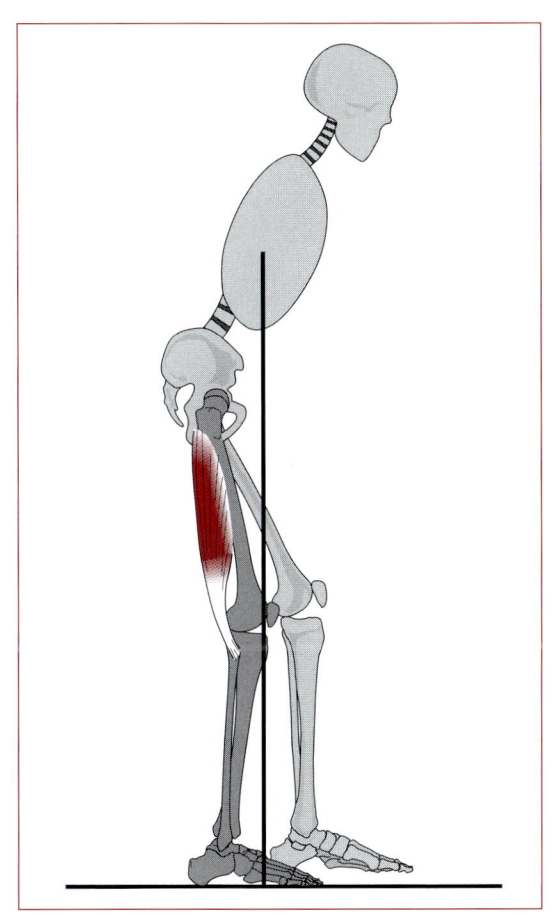

図5.19 ハムストリングスが時間を延長して活動し，筋力不足の大殿筋に代わって股関節を伸展し，それによって膝関節は屈曲する．患者は身体重心を支持面の直上に維持するために体をかがめる．

- 股関節の屈曲拘縮と骨盤の後傾に伴う二次的現象
- 過度の背屈に伴う二次的現象（図5.12）
- 大殿筋と大内転筋の筋力不足に伴う二次的現象

注目 ミッドスタンスの膝関節屈曲は，原始的な伸展パターンによるハムストリングスの活動の持続すなわち過緊張を示していることがある．これは片麻痺患者によくみられる．

場合によって患者は体幹を前方へ曲げ，不十分な足関節背屈に順応することがある（図5.19）．この姿勢は股関節伸筋群の活動を高め，それゆえハムストリングスが緊張する．これらの筋は正常なタイミングからはずれて働くが，バランス保持に役立っている．

大殿筋と大内転筋の筋力が不足している場合，代わりとしてハムストリングスが股関節を伸展する．その際これらの筋が下腿に停止しているため，立脚期で約15°の膝関節の軽度屈曲が生じる．

ローディングレスポンスとミッドスタンスにおいて膝関節の過度の屈曲が歩行のメカニズムに及ぼす影響

- 下腿三頭筋と大腿四頭筋と股関節伸筋群に対する筋力要求の増大
- 脚の安定性の減少

ターミナルスイングにおける過度の膝関節屈曲の原因

- 膝関節の屈曲拘縮
- 股関節屈曲を維持しつつ，同時に膝関節を伸展する能力不足
- 大腿四頭筋の筋力不足
- ハムストリングスの過緊張
- フォアフットコンタクトもしくはフットフラットコンタクトを可能にするための意図的運動
- 股関節伸筋群の筋力不足の際の意図的運動．不十分な膝関節屈曲は，ターミナルスイングで歩幅を減少させ，併せて股関節屈曲も減少する．股関節に作用する屈曲方向のモーメントは小さくなり，股関節伸筋群に対する筋力要求は減少する．

その他の遊脚相における過度の膝関節屈曲は，ターミナルスイングにおける同じ原因に基づいているが，逸脱運動が歩行のメカニズムに及ぼす影響はターミナルスイングで特に重大になる．なぜならこの相の膝関節伸展によって歩幅が達成されるからである（図5.20）．

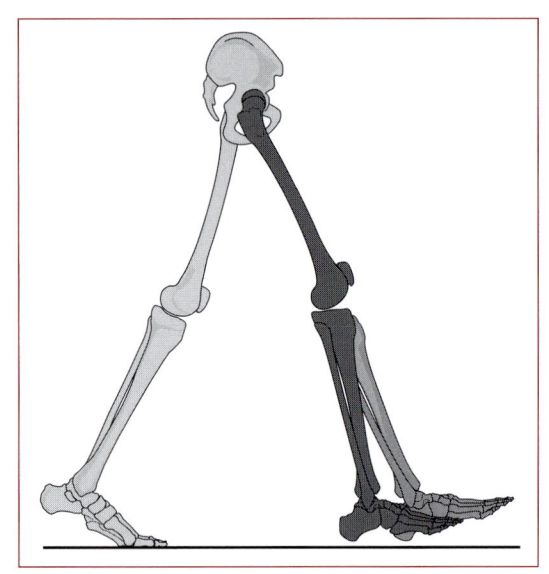

図 5.20　ターミナルスイング
過度の屈曲は歩幅を減少する（比較のため背景に正常な歩幅を描いている）．

■ ターミナルスイングにおいて膝関節の過度の屈曲が歩行のメカニズムに及ぼす影響

- 観察肢の歩幅の減少（図 5.20）
- 立脚期のための脚の不十分な準備
- 次に控えたイニシャルコンタクトにとって不都合な足のポジショニング

5.3.3　主たる問題としての動揺

　動揺（wobbles）の概念は，立脚期に交互に起こる小さな膝関節の屈曲と伸展である．この逸脱運動は小さな動きゆえ，訓練された目でしか確認できない．動揺はローディングレスポンスやミッドスタンス，ターミナルスタンスで起こる．

■ ローディングレスポンスとミッドスタンスにおける動揺の原因

- 固有受容器の障害
- 大腿四頭筋の過緊張
- 底屈筋群の過緊張

■ ローディングレスポンスとミッドスタンスにおいて動揺が歩行のメカニズムに及ぼす影響

- 前方への勢いの減少
- 立脚肢の安定性の低下とバランス障害

5.3.4　主たる問題としての膝関節の過伸展と急激な伸展
（図 5.21，5.22）

　膝関節がニュートラル・ゼロ・ポジションを超えて伸展すれば，それが過伸展（hyperextension）である．この動きは受動的にゆっくり起こることもあれば，速く能動的に起こることもある．過伸展は荷重を支持するすべての相で起こりえるが，ほとんどはミッドスタンスかターミナルスタンスで起こり，症状の程度によってはプレスイングまで続く．

　急激な伸展（extension thrust）は，すばやく急激に膝関節が後方へ向かう伸展の動きで，伸展の大きさはニュートラル・ゼロ・ポジションを超えない．急激な伸展は，しばしばローディングレスポンスで，脚に荷重が移行した直後の反射として現れる．

■ ローディングレスポンスでの過伸展と急激な伸展の原因

- 大腿四頭筋の筋力不足
- 固有受容器の障害
- 大腿四頭筋の過緊張

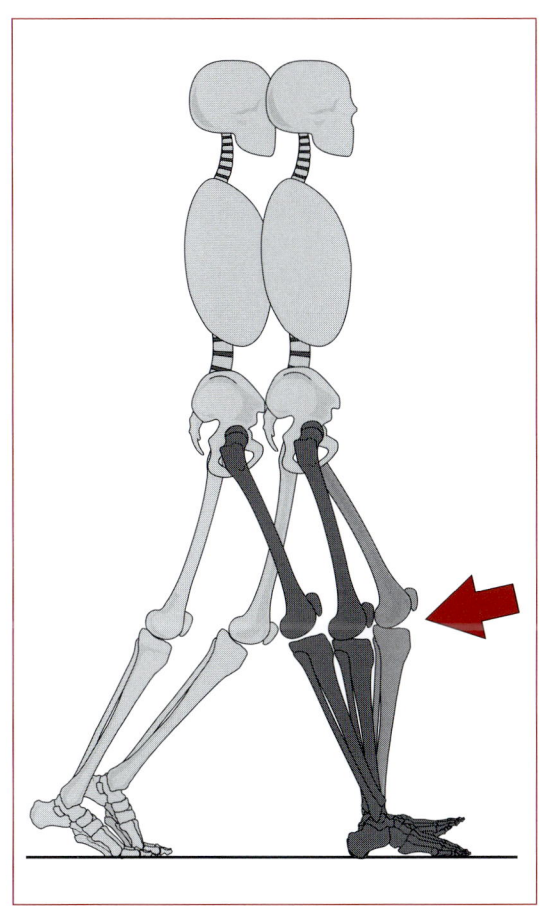

図 5.21　ローディングレスポンス
急激な伸展は，早期の底屈ならびに股関節の屈曲不足を伴い，膝関節の屈曲を妨害する．

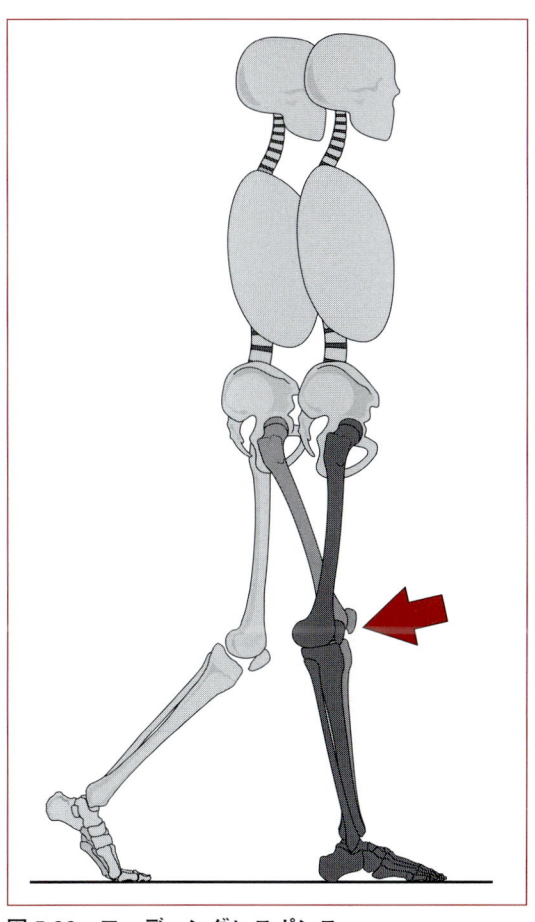

図 5.22　ローディングレスポンス
膝関節が過伸展の可動域を有している場合，大腿と下腿の後退が膝関節の過伸展を生じさせる．

- 脚の安定性を高めるための意図的運動
- 底屈拘縮やヒラメ筋の痙縮もしくは底屈筋群の過緊張により引き起こされる前足部の初期接地に伴う二次的現象（図 5.23）．

ローディングレスポンスにおいて過伸展と急激な伸展が歩行のメカニズムに及ぼす影響

- 膝関節の後面にあるすべての組織を損傷する危険性
- 衝撃吸収の減少
- 下腿の前方への動きの減少

ミッドスタンスとターミナルスタンスにおける過伸展と急激な伸展の原因

- 固有受容器の障害
- 大腿四頭筋の過緊張（図 5.24）
- 脚の安定性を高めるための意図的運動；膝関節の前方を通過する床反力ベクトルにより膝関節に伸展方向のモーメントが生じる（図 5.25）．
- 底屈拘縮に伴う二次的現象（図 5.26）

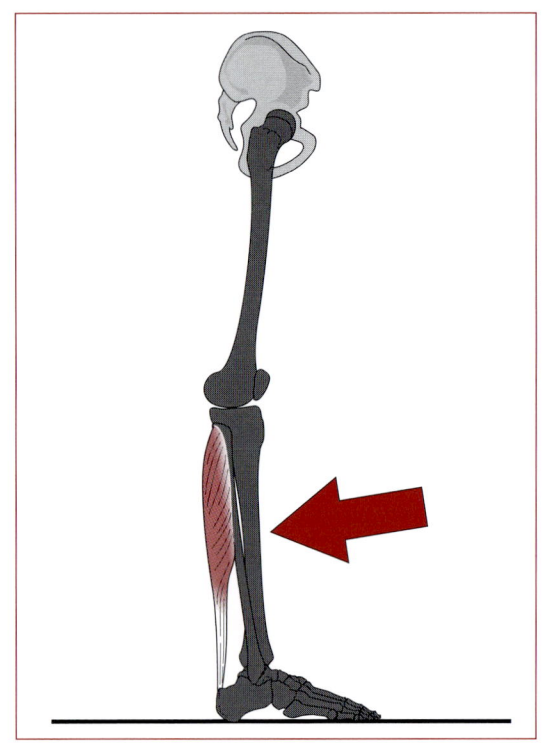

図 5.23 ローディングレスポンス
足関節の過度の底屈が二次的に膝関節の過伸展を生じさせる．

■ ミッドスタンスとターミナルスタンスにおいて過伸展と急激な伸展が歩行のメカニズムに及ぼす影響

- 下腿の前方への動きの減少
- 膝関節の後面にあるすべての組織を損傷する危険性

■ 遊脚期における過伸展と急激な伸展の原因

- 固有受容器の障害
- ターミナルスイングで膝関節を伸展するための意図的運動

■ 遊脚期において過伸展と急激な伸展が歩行のメカニズムに及ぼす影響

- 両方とも膝関節を完全伸展させることに寄与する．

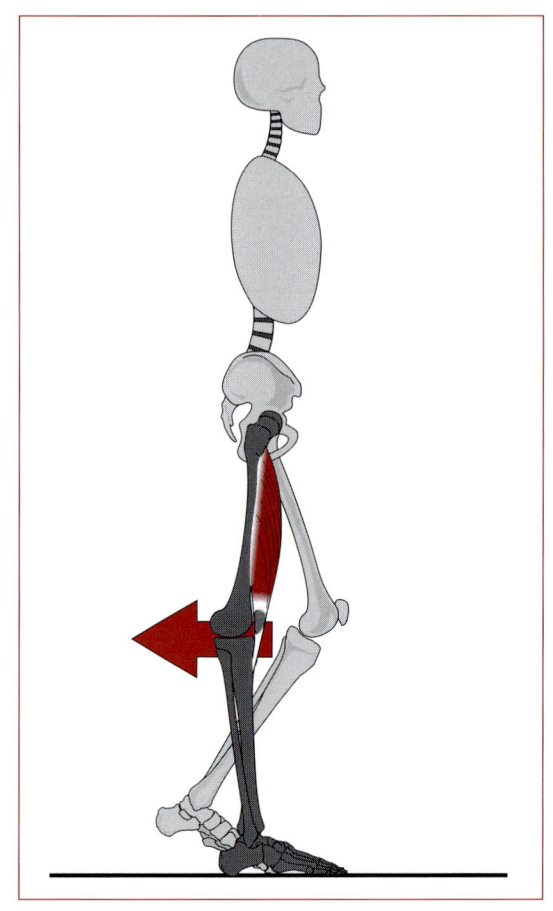

図 5.24 ミッドスタンス
大腿四頭筋の過緊張が膝関節屈曲を妨害し，過伸展を生じさせる．

5.3.5　主たる問題としての膝関節外反・内反

　前額面における正常な脛骨の肢位は，鉛直で大腿骨に対しては約 10° 外転している．外反もしくは X 脚肢位では，脛骨の遠位端が膝関節に対して過度に外側方向へ外転している（図 5.27）．したがって，足は外側にずれて位置する．それゆえ静止立位時で両足の間隔は，両膝の間隔よりも大きく離れている．膝関節の外側に過剰な負荷が加わるため，膝関節の外側の構造はより早く磨耗する．

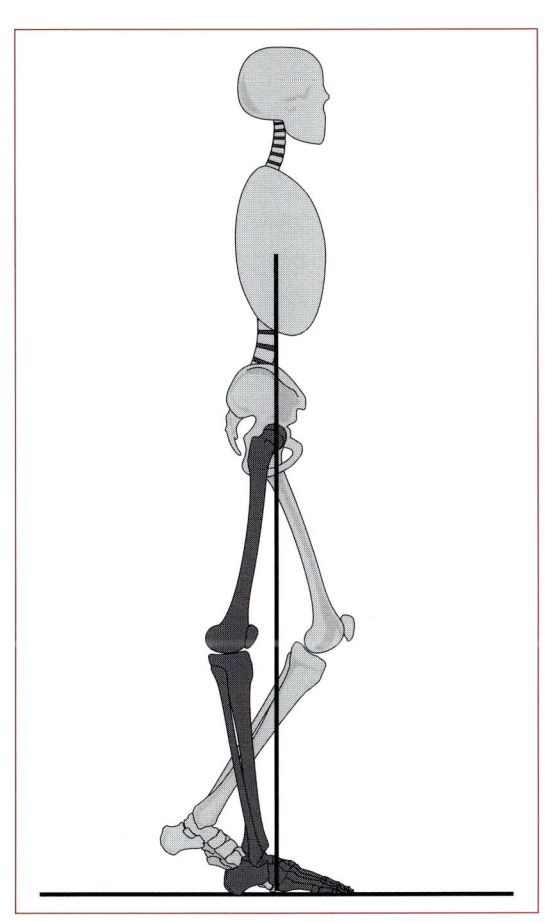

5.3 膝関節の7つの逸脱運動 **135**

図 5.25 ミッドスタンス
膝関節の過伸展が大腿四頭筋の筋力不足を代償する．床反力ベクトルが伸展方向のモーメントを発生させる．

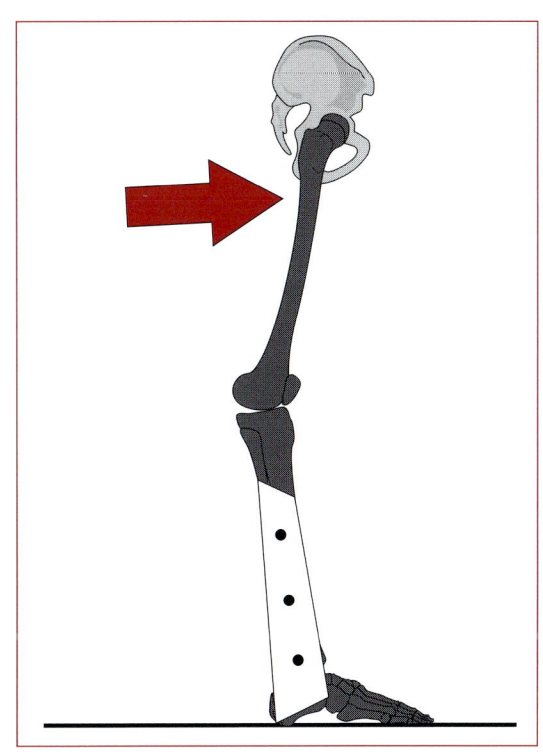

図 5.26 ミッドスタンスとターミナルスタンス
過度の底屈に伴う二次的現象としての膝関節の過伸展

過度の内反（O脚）では，脛骨の遠位端が膝関節に対して内側へずれている（図 5.28）．静止立位時で両側の膝関節は，両足に比べて大きく離れている．内側半月板などの膝関節の内側の構造は強い荷重にさらされ，より早く摩耗する．

注目！ 歩行の際に股関節が内旋し膝関節が屈曲すると，あたかも外反変形が存在するかのように惑わされる．また股関節外旋と膝関節屈曲の組み合わせは，内反変形と見誤りやすくなる．遊脚期では股関節回旋も膝関節屈曲も起こるので，外反や内反といった逸脱運動は立脚期で観察しなければならない．

外反・内反の原因

- 関節あるいは靱帯の不安定性
- 骨性の変形（先天性もしくは成長段階の原因，外傷に起因）
- 距骨下関節の機能障害（たとえば膝関節外反を引き起こす距骨下の過度の回内）
- 股関節外転筋群の筋力不足に対する代償運動としての体幹側屈に伴う二次的現象（膝関節外反）

臨床のためのヒント

骨性の変形が常に外反の原因とは限らない．筋の不均衡や距骨下関節の機能障害も，外反の原因または増大の原因となりうる．たとえば中殿筋や小殿筋などの股関節の外転筋が弱い場合，過度の距骨下の回内が存在すると単脚支持が不安定になり膝外反が発生する．これは骨性によるものでは

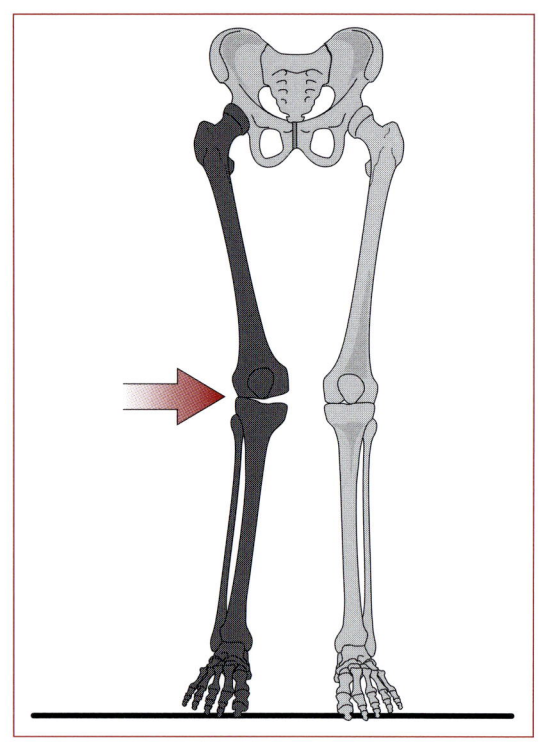

図 5.27　膝関節の外反肢位

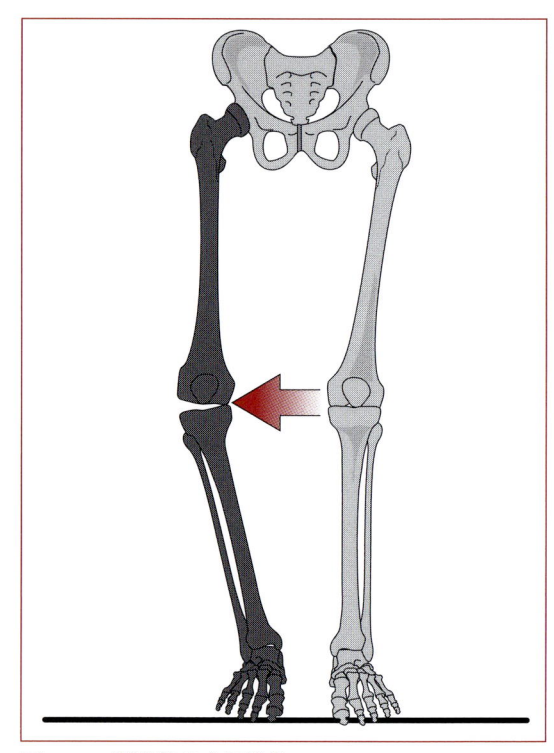

図 5.28　膝関節の内反肢位

なく，筋の活動の協調性の欠如である．

　Bizzini（1998）はメディアルコラプス〔図3.4（100頁）〕の状況を記述している．ここでは距骨下関節の過度の回内（外反）によって，下腿の近位端の内旋と内倒れが発生すると述べられている．結果として大腿骨顆は内旋し，骨盤は反対側が落ち込み，腰椎が立脚肢側へ軽度側弯する．それはしばしば膝関節と腰椎の疼痛の原因になる．骨切り術はここでは示されていないが，単脚支持の安定化のための股関節外転筋群の集中的なトレーニングと，距骨下関節の肢位の矯正（足部内在筋のトレーニングもしくは装具）が必要と述べられている．

　膝関節のはっきりとした外反の逸脱運動は，メディアルコラプスとの関係における随伴現象として発生し，骨性の変形は最小限であることがよくある．そういった場合，骨切り術ではなく，筋の状況を矯正するトレーニングを代替案として患者に提案できるが，それらの成果は決定的に患者のやる気に依存する．

ミッドスタンスとターミナルスタンスにおいて外反・内反が歩行のメカニズムに及ぼす影響

- 脚の安定性の低下
- 膝関節の疼痛
- 代償運動メカニズムの発生

　以下の疾病において，歩行の繰り返し運動は外反もしくは内反を増強させることがある．

- **リウマチ性関節炎**：どちらかといえば外反位が多く，痛みのある股関節や場合によっては痛みを伴う足の外反変形を防ぐための代償運動である体幹の側屈が原因である．この代償運動は外側の関節裂隙に過剰に負荷をかけ，外反の原因になる．
- **麻痺性の歩行**：内反よりも外反をより頻繁に生じさせる．原因となるメカニズムは，股関節の外転筋群の筋力不足を補うための体幹の側屈で

ある．Perry（1992）によれば，常に繰り返されるこの動きによって，十分関節の変形を生じさせる．骨盤の反対側の過度の落ち込みが伴う患者ではまれに膝関節内反が発生することがある．

- **変形性膝関節症**：膝関節の内側を通る床反力ベクトルによって，内側の関節裂隙に偏った荷重が負荷される．変形性関節症の膝関節は，この力に反応して進行性の内反変形に至る．患者は膝関節の内側を免荷するために，体幹を立脚肢側へ代償的に側屈する（Prodromos et al 1985）．

5.3.6 主たる問題としての反対側の膝関節屈曲

観察肢が遊脚期にある間，反対側の膝関節がローディングレスポンス，ミッドスタンス，ターミナルスタンスで過度の屈曲を示す．

■ 観察肢の遊脚期で反対側の膝関節が過度に屈曲する原因

- 遊脚肢（観察肢）を地面に近づけるための意図的運動
- 反対側の膝関節の過度の屈曲

■ 観察肢の遊脚期で反対側の膝関節の過度の屈曲が歩行のメカニズムに及ぼす影響

- 反対側の脚が短くなり観察肢の有効長が間接的に延長
- 観察肢の離床の阻害
- 観察肢の前方への動きの阻害
- 反対側の立脚肢のエネルギー消費の増大

5.4 股関節の7つの逸脱運動

股関節の逸脱運動は，この関節が有する可動性に基づき3つのすべての観察面で起こりえる．股関節は下肢と体幹を連結しているので，逸脱運動の観察は骨盤と体幹の運動についてそれぞれ注意する必要がある．正常な股関節の機能からの逸脱は，大腿骨と骨盤，そして間接的に体幹の異常肢位によって観察できる．歩行の中で骨盤は動きが小さかったり，また大腿骨の起こりうる逸脱運動に伴い反対に動くことがある．これは体幹との関節連結の可動性に依存して起こる．それゆえ歩行中の逸脱運動を判断する際は，大腿の動きと骨盤の動きを明確に限定しなければならない．

股関節では以下の逸脱運動が観察できる．骨盤ではなく鉛直線に対する大腿骨の肢位を基準に定義している．

屈曲制限 limited flexion（不十分な股関節屈曲）
- 正常に比べ小さい屈曲

過度の屈曲 excess flexion（過度の股関節屈曲）
- 正常に比べ大きい屈曲

パーストレトラクト past retract
- ターミナルスイングで観察される大腿の前方への動きの直後に起こる後戻りする動き

内旋 internal rotation
- 膝蓋骨が内側へ向く方向への逸脱運動

外旋 external rotation
- 膝蓋骨が外側へ向く方向への逸脱運動

内転 adduction
- 前額面でニュートラル・ゼロポジションから内転しているときの逸脱運動

外転 abduction
- 前額面でニュートラル・ゼロ・ポジションから外転しているときの逸脱運動

　頻繁に使われる概念としての分廻し(circumduction)は，外転と外旋が一緒に起こった後に，内転と内旋が一緒に起こる運動である．しかし病理の種類によっては逸脱運動の組み合わせが変化する．このためこの用語は代償運動としてよく用いられるが，この用語では個々の逸脱運動の特有の関連性も，個別の動きの範囲も記述することができない．このような理由で，ここでは分廻しという用語はこれ以降使用しない．

5.4.1　主たる問題としての屈曲制限

■ ローディングレスポンスの不十分な股関節屈曲の原因

- 股関節伸展筋群に対する筋力要求を軽減するための意図的運動．股関節屈曲がわずかであれば屈曲方向の外部モーメントは減少する．このモーメントに抗して作用する伸展筋群の筋力は少なくてすむ．
- ターミナルスイングでパーストレトラクトによる不十分な股関節屈曲

■ 不十分な股関節屈曲がローディングレスポンスに及ぼす影響

- 不十分な膝関節屈曲
- 不十分な足関節底屈
両方の影響が衝撃吸収を阻害することがある．

■ 遊脚期における股関節屈曲制限の原因

- 股関節屈筋群の筋力不足
- 股関節をすばやく屈曲できない運動制御の障害
- 背臥位で伸ばした足をもち上げる際，股関節の屈曲が40°に満たない．

- 股関節伸筋群の過緊張
- 股関節の疼痛
- 股関節屈曲の可動域制限
- ローディングレスポンスで股関節伸筋群に対する筋力要求を軽減するための意図的な制限
- 足もしくはつま先を床にこすりつけること(drag；ドラッグ)による結果
- ターミナルスイングにおけるパーストレトラクトの二次的現象

■ 遊脚期において股関節の屈曲制限が及ぼす影響

- 足の離床の阻害
- 前方への勢いの減少
- 脚の前方への動きの阻害
- 歩幅の縮小

注目　股関節の十分な屈曲は，足を離床させるための重要な前提条件である．患者がイニシャルスイングで股関節を少なくとも15°屈曲できないと，脚の前方への動きは阻害される．また，大腿の勢いが小さいと膝関節の屈曲もそれ相応に減少する(図5.17)．

　イニシャルスイングにおける股関節の屈曲制限は，その後の遊脚期およびイニシャルコンタクトに持ち越されるが，その理由は本来股関節屈筋群はミッドスイングでわずかに活動し，ターミナルスイングでは全く活動しないからである．股関節屈曲制限がある場合には，結果として歩幅は縮小する．

臨床のためのヒント

　イニシャルスイングにおいてつま先を床にこすりつけること，ならびにその他の相における膝関節と足関節の機能の逸脱も，股関節の屈曲制限の原因になりうる．その際，それが一次的もしくは二次的な原因であるかを判別するためには，問題となっている関節のすべての相における機能をチェックしなければならない．

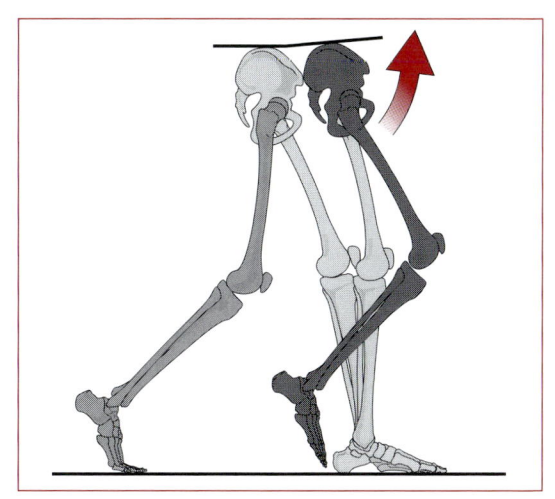

図 5.29　プレスイングとイニシャルスイング
股関節の屈曲制限に対する代償運動としての骨盤の後傾

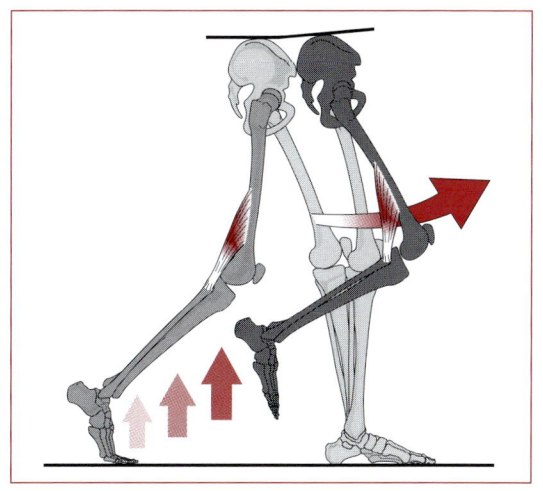

図 5.30　代償運動としてのすばやく過度な膝関節屈曲は，脚の重心位置を変えることによって，弛緩麻痺した股関節の屈曲を生じさせる．

■ 股関節の屈曲制限に対する代償運動

股関節の屈曲制限がある場合，遊脚肢の前方への動きが制限されるために以下の代償運動が観察される．

- **骨盤の後傾**：骨盤がすばやく後ろへ傾き，恥骨結合が上を向く．大腿を引き上げるために腹筋が利用される（**図 5.29**）．この代償運動は，プレスイングとイニシャルスイングの移行期にみられる．
- **骨盤のもち上げ**
- **過度の骨盤の前方回旋**
- **股関節の外転**
- 骨盤のもち上げに引き続き，過度の骨盤の前方回旋ならびに股関節の外転が伴う代償運動．体幹の全質量が動かされるのでエネルギー消費は高まる．
- **過度の膝関節屈曲**：適度で有効な股関節の受動的屈曲が，プレスイングとイニシャルスイングの移行期に急激な膝関節屈曲によって生じる．その理由は，足の重量を含む下腿が後方にくることによって，脚の全重量がぶら下がっているポイントである股関節の真下に下肢の重心がくるため，受動的に大腿は前方へ動くからであ

る（**図 5.30**）．
- **反対側の伸び上がり**：股関節の屈曲制限にかかわらず観察肢を振り抜くために，反対側の踵を早期に過度に踵をもち上げる．
- **体幹の側屈**：体幹を立脚肢側へ側屈する．

5.4.2　主たる問題としての過度の股関節屈曲

■ ローディングレスポンスにおける過度の股関節屈曲の原因

- 股関節の屈曲拘縮（**図 5.31a, b**）
- 腸脛靱帯の拘縮（**図 5.32a, b**）
- 二次的な現象：ローディングレスポンスで足関節の過度の背屈が一次的な原因で，その際に膝関節が過度に屈曲しているとき（過度のヒールロッカー機能；**図 5.9**）．

◆ 臨床のためのヒント

股関節屈筋群の短縮あるいは関節包の萎縮は，股関節の屈曲拘縮の典型的な原因である．もう1つの頻繁にみられる原因である腸脛靱帯の拘縮

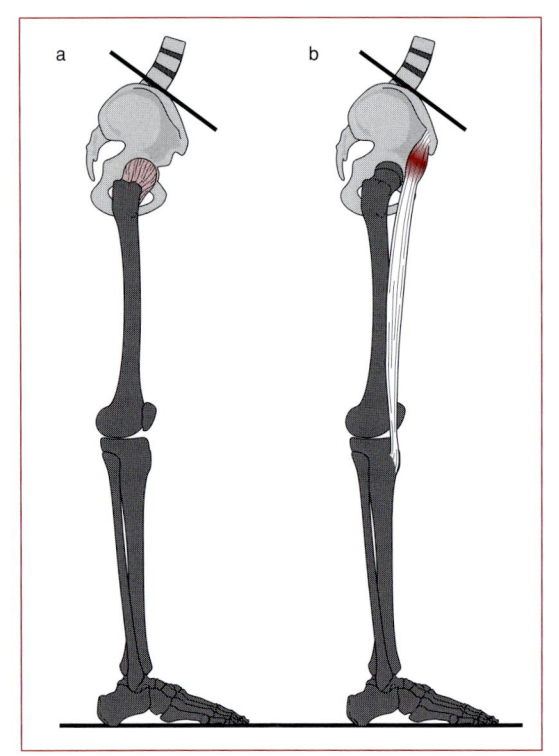

図5.31 腸脛靱帯が拘縮している場合に，股関節の可動性のない屈曲拘縮と見誤ることがある．
a：関節包の萎縮
b：腸脛靱帯の拘縮

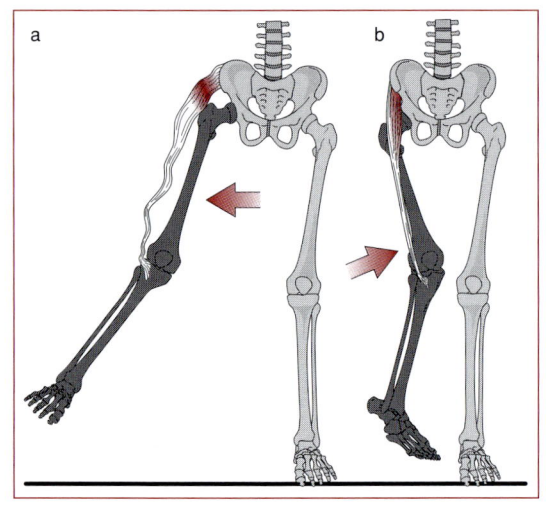

図5.32 腸脛靱帯の拘縮
a：腸脛靱帯の拘縮は，股関節が伸展・外転していると認識できない．腸脛靱帯はこの肢位で緩み，股関節伸展を許す．
b：股関節が内転し伸展すると，腸脛靱帯の拘縮は伸展を制限する．

は，見逃されがちである（図5.31b）．歩行の際，荷重の受け継ぎに相応して股関節の内転が生じ，腸脛靱帯はそれによって付加的に緊張する．結果として骨盤が前傾し，股関節は過度に屈曲する．これは，たとえばスポーツ選手における腰痛の原因となる．

股関節の屈曲拘縮の一般的な確認方法であるトーマス手技は，股関節屈曲筋群の短縮の確認には有効だが，腸脛靱帯の短縮については確認することができない．トーマス手技で使用される外転と伸展では腸脛靱帯は緊張しないので，短縮がある場合でも可動域制限を示さないかもしれない．股関節伸展位とともに内転をさせたときに，腸脛靱帯に短縮があれば股関節は屈曲するので短縮があることを判断することができる．

ローディングレスポンスにおいて股関節の過度の屈曲が歩行のメカニズムに及ぼす影響

- 大腿四頭筋と股関節伸筋群に対する筋力要求の増大
- 脚の安定性の減少
- エネルギー消費の増大

ミッドスタンスにおける股関節の過度の屈曲の原因

- 股関節の屈曲拘縮
- 股関節屈筋群の痙縮
- ローディングレスポンスにおける二次的現象：一次的な原因として足関節の過度の背屈と膝関節の過度の屈曲が起こった場合（過度のヒールロッカー機能）
- 股関節の疼痛
- ターミナルスタンスにおける踵のもち上げ不足（ノーヒールオフ）に伴う二次的現象

5.4 股関節の7つの逸脱運動

> **注目** 伸張は痙縮を有する筋を刺激し収縮させる．歩行の際，痙縮を有する股関節伸筋群は，自由に動かせる可動域を超えたときに反応する．その際，股関節前部を走行する8つのすべての筋が反応することがあるし，可動域の違いによっていくつかの筋が反応することもある．それゆえ過度の股関節屈曲の程度と時間は，患者によって異なる．
>
> さらに，内転筋群，外転筋群そして回旋筋群が刺激されて関与してくる．臨床では，たとえば痙縮を有する片麻痺患者において，個々に異なる運動パターンがみられる．歩行における運動パターンを慎重に分析することによって，個々に存在する痙縮を有する運動パターンに関して適応した治療プランを立てることが望ましい．

■ ミッドスタンスにおいて股関節の過度の屈曲が及ぼす歩行のメカニズムへの影響

- 大腿四頭筋と股関節伸筋群に対する筋力要求の増大
- 脚の安定性の減少
- エネルギー消費の増大
- 反対側の歩幅の短縮

■ 遊脚期における股関節の過度の屈曲の原因

- 不十分な膝関節の屈曲や過度の足関節底屈により，起こりやすくなるトゥドラッグに対処するための意図的動作（図5.33）

■ 遊脚期において股関節の過度の屈曲が歩行のメカニズムに及ぼす影響

- エネルギー消費の増大
- トゥクリアランスの改善（場合により）

過度の股関節屈曲は，イニシャルスイング，ミッドスイングおよびターミナルスイングで起こりうる．その際，機能的課題である遊脚肢の前方への動きは阻害されない．

5.4.3 主たる問題としてのパーストレトラクト

パーストレトラクト（引き戻し）とは，たとえば

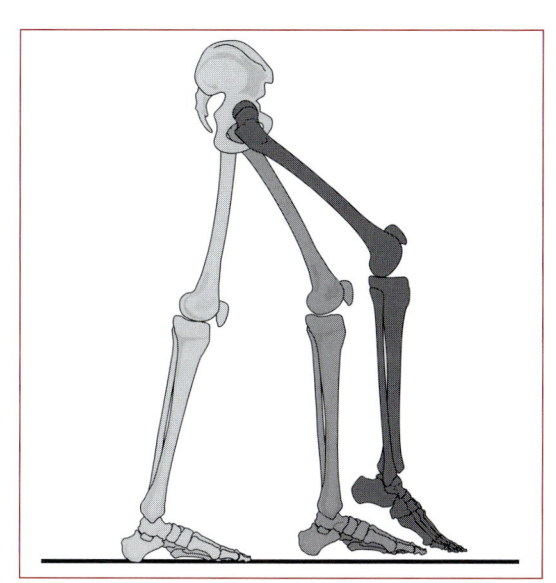

図5.33 ミッドスイング
代償運動としての過度の股関節屈曲．これにより，過度の足関節底屈にかかわらず，足を床から離すことができる．

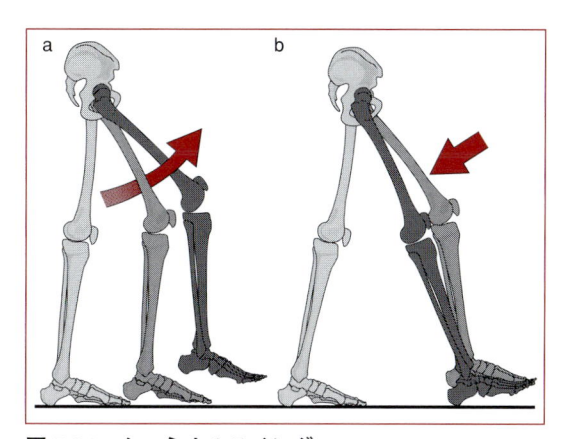

図5.34 ターミナルスイング
パーストレトラクトは弛緩性麻痺を有する膝関節を伸展させる代償運動である．

ポリオ後遺症などの大腿四頭筋麻痺を有する患者が，ターミナルスイングで膝を伸ばし，次に控えたローディングレスポンスの準備をするための股関節の代償運動である（図5.34）．股関節をすばやく過度に屈曲し下腿を前方にもってきて，ターミナルスイングで間髪入れずに大腿を能動的に引き戻す．

この方法は，下腿の慣性力を借りて膝関節を伸展させることを可能にし，結果としてイニシャルコンタクトにおける股関節の屈曲角度と股関節伸筋群に対する筋力要求は減少する．この動きの範囲はチェックシートの正常範囲を超えるとは限らない．パーストレトラクトは，すべてのケースにおいてはっきりと観察されるわけではない．

ターミナルスイングにおけるパーストレトラクトの原因

- 深部感覚障害
- 次に控えたローディングレスポンスのために安定した膝を維持するための意図的動作
- 大腿四頭筋と股関節伸筋群への筋力要求を軽減するための意図的動作
- ハムストリングスの過緊張
- 股関節が屈曲している間，膝関節伸展をコントロールする筋活動の欠如

パーストレトラクトが歩行のメカニズムに及ぼす影響

結果として歩幅が短縮する．

注目 痙縮を有する患者において共同運動パターンが優勢であれば，多くの場合，屈筋パターンが足の離床のために働く．ターミナルスイングで，屈筋パターンは伸筋パターンに変わり，脚はローディングレスポンスの準備をする．膝関節が伸展する瞬間，股関節が伸展する．

5.4.4 主たる問題としての股関節内旋

すべての相での股関節における過度の内旋の原因

- 内旋筋の過度の活動もしくは拘縮
- 大腿骨の前捻
- 大腿四頭筋が筋力不足の場合に膝関節の安定性を改善するための意図的運動

補説

半膜様筋と半腱様筋は股関節の後方内側を走行しているので，股関節の内旋筋として作用する．痙縮や共同運動パターンによる過度の活動によって，回旋の効果が強まる．両方とも膝関節における屈曲と股関節における伸展に対して二関節筋として作用する．これらの活動は共同運動パターンにおいて屈筋としても伸筋としても観察される．

外転筋群の前部である大腿筋膜張筋と中殿筋の前部組織の過度の活動は，股関節の内旋を生じさせる．これらの筋の屈筋としての活動は，過度の内旋を招く．

大腿四頭筋が筋力不足の場合，イニシャルコンタクト時の衝撃は，膝関節の外側側副靱帯と腸脛靱帯で保たれる大腿骨の内旋によって受け止められる．場合によっては膝関節のわずかな屈曲が出現することもある．これは大腿四頭筋が筋力不足でも膝関節を過伸展させたくない場合に起こる．

過度の内旋が歩行のメカニズムに及ぼす影響

- 内側へねじられた足のポジション（トゥイン）が，脚の機能的変化を生じさせる．それによって前方への動きと，場合によっては足の離床が阻害される．

- 膝関節の外側の負荷（ローディングレスポンスとミッドスタンス）

5.4.5 主たる問題としての股関節外旋

ローディングレスポンスとミッドスタンスにおける過度の股関節外旋の原因

- 外旋位拘縮
- 足関節の背屈運動の制限（下腿のギプス固定）．

ローディングレスポンスとミッドスタンスにおいて過度の股関節外旋が歩行のメカニズムに及ぼす影響

- 外側へねじられた足のポジション（トゥアウト）が支持面を増大させる．フォアフットロッカー機能の阻害
- 身体重量を前方へ運ぶ際に内側の膝関節構成体への負荷の増大

遊脚期における過度の股関節外旋の原因

- 股関節屈筋群の筋力不足にかかわらず脚を前方へ運ぶための意図的運動
- トゥクリアランスを得るための意図的運動

遊脚期において過度の股関節外旋が歩行のメカニズムに及ぼす影響

- トゥクリアランスを得やすくする．

注目 歩行の際に正常な股関節の回旋運動は，各方向に5°以内の範囲なので観察することができない．歩行における脚の前後の動きの方向転換が，このわずかな回旋を隠してしまう．言い換えれば，観察できるほどの回旋は過度であることを意味する．回旋の大きさの評価の他に，過度の回旋の一次的な原因を突きとめることが治療にとっては重要である．脚の過度の回旋は股関節そのものの回旋である場合もあるが，骨盤あるいは体幹の回旋が原因であることもある（Tylkowski et al 1982）．

5.4.6 主たる問題としての股関節の内転・外転

前額面で大腿の動きは内転・外転である．観察による歩行分析において，眼でみて内転と外転が認識できる場合にはすでに過度であるので，これらの逸脱運動を単に内転ないし外転と呼んでいる．

すべての相における過度の股関節内転の原因

- 内転筋群の過度の活動（図5.35）

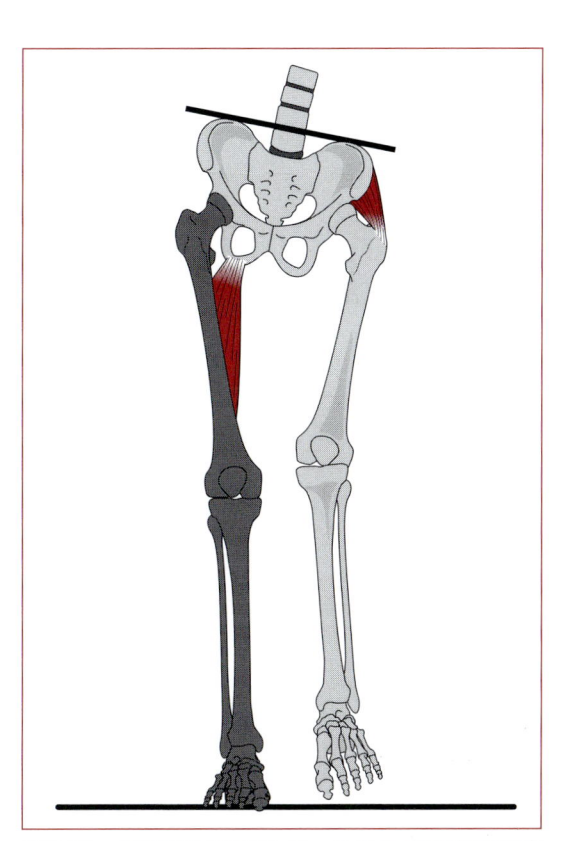

図5.35 内転筋群が拘縮している場合，股関節の過度の内転は，反対側の骨盤の落ち込みの原因になる．まれな原因としては反対側の外転筋群の拘縮がある．

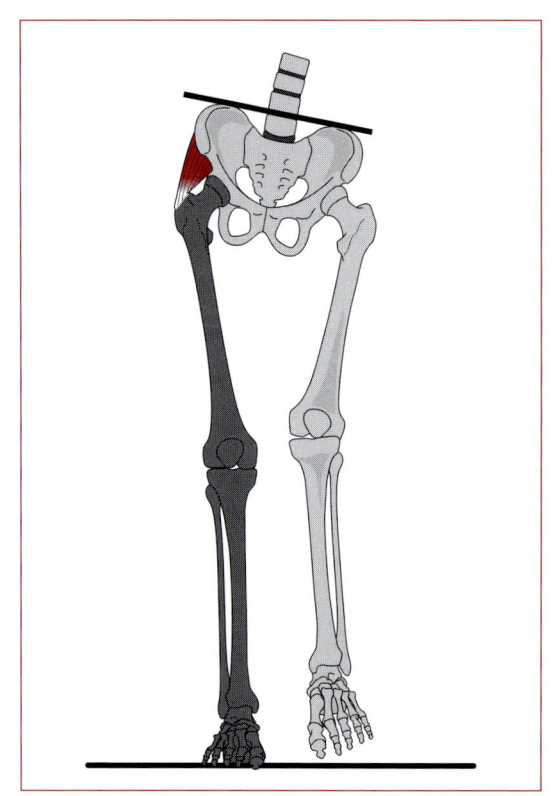

図5.36 同側の外転筋群の筋力不足による反対側の骨盤の落ち込みが起こり、それによって股関節が過度に内転する場合がある．

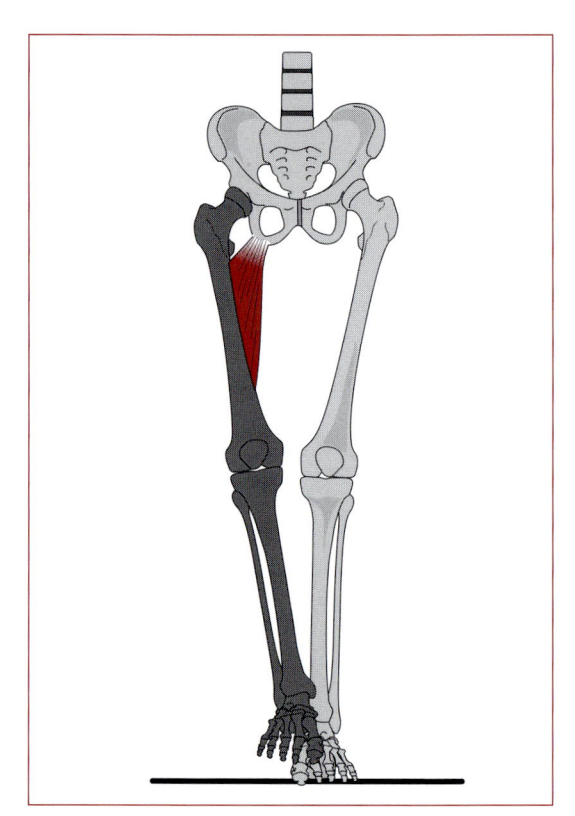

図5.37 屈筋として代償的に活動する内転筋群もしくは内転筋群の痙縮による股関節の過度の内転

- 内転筋群の拘縮
- 骨盤の反対側の落ち込みの二次的現象（同側の外転筋群の筋力不足；図5.36）

注目 股関節の過度の内転は股関節内転筋群に拘縮があるときにみられ，しばしば内旋痙縮または屈曲痙縮を伴う．これは立脚期にみられる現象である．患者を背臥位にして診察すると，拘縮が和らぐことが示される．内転筋群の拘縮は，まれに起こる反対側の外転拘縮の場合と同様，反対側の骨盤の落ち込みを招く．

過度の股関節内転が歩行のメカニズムに及ぼす影響

- 支持面の縮小
- 脚の安定性の低下
- 反対側の骨盤の落ち込みによって，場合によっては反対側のトゥクリアランスが阻害される．

臨床のためのヒント

- **遊脚期における過度の内転の原因**：片麻痺患者には長内転筋，短内転筋，薄筋の3つを検査することをお勧めする．腸骨筋の活動が弱いもしくは欠落すると，これら3つの筋が股関節を屈曲する．しかしながら，これらの筋は同時に大腿の過度の内転を引き起こす．しかも遊脚期の脚は内転筋群を伸張し痙縮を引き起こすことがあり，さらに過度の内転を引き起こす（図5.37）．したがって，筋の連鎖作用の有無を正確に観察しなければならない．
- **股関節の外転筋群の筋力不足による過度の内転**：MMT3以下の中殿筋の筋力不足の場合は骨盤と体幹を安定位に保つことができず，遊脚肢側の骨盤の落ち込みを招く（トレンデレンブルク徴

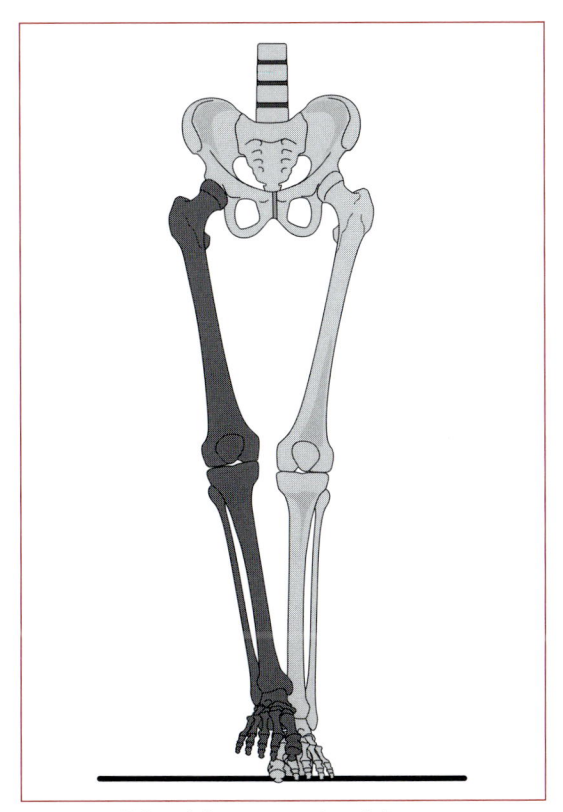

図 5.38　過度の内転によるはさみ歩行

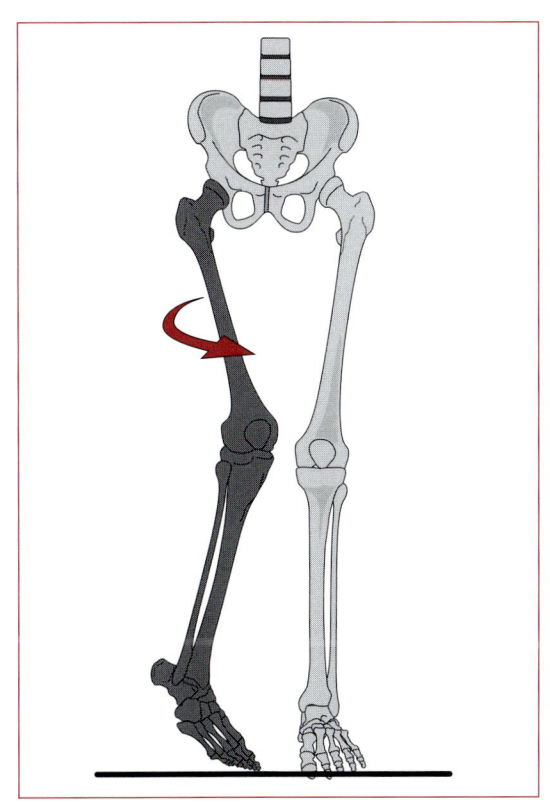

図 5.39　偽内転

候)．中殿筋の持久力不足を確かめるためにも，テストの直前に患者に適切な負荷をかけなければならない(検査の前に30分程度歩いてもらう，もしくはそれに相当するレーニングを行うなど)．そのような負荷の直後に行うMMTでは，持久力に関して適切な値が出る．もしも持久力が不足していると，それに相応して衝撃吸収機能は不足する．脊椎に慢性の痛みを有する患者の場合，ここに隠された原因がある場合がある．

注目　極端な場合，過度の内転ははさみ歩行となる(図 5.38)．その際，大腿は内転し脚が交差する．

股関節の屈曲と内旋によって大腿が内転し，踵が外側を向くことを偽内転という(図 5.39)．

理学療法ではこの偽内転と過度の内転は，明確に分けて定義されなければいけない．

5.4.7　主たる問題としての過度の股関節外転

立脚期における脚の外転は，支持面を増大させるが，それによって反対側へ荷重を移行するために多くのエネルギーを消費しなければならない．遊脚期で脚の有効長は短縮され，足の離床は容易になる．

■ すべての相における過度の股関節外転の原因

- 外転筋群の拘縮
- 観察肢の有効長の延長
- 延長された有効長をもつ脚のトゥクリアランスを得るための代償運動

すべての相で過度の股関節外転が歩行のメカニズムに及ぼす影響

- 支持面の増大
- 有効長の短縮
- エネルギー消費の増大

注目 過度の外転・内転の動的な原因は，筋力不足や痙縮，代償運動にあることがある．静止時に側方に傾いた姿勢は歩行時に過度の股関節内転・外転を招くこともある．骨盤が傾いた肢位は，片側は過度の股関節内転，反対側は過度の股関節外転を生じさせるので，逸脱運動の一次的な原因を突き止める際に両側の可動域と筋制御を評価しなければならない．

5.5 骨盤の9つの逸脱運動

骨盤では以下の逸脱運動が確認できる．

骨盤の持ち上げ hikes
- 骨盤の片側がニュートラル・ゼロ・ポジションを超えてもち上がる．
- 骨盤が肩に近づく．

骨盤の後傾 posterior tilt
- 骨盤が後傾する．
- 下を向いている恥骨結合が前方を向く．
- 腰椎の前彎が減少する．

骨盤の前傾 anterior tilt
- 骨盤が前傾する．
- 恥骨結合が下方を向く．
- 腰椎の前彎が増強される．

前方回旋不足 lacks forward rotation
- 正常に比べ小さい前方への回旋

後方回旋不足 lacks backward rotation
- 正常に比べ小さい後方への回旋

過度の前方回旋 excess forward rotation
- 正常に比べ大きい前方への回旋

過度の後方回旋 excess backward rotation
- 正常に比べ大きい後方への回旋

同側の落ち込み ispilateral drop
- 観察肢側の腸骨稜が反対側と比較して低くなる．

反対側の落ち込み contralateral drop
- 反対側の腸骨稜が観察肢側と比較して低くなる．

5.5.1 主たる問題としての骨盤のもち上げ

イニシャルスイングとミッドスイングにおける骨盤のもち上げは，股関節と膝関節の不十分な屈曲または足関節の過度の底屈に対する代償運動である．ターミナルスイングで骨盤は元の位置に戻る．

遊脚期における骨盤のもち上げの原因

- 遊脚肢をもち上げ，トゥクリアランスを得るための意図的動作（図5.40）

遊脚期において骨盤のもち上げが歩行のメカニズムに及ぼす影響

- エネルギー消費が増大することがある．

5.5.2 主たる問題としての骨盤の後傾

恥骨結合が上を向くような骨盤の後傾を観察することはどちらかといえば珍しく，過度の骨盤前傾が通常の前傾位に戻る動きと厳密に識別されな

5.5 骨盤の9つの逸脱運動

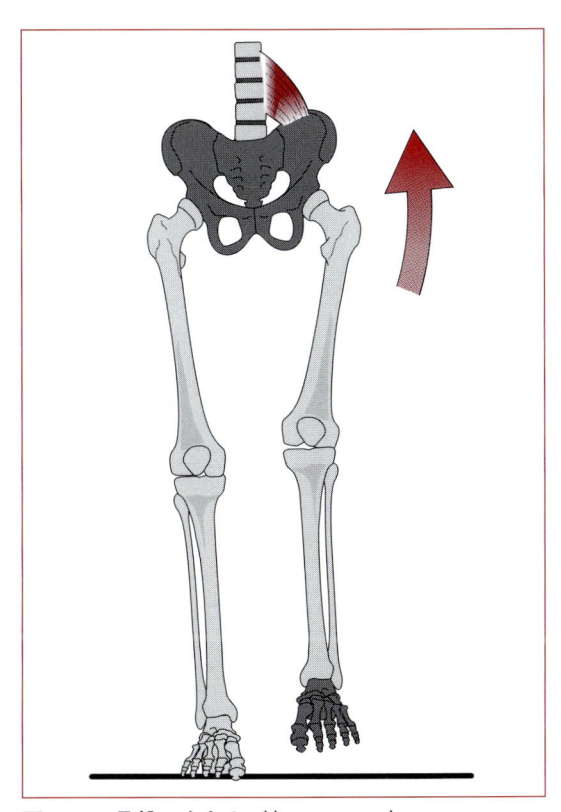

図 5.40 骨盤のもち上げ(pelvic hike)

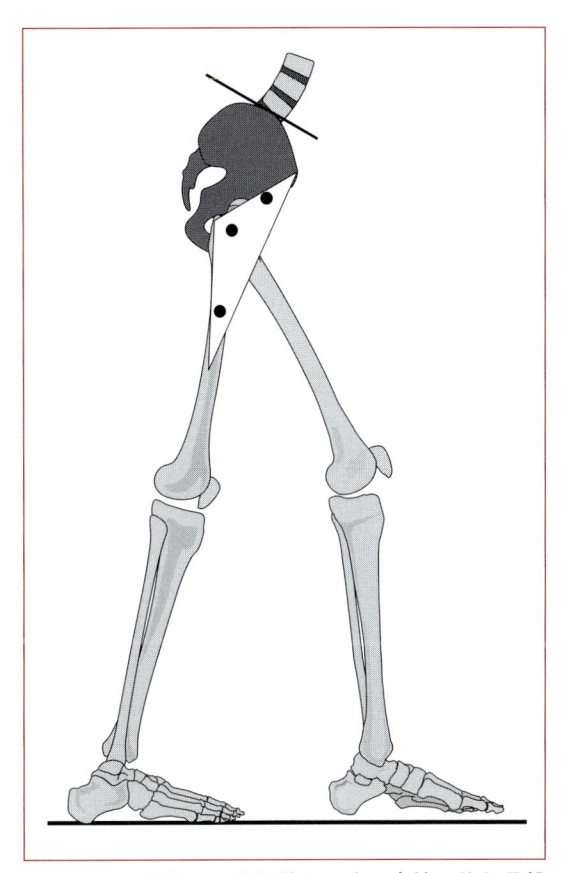

図 5.41 股関節の屈曲拘縮もしくは痙縮に伴う骨盤の前傾

ければならない．正常な前傾位（約 10° 前傾）に戻ることは歩行異常ではない．

骨盤後傾の原因（すべての相）

- ハムストリングスの短縮
- 骨盤の後傾によって股関節伸筋群の長さを短縮させ，発揮筋力を減少させるための意図的運動（ローディングレスポンス）
- 足を前方へ運ぶための意図的運動（遊脚期；図 5.29）
- 腰痛
- 腰椎の伸展制限

骨盤後傾が歩行のメカニズムに及ぼす影響

- エネルギー消費の増大

- ミッドスタンスで膝関節の過度の屈曲を招くことがある．

5.5.3 主たる問題としての骨盤の前傾

骨盤前傾の原因（すべての相）

- 腹筋群の筋力不足
- 股関節伸筋群の筋力不足
- 股関節屈筋群の拘縮または痙縮（図 5.41）
- 前傾した体幹の二次的現象

◆ 臨床のためのヒント

股関節伸筋群の筋力不足の場合，ローディング

レスポンスにおいて身体重心を前方に移動するために骨盤を反射的に前傾する．この逸脱運動は立脚期で観察される．ターミナルスタンスで骨盤はニュートラル・ゼロ・ポジションに戻る．股関節伸筋群の筋力不足がみられる例としては，患者のかがみ歩行を改善するために行われるハムストリングスの弛緩術ないしは延長術がある．これは特に股関節屈筋群に痙縮を有する場合に当てはまる．

観血療法か保存療法かにかかわらず，個々のケースにおいて股関節伸筋群の集中的な機能的トレーニングを行うべきである．

注目 痙縮反応をする筋をもつ患者は，背臥位で行われるテストにおいて，歩行の場合とは異なる結果を示す場合がほとんどである．観血療法の計画もしくは長期的結果の予後のために必要な機能的に関連性のあるデータは，動的な EMG テストの結果を加味した歩行分析によって得られる．

骨盤前傾が歩行のメカニズムに及ぼす影響

- エネルギー消費の増大
- 腰椎前彎を強め腰痛を招くことがある．

注目 水平面における逸脱運動：骨盤の回旋は前方，後方ともに過度ないしは不足することがある．観察によって骨盤の回旋が認識されれば，それは過度である．計測装置を用いて5°を超える回旋がみられた場合，それは過度の逸脱運動である．

5.5.4 主たる問題としての前方回旋不足

脊椎に痙縮を有する患者は骨盤回旋がなくなる．ケースによっては，観血療法による固定が原因であることがある．歩行を観察すると，患者は身体が硬い印象を与える．

前方回旋不足の原因（ローディングレスポンスと遊脚期）

- 痙縮によるリトラクションの二次的現象
- ローディングレスポンスで，大腿四頭筋と股関節伸筋群に対する筋力要求を減少させるための代償運動
- 反対側の後方回旋不足
- 腰痛

前方回旋不足が歩行のメカニズムに及ぼす影響

- 歩幅の短縮をもたらす．

5.5.5 主たる問題としての後方回旋不足

後方回旋不足の原因（ミッドスタンスと遊脚期）

- 体幹と骨盤の動きに関与する筋の運動制御障害
- 腰痛
- 股関節の過度の屈曲の二次的現象

後方回旋不足が歩行のメカニズムに及ぼす影響

- 反対側の歩幅の短縮をもたらす．

5.5.6 主たる問題としての過度の前方回旋

観察側の骨盤が前方に過度に出た状態を過度の前方回旋という．あるいは遊脚肢とともに動的に前方に移動する場合にも過度の前方回旋が起こる．

過度の前方回旋の原因（すべての相）

- 不十分な股関節屈曲にかかわらず，脚を前方へ振るための意図的運動
- 反対側の骨盤の過度の後方回旋

過度の前方回旋が歩行のメカニズムに及ぼす影響

- ターミナルスイングにおける歩幅の延長
- 腰痛をもたらすことがある．

5.5.7 主たる問題としての過度の後方回旋

観察肢の骨盤が後方に残った状態を過度の後方回旋という．それだけではなくターミナルスタンスで骨盤が急激に後方回旋する動的な動きもある．それは反対側が踵接地を維持したまま行う，かなり急速な運動である．これは中程度の歩行速度で観察される．

過度の後方回旋の原因（ミッドスタンスと遊脚期）

- 脚の動きから骨盤の動きを分離させる能力の欠如
- 股関節の過度の屈曲に対する代償運動（ミッドスタンス）
- 踵のもち上げ不足を伴う下腿三頭筋の筋力不足（ノーヒールオフ；図 5.42）
- 過度の底屈の二次的現象

過度の後方回旋が歩行のメカニズムに及ぼす影響

- 前方への動きが減少することがある（ローディングレスポンスと遊脚期）
- 前方への動きを改善するための意図的運動（ミッドスタンス）

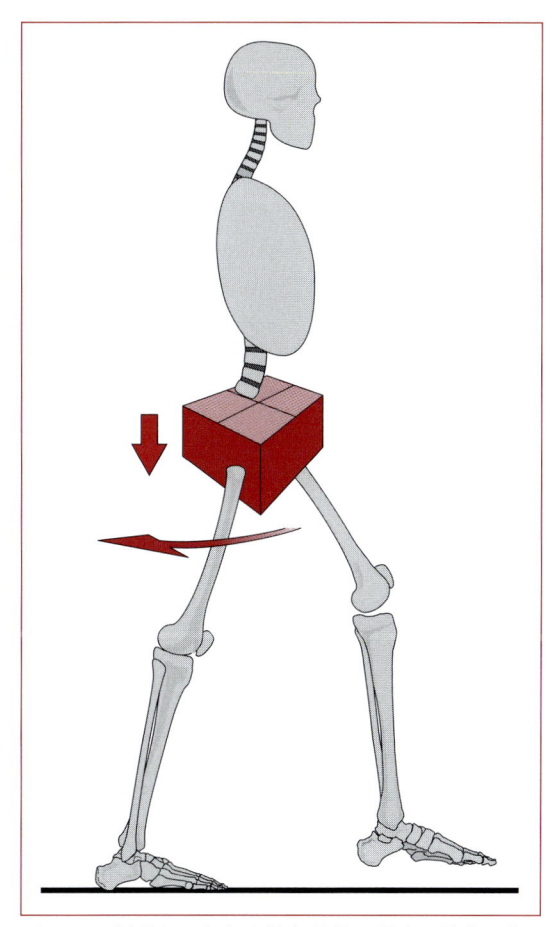

図 5.42 踵離れの欠如を伴う骨盤の過度の後方回旋

5.5.8 主たる問題としての観察肢の骨盤の落ち込み

観察肢の骨盤の落ち込みの原因（ローディングレスポンスとミッドスタンス）

- 観察肢の短縮

観察肢の骨盤の落ち込みが歩行のメカニズムに及ぼす影響

- 背中の痛みの原因になることがある．

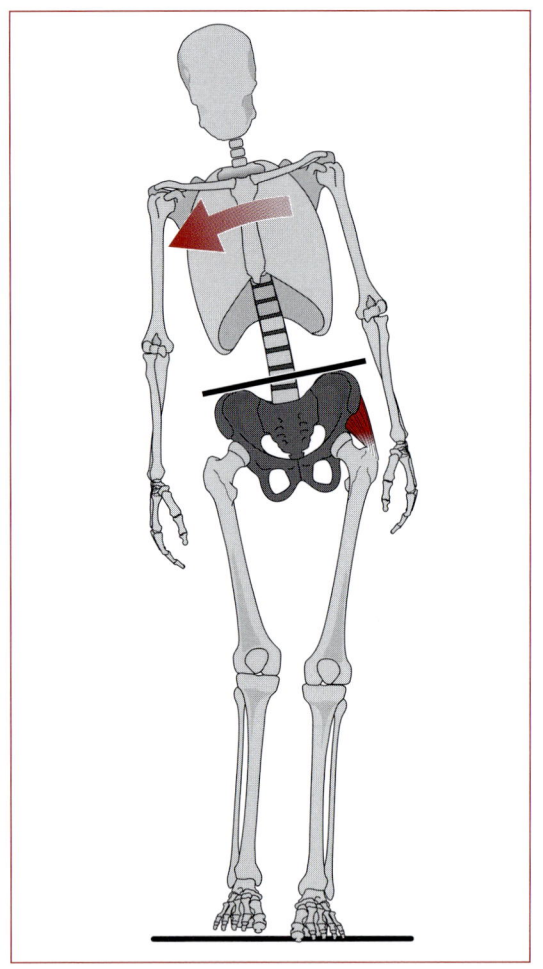

図5.43　反対側の股関節外転筋群の筋力不足による遊脚肢側の骨盤の落ち込み

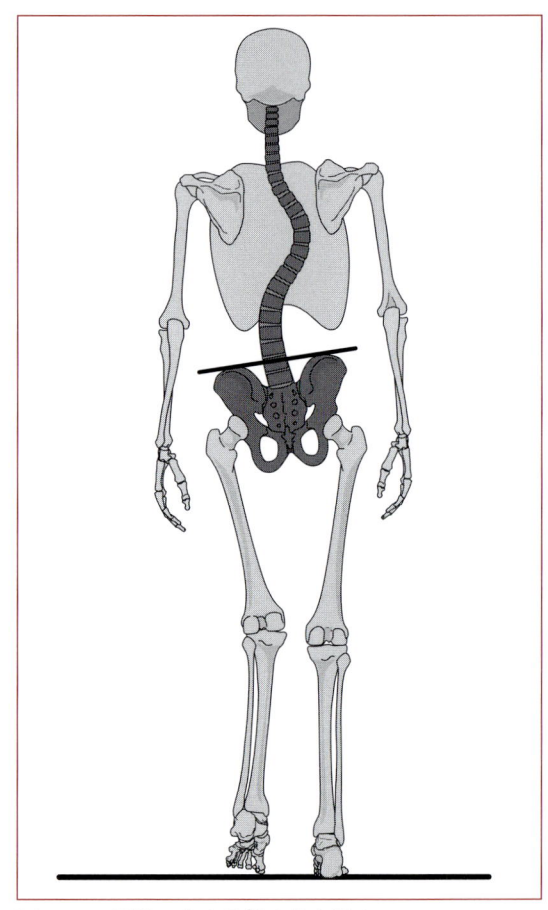

図5.44　側彎による骨盤の落ち込み

観察肢の骨盤の落ち込みの原因（遊脚期）

- 反対側の股関節外転筋群の筋力不足（図5.43）
- イニシャルコンタクトで観察肢を床に近づけるための意図的運動
- 内転筋群の拘縮もしくは痙縮

観察肢の骨盤の落ち込みが歩行のメカニズムに及ぼす影響（遊脚期）

- 反対側の立脚肢の安定性を減少させることがある．
- エネルギー消費の増大
- 観察肢のトゥクリアランスの減少
- 背中の痛みを生じさせることがある．

注目　側彎症が観察肢または反対側の骨盤の落ち込みの原因であることがある（図5.44）．

5.5.9　主たる問題としての反対側の骨盤の落ち込み

反対側の骨盤の落ち込みの原因（ローディングレスポンスとミッドスタンス）

- 観察肢の股関節外転筋群の筋力不足（図5.45）

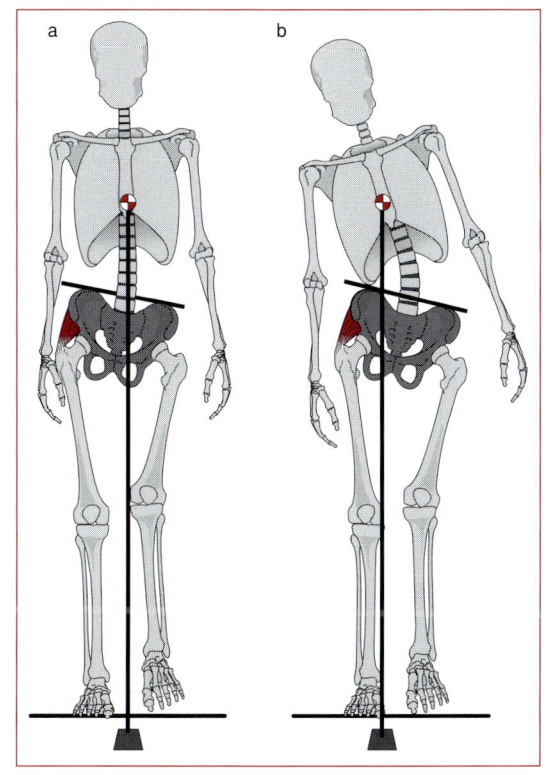

図 5.45 観察肢の股関節の外転筋群の筋力不足による反対側の骨盤の落ち込み
a：身体重心が立脚肢から離れた状態（トレンデレンブルク徴候）
b：代償運動としての立脚肢側への体幹の側屈．身体重心は立脚肢に近づく（デュシェンヌ跛行）．

- 反対側のイニシャルコンタクトで反対側の足を床に近づけるための意図的運動
- 股関節内転筋群の拘縮もしくは痙縮（図 5.35）

注目！ 筋力テストで立脚肢側の股関節外転筋群が MMT3⁺ 未満であれば，骨盤の不安定が生じる．身体重心が立脚肢の股関節の直上より内側に来た瞬間に，骨盤の反対側が落ち込む（トレンデレンブルク徴候；図 5.45a）．身体重心は立脚肢から遊脚肢の方向へずれる．その際，緊張した腸脛靱帯が股関節外転筋の筋力不足を代償することが観察される．股関節外転筋群の極度の筋力不足において，代償運動としての体幹の立脚肢側への側屈が起こる（デュシェンヌ跛行；図 5.45b）．

■ 反対側の骨盤の落ち込みが歩行のメカニズムに及ぼす影響（ローディングレスポンスとミッドスタンス）

- 立脚肢の安定性が減少することがある．
- 遊脚肢（反対側）のトゥクリアランスの減少
- エネルギー消費が増大することがある．

■ 反対側の骨盤の落ち込みの原因（遊脚期）

- 立脚期にある反対側の脚の短縮によってトゥクリアランスの減少が起こり，トゥクリアランスを確保するために観察肢の骨盤をもち上げる．

■ 反対側の骨盤の落ち込みが歩行のメカニズムに及ぼす影響（遊脚期）

- 背中の痛みを生じさせることがある．

5.6　体幹の5つの逸脱運動

体幹では以下の逸脱運動が確認できる．

前傾　forward lean
- 鉛直線に対する体幹の前方への傾斜

後傾　backward lean
- 鉛直線に対する体幹の後方への傾斜

側屈　lateral lean
- 鉛直線に対する体幹の側方への傾斜

過度の前方・後方回旋　rotates forward/backward
- 正常に比べて大きな体幹の前方・後方回旋（観察肢側）

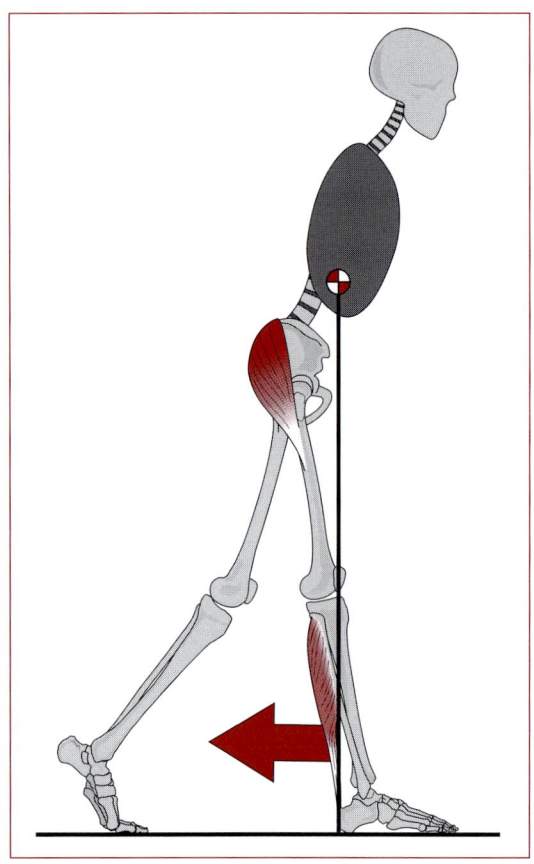

図 5.46　ミッドスタンス
大腿四頭筋の筋力不足に対する代償運動としての体幹の前傾．床反力ベクトルは膝関節の前方を通過し，膝関節を伸展させる．ヒラメ筋が下腿を後方へ引き寄せる．

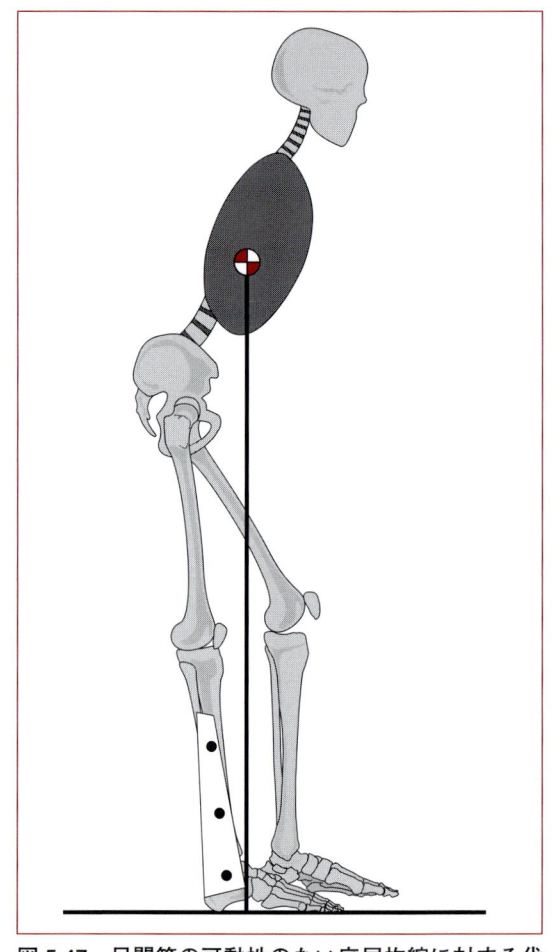

図 5.47　足関節の可動性のない底屈拘縮に対する代償運動としての体幹の前傾
このようにして身体重心が足の支持面の直上に保たれる．

5.6.1　主たる問題としての体幹の前傾

■ 体幹の前傾の原因（ローディングレスポンス，ミッドスタンス）

- 大腿四頭筋の筋力不足の際に膝関節を伸展位で安定させるための意図的運動（図 5.46）
- 視覚によるフィードバックの助けを借りて固有受容器の障害を代償するための意図的運動
- 足関節の過度の底屈にかかわらず前方へ動くための意図的運動（図 5.47）
- 体幹伸展の可動域制限
- 腹痛

- 股関節伸筋群の筋力不足を代償するために上肢で歩行補助具を使用
- ローディングレスポンスとミッドスタンスにおける過度の股関節屈曲の二次的現象

■ 体幹の前傾が歩行のメカニズムに及ぼす影響

- エネルギー消費ならびに股関節と体幹の伸筋群に対する筋力要求の増大
- 背中の痛みの原因になることがある．
- 安定性もしくは前方への動きを改善することがある．

5.6 体幹の5つの逸脱運動 | **153**

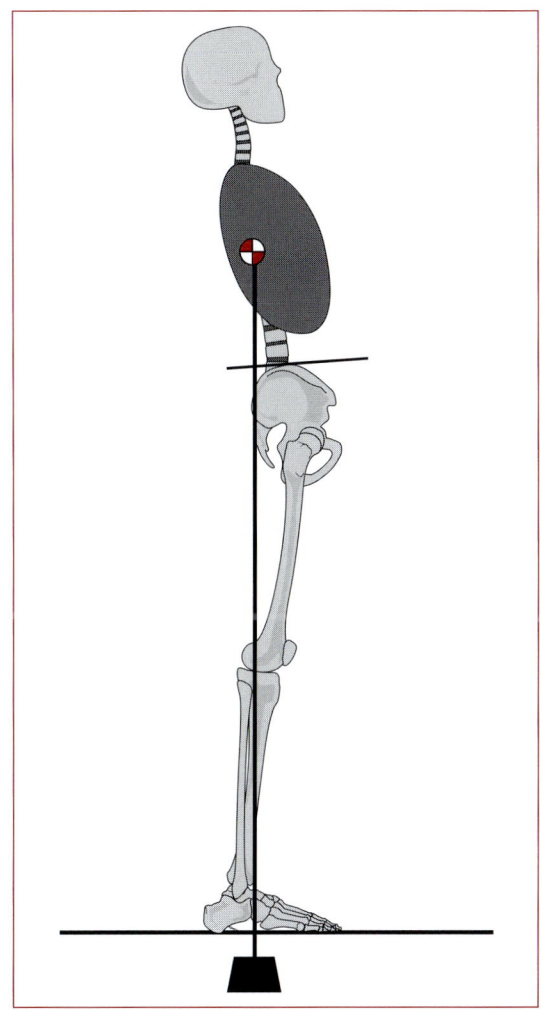

図 5.48 股関節伸筋群の筋力不足に対する代償運動としての体幹の後傾
股関節の過伸展と足関節の背屈により，身体重心は足の支持面の直上に保たれる．

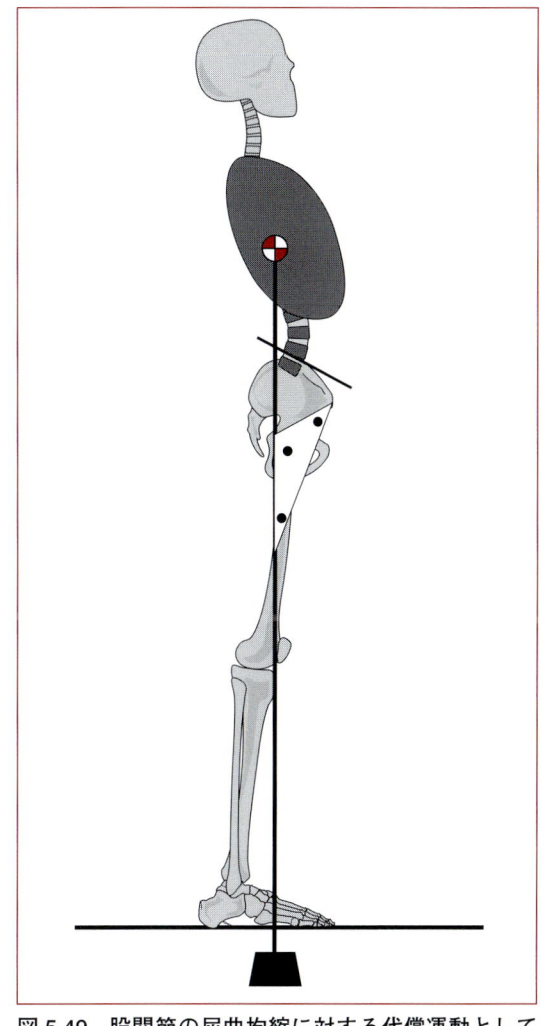

図 5.49 股関節の屈曲拘縮に対する代償運動としての骨盤前傾を伴った体幹の後傾

5.6.2 主たる問題としての体幹の後傾

■ 体幹の後傾の原因（ローディングレスポンスとミッドスタンス）

- 股関節伸筋群の筋力不足の際に筋力要求を減少させるための意図的運動．床反力ベクトルは股関節の後方を通過し，股関節に受動的な伸展が発生する（図 5.48）．
- 股関節の可動性のない屈曲拘縮に対する代償．

その際，骨盤は過度に前傾する（図 5.49）．

■ 体幹の後傾が歩行のメカニズムに及ぼす影響（ローディングレスポンスとミッドスタンス）

- エネルギー消費が増大することがある．
- 前方への勢いの減少
- 背中の痛みの原因になることがある．

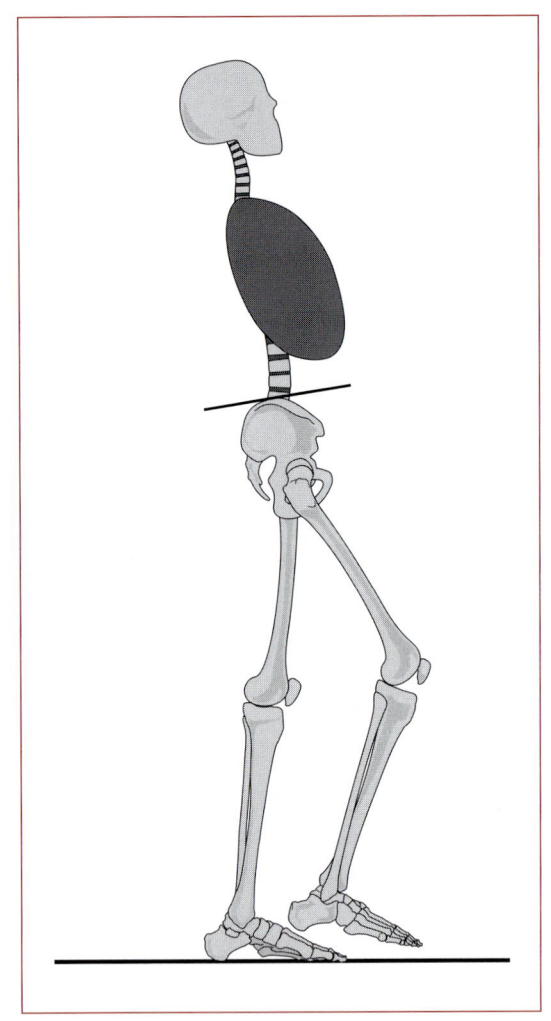

図 5.50 遊脚肢を前方へ運ぶための体幹の後傾
その際，骨盤は後傾する．

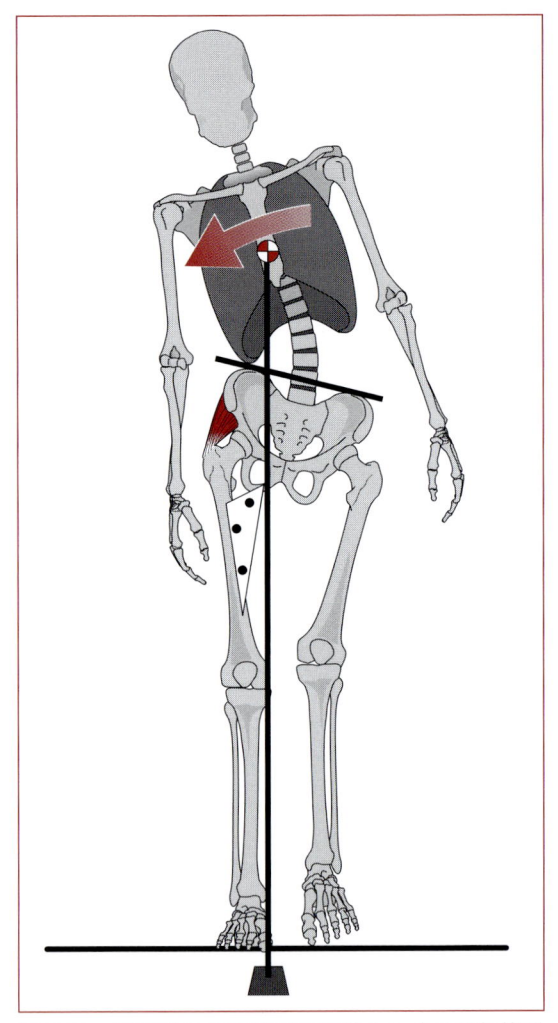

図 5.51 股関節の内転筋群の拘縮もしくは外転筋群の筋力不足に対する体幹の観察肢側への側屈
このようにして身体重心は立脚肢の上方に保たれる．

体幹の後傾の原因（遊脚期）

- 股関節屈筋群の筋力不足，または前方への動きの不十分な運動制御に対する意図的運動（図5.50）
- 腰椎固定

体幹の後傾が歩行のメカニズムに及ぼす影響

- エネルギー消費の増大
- 背中の痛みの原因になることがある．

5.6.3 主たる問題としての体幹の側屈

体幹の側屈の原因（ローディングレスポンスとミッドスタンス）

- 股関節の痛みを避けるための意図的運動
- 股関節の外転筋群の筋力不足（図5.45b）
- 股関節の内転筋群の拘縮，すなわち股関節外転筋群の筋力不足と同じ結果が生じる．骨盤は反対側が下方に引き下げられ，短縮した股関節内転筋群が身体重心を立脚肢から引き離す．バラ

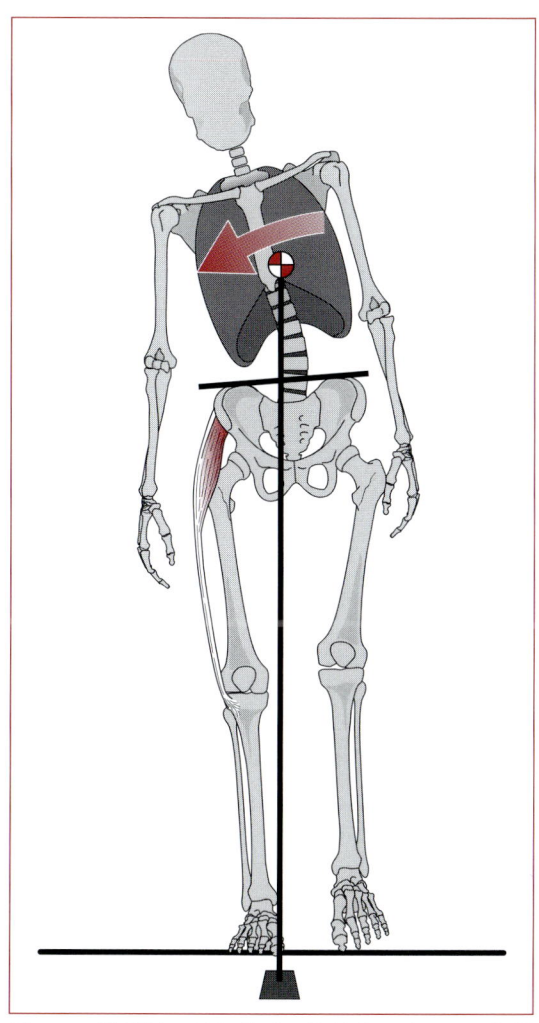

図 5.52　股関節の外転筋群の拘縮もしくは腸脛靱帯の短縮に対する体幹の立脚肢側への側屈

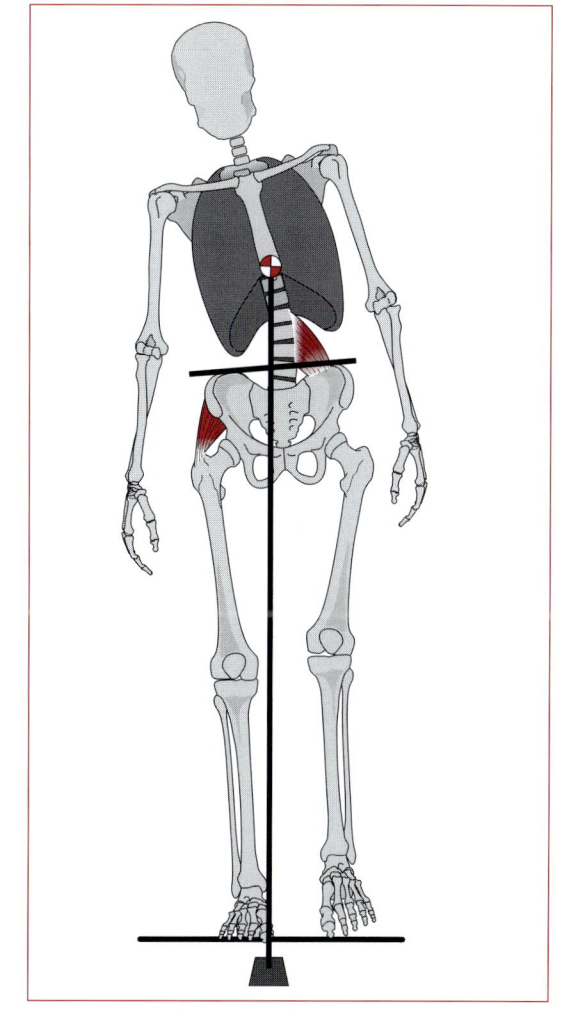

図 5.53　遊脚肢をもち上げるための体幹の側屈

ンスの崩れを補うために体幹は立脚肢側へ傾く（図 5.51）．
- 硬い腸脛靱帯など股関節の外側を構成する組織の拘縮．その際，足は外側にずれ，それによって支持面は増大する．同時に体幹の同側への側屈によって，身体重心は支持面に近づく（図 5.52）．
- 体幹上部の側彎による異常姿勢．脊椎の彎曲が体幹上部を側方へずらし，それによって静的な体幹側屈の形を生じさせる．
- 立脚肢の短縮
- 上肢で歩行補助具を使用

体幹の側屈の原因（遊脚期）

- 不適切な股関節の屈曲にかかわらず遊脚肢側の骨盤をもち上げ，トゥクリアランスを得るための意図的運動（図 5.53）
- 身体像（ボディーイメージ）障害

注目　プッシャー症候群の片麻痺患者は，自分の身体重心ベクトルを認識できない（図 5.54）．この患者は不安定性に対する知覚を有していないため，姿勢を適応させる能力に欠け，体幹が支持

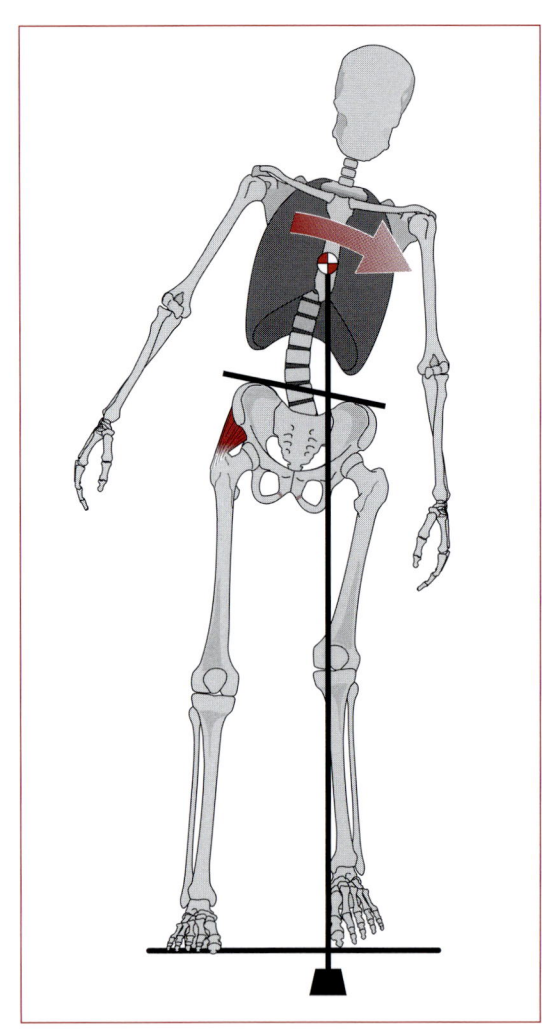

図 5.54 立脚期における体幹の反対側への側屈
体幹が遊脚肢側へ倒れる（プッシャー症候群）．

に PT は，患者が間違いを起こしても一定の範囲で許容し，患者が座位，立位，歩行における解決策を自分自身で得るようにする．目的に即して刺激を与えることによって患者は順応し，姿勢を再び自力で正すことを学ぶが，これは空間の中で視覚的に空間と身体を発見するような援助が必要となる．

さらにその後，患者は，他の作業を同時に行いながら，視覚によって身体肢位を自発的に維持することを学ぶ（複合課題；dual task）．PT は個々のケースに即した学習のプログラムを準備しなくてはならない．

■ 体幹の側屈が歩行のメカニズムに及ぼす影響

- エネルギー消費の増大
- 前方への勢いの減少
- 遊脚肢側への体幹の側屈（プッシャー症候群）は歩行を不可能にする．

5.6.4 主たる問題としての体幹の過度の前方回旋

■ 体幹の過度の前方回旋の原因（すべての相）

- 脚を前方へスイングするための意図的運動
- 骨盤の動きから体幹の動きを分離させる能力の欠如（たとえば片麻痺患者）
- 上肢による歩行補助具への過度の依存

■ 体幹の過度の前方回旋が歩行のメカニズムに及ぼす影響

- エネルギー消費が増大することがある．
- 安定性が減少することがある．

していない側に倒れる．それによって生じる不均衡は歩行をほとんど不可能にする．しかしながら，プッシャー症候群は理学療法的な治療の対象である．

● 臨床のためのヒント

自分の身体直立姿勢を知覚するトレーニングは，プッシャー症候群の患者にとって歩行を再学習するための必須な治療である（Karanth et al 2000）．患者はまず，身体感覚障害を認識できるようにならなければいけない．知覚の改善のため

5.6.5 主たる問題としての体幹の過度の後方回旋

■ 体幹の過度の後方回旋の原因（すべての相）

- 骨盤の動きから体幹の動きを分離させる能力の欠如（たとえば片麻痺患者）
- 上肢による歩行補助具への過度の依存
- ターミナルスタンスにおける足関節の過度の底屈の二次的現象

■ 体幹の過度の後方回旋が歩行のメカニズムに及ぼす影響

- エネルギー消費が増大することがある．
- 立脚安定性が減少することがある．
- 前方の動きの減少

心と考え方
――治療における考え方

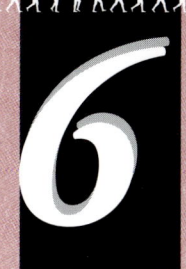

6

『健康とは，すべての矛盾を伴う人間としての存在を耐え抜き，それらに直面し，それらを受け入れ，そしてすべての困難にもかかわらず，人生を有意義にしていく能力である』(Jeanne Hersch)

初めのうちは不自然に見える歩容も，もしかしたら患者の可能な限り，もしくはそれどころか，唯一可能な前方移動のメカニズムの結果かもしれない．規格に適応させるという意味での逸脱運動に対する治療が，ケースバイケースで患者に利点をもたらすか否かについて個別で判断を下さなければならない．それはさしあたって，診断の過程で場合によっては特定の状況において，患者の歩行の逸脱運動もしくは異常を許容するということを受け入れるパラドックスに映るかもしれない．通例としての伝統的な医療のひな形の中で要求している，「健康」の同義語としての「規格への適応」が患者の機能も健康も改善しないときは，まさにそのケースといえる．

理学療法のための日々の問題分析において，どの程度の逸脱運動であれば許されてよいものか？またそのような許容が個々の患者にとって機能的に有意義なことかもしれない場合は，患者がより健康になるために，いつからどのような理学療法で介入するのがよいか？　毎回新たに決断を下すのは綱渡りのようである．

個々のケースで最適な理学療法の戦略を立てるためには，基本的に歩行の正常機能ならびに病的歩行のメカニズムとその影響に関する確かな知識を必要とする．さらに加えて，プラスの機能的影響をもちうるいくつかの逸脱運動に関して知っておくことと，各患者の健康促進のための正しい決定に行き着く評価の際に役立つようなコンセプトが必要である．

そのようなコンセプトは，どのように導入したらよいのか．

6.1　ある治療コンセプトのモデル

医療社会学者でストレス研究家のアメリカンイスラエル人 Aaron Antonovsky（1923〜1994）の健康生成のモデルとは，「支持されうる考えと体系を提供し，それは臨床で活用することができる」としている．彼によって開発されたモデルは，近年の最も影響力のある健康に関するコンセプトで，健康促進に関する定評のある参考文献として評価されている（Antonovsky 1997）．

Antonovsky（1997）は，以下のような問題に取り組んでいる．

- 多くの健康を脅かす影響にもかかわらず，人々はなぜ健康でいられるのか？
- 人々はどうやって病気から回復するということを成し遂げるのか？
- 病気になることをもっと減らし，より健康になるには？

彼のそれらに対する考えとストレス研究の結果は，健康生成モデルの中で結びつき，同時にこれまでそれぞれ排他的に理解されていた2つの状態である「健康と病気」に関する新しい定義をもたらした．

Antonovsky（1997）は，人々は健康でもあり病気でもあることに気づいた．つまりそれは，健康な人のなかに病的な部分が潜み，病人の中にもま

た健康な部分があることを意味する．健康な人は「それほど病気でない」に相当する．もしくは精神状態によって「それほど健康でない／どちらかといえば病気」というように．彼は「健康と病気」の概念のなかに2つの対極をもつ1つの連続体をとらえ，すべての人が両極間のどこかにあるとしている．『人は健康と病気の状態の間を動くものであり，純然たる健康な状態は，完全な病気と同じくらいにまれである』（Antonovsky 1997）．

彼は研究活動の中で，健康と自覚している健康な人は，ある特定の知的ならびに情緒的でグローバルな方向性をもっていることに気づいた．彼はそれを調和の感覚（sense of coherence）と呼んでいる．この概念は単なる感情と解釈すべきではなく，知覚と判断のパターンであると理解すべきである．自己と世界をある特定の光の中でみて，しかるべき行動をする，認識に関する思考パターンに匹敵する．

この調和の感覚は健康生成モデルの中心に当たる．それを十分に備えた人々は，彼らのもつ問題とそれらへの挑戦の中で自ら成長していくことを感じ取り，身の周りの世界の中で自己の存在の意味を見出す．彼らは外からの要求に対し，常にフレキシブルに対応するであろう．生きることに関連する整合性の感覚，言い方を変えれば調和の感覚の大きさは，その時々で健康と病気の両極間でどこかに位置する．Antonovsky自身は，調和の感覚を以下のように定義づけている．

『…，貫き通るような長続きしてかつ動的な信頼の感情をもてる度量が示されるグローバルな方向性は，第一に経験の世界の内側と外側からの要求が生命の営みの流れの中で予測と説明が可能であること，第二はチャレンジを正当化するために必要なリソースが意のままに使えること，第三は外からの要求が自己への投資と社会参加のためのチャレンジであることによって決まる』（Antonovsky 1993）．

さらに調和の感覚は次の3つの重要な構成要素をもっている．

理解力 sense of comprehensibility

これは，未知のものの含む秩序正しい安定した構造をもつ情報を処理する能力であって，同時にカオス的，無意味で偶発的に説明できない刺激とは対決しない能力である．

マネージ力 sense of manageability

自分でもっている中から適した能力と方法を意のままに使い，特定の要求に答えられることを知覚できることである．Antonovsky（1997）は，自分の能力と専門性を意のままに使えることのみでなく，他人（たとえばPT）やより高い影響力が，問題克服を助けることを信じられる能力が重要であると強調している．

有意義性を感じ取る力 sense of meaningfulness

この能力は，人が自分の人生を情緒的に有意義と感じる度量である．人生の問題をどちらかといえば喜んで迎えられる挑戦であるという見方をし，できれば逃れたい負担ととらえるべきではない．Antonovsky（1997）は，この動機づけとなる能力を最も重要視している．人は有意義性を経験することがなければ，あらゆる領域の生活をただ単に負担に感じることであろう．

6.2 病因論と健康生成モデルの相違

Antonovsky（1997）はある有名な隠喩を用いて健康と生命を川にたとえている．彼は，人は人生という危険や渦，カーブや急流に満ちた川の中で泳いでいると考えている．PTは病因論に方向づけされた医療を試み，溺れている人を流れから引き上げることができるかもしれないが，患者は岸に引き上げられた状態では決して泳ぐことを学ぶことはできず，人生は流れ過ぎて行く．また，あらためて川に入れば話は振り出しに戻る．これは，まさしく典型的な長期的患者でみられる状態である．

しかしながら健康生成モデルにおいては，もう一歩先を目指している．人を人生という川の中を泳ぎきれるようにすることが大切であり，ゆえにテーマは，渦と急流を克服するために何が役立つか，である．

健康生成モデルに方向づけされた理学療法は，症状のような病的な部分を最小化するだけではなく，それに加えて健康な部分を増強し利用することを目指している．この点で病因論に方向づけされた治療と健康生成モデルに方向づけされた治療とではスタートが分かれるのである．

病因論に方向づけされた理学療法においては，際立つ症状を観察することがまず行われ，患者そのものの価値観を中心には据えない．患者自身が病因論に基づいていれば，受動的に障害の除去を期待しているだけかもしれない．

患者のリソースに合わせた健康生成モデルによって方向づけされた治療においては，問題に対する必要な治療と並んで，患者の健康な部分を呼び起こすことを大切にしている．すなわち患者が有しているリソースを見つけ出し，患者の意のままになるすべての方法を用いることを支援するのである．それゆえ理学療法の課題は，患者が受動的な立場から抜け出て能動的な行動者に変わり，人生を再び自分で形成できるようにサポートすることである．これが調和の感覚の強化であり，理学療法の基礎となる考え方である．

6.3 実践

日々の診療において異常を除去することや表面化させないことは自動的に健康と元気の回復につながらないことを経験する．腹立たしさと同様にがっかりすることが患者にもPTにも発生する．多くの努力がなされ，成功結果が記録されているにもかかわらず，患者はなぜ不満足なのか，具体的にどうしてほしいかをなぜ言うことができないのか，PTは自問せずにはいられない．双方にとって期待を裏切る状況に終止符を打つ，もしくはそういった状況にさせないために，歩行トレーニングにプラスの影響を与える以下の2つのポイントに留意すべきである．

- 繰り返される理学療法的な介入が実現可能な患者の望みと目標に調和しているかチェックする必要がある．治療に対して患者が感じている満足感に可能な限り注意を払う．
- PTと患者の関係で，互いの振る舞いも大きな意味をもつ．PTは，自分の言葉使いや振る舞いが患者の元気に影響を与えることに気づくべきである．PT自身が元気でいることは患者からの信頼形成をサポートし，患者の受け入れ態勢を整える．PTが元気でいることでPT自身の注意力や感情移入能力，そして患者の抱える個々の問題と要求に対する理解力が強化される．

検査と治療の間，PTの意図と行動が患者の調和の感覚をサポートし，強化することに向いていれば，微妙な判断においても問題を認識し，正しく決断を下すことができ，和らげ，可能な限り取り除くことに成功するであろう．そしてさらには患者からのサポートも得られる．このようなやり方で患者の元気が高まることは，患者の健康状態（健康生成モデル的な意味においても）が改善し，そして双方にとって満足が得られることを意味する．

臨床のためのヒント

患者における調和の感覚の3つの能力をチェックすることは，臨床において理学療法的な介入が患者の希望と目的に調和しているかどうか，そして治療が有意性と満足をもたらすかどうかの問いかけに答えてくれる．

- 有意義を感じる力のチェック：歩容の変更もしくは改善が，患者にとってどれほどの意味をもたらすか．もしそれが患者にとって特別な意味をもたらさなければ，PTの多大な努力は大きな成果を示さない．理学療法の目的が理解され

ず，意義が見出されなければ，患者は理学療法的な治療に自ら協力しないであろうし，自立的にやる気をもってトレーニングすることに興味を示さない．そうなれば理学療法の要求に対し，患者がエネルギーを注ぐ価値が失われる．その際には，患者が理学療法に対しどのような希望を抱いているか正確に具体的に聞かなくてはならない．

- 理解力のチェック：患者は理学療法の目的を認識し，なぜ自主的に治療に参加しなければいけないかということを理解しているか．患者はこれから行う理学療法の各ステップで成し遂げていく練習課題について十分に情報を得，それらの治療の意義と目的を理解しているか．患者の理解力が十分に考慮されていると，患者が次に何が起こるのかを理解し，期待はずれにならない．患者が治療に対し能動的に協力することで，痛みに対する不安が減少し治療に対する拒否感が少なくなる．このとき，PTは重要なパートナーとなる．情報をオープンにすることで患者とのコミュニケーションが十分に取れるようになり，未知の経験に対する不安が取り除かれ，患者が目の前にあるこれから起こる新しいことに信頼して取り掛かれるようになる．それには，治療のプログラムが取り組みやすいように整理されていて，刺激が適度であることが重要である．

- マネージ力のチェック：選択された理学療法的治療もしくは戦略は，患者の有する能力と可能性にふさわしいものであるか．患者のリソースを過小もしくは過大評価していないか．患者への理学療法的な要求が少なすぎる，もしくは過度に要求していないか．患者の能力を慎重に正しく評価することに注意を払い，それぞれの可能性について患者に情報を提供しなければならない．患者が自ら無能と感じたり，不運だと思い込むと，患者はそれに対して何もできずに，理学療法の成功はほとんどない，もしくは全く不可能になるという悲惨な結果になる．患者にとって重要なことは，自信をもつことと目の前に存在する問題を自分の能力と医療者，家族，友人による外部の手助けによって克服できる可能性を信じることである．

6.4 結論

　健康を後押しする動作の機能性こそが本源的な目的であり，正確に規格化された関節の反復運動やそれに類似するものは重要ではない．この前提において，人は障害にかかわらず計り知れないプラスの気持ちと成果を得ることができ，自分自身と調和できる．このことはたとえば，パラリンピックの出場者やランス・アームストロング（ツール・ド・フランスで優勝した癌患者）が示してくれている．制限や病気や他の身体的問題にかかわらず自ら健康と感じている日々の臨床における患者もまた然りである．

　すべてのPTは，患者をそのように枠を設けずに支援し力づけるべきである．患者が障害や制限にかかわらず再び自主的に歓びを得られる人間になるために，PTはパートナーとなり，患者が自立することを援助し，患者の努力をサポートしなければならない．理学療法と健康獲得もまた人生の克服と肯定の1つの新しい試みと理解すべきであろう．

　『われわれは，元気や生きる歓びと同じように痛みと苦悩が人の本質であることを幾度となく排除してきた．…われわれは皆，最終的には死に至る存在であるが，逆に言えば，われわれの中に生命の息吹が宿っている間は，何がしかは健康である』（Antonovsky 1997）．

歩行に対する心理的影響 7

『歓びで胸が躍ると怠慢な農耕馬のようにだらだらとは歩かない．不安にさいなまれた者は英雄のようには歩いて来られない』(Samy Molcho 1988)

　感情の動作的表現は，すでに多くの研究者が興味をもっているテーマである．Charles Darwinが書いた名著"The Expression of the Emotions in Man and Animals"は，おそらくそれに関して初めて体系化された研究成果であろう(Darwin 1872)．

　また，現在でも話題にあがるものは，ダンサーであり振付師で踊りの教育者でもあったRudolf von Laban(1879～1957)によって発表された論文である．彼はLaban式運動記譜法を開発し，動きのメカニズムのみでなく動きの表現法(effort-shape)を開発した(von Laban 1981)．彼はその方法によって表現様式と動きの背後にある心理を探ろうとした．von Labanは，8つの異なる表現様式の基本タイプを定義し，それによって感情と動きの属性(たとえばスピード，力，方向)の関係を見出した初めての人物となった(von Laban 1981)．

　彼の記譜法はBernstein(1981)によって，精神障害を有する人々のダンスセラピーにも用いられた．von Labanによって開発された基礎パターンを，他人の気持ちになって追感することによって，定義された各動作がそれぞれの特定の感情を呼び起こしていることに気がつくであろう．それは今日まで，ダンスというコミュニケーションの芸術の基礎となっている．確かに人の歩行(動き)は，その人の性格やそのときの感情を少なからず表現している(Cutting 1978)．

　このように，動きは感情的な構成要素をもっているといえる．感情，意図そして特徴は動作に流れ込み，もしくは動作によって呼び起こされ，動作と同時に観察される．人の歩行を観察する際に，これらの感情に関する情報が場合によっては初めから目立っているにもかかわらず，一般的に歩行分析室での計測において，動作の心理的バックグラウンドはほとんど考慮されない(Kirtley 2001)．

　そのほかにも有名なパントマイム俳優で身振り言語学の教授であるSamy Molchoは，ノンバーバル・コミュニケーション(身振り言語)のテーマを追及し，彼のセミナーや著書で多くの人に身振り言語を体験させている(Molcho 1988)．さまざまな動作の追体験によって，たとえば身体表現と感情との関連性を自ら知覚でき，それらの結びつきの強さを体験できる(Molcho 1988)．

例

- 私たちが普段の慣れている歩幅をあえて小さくしたり大きくしたりすると，精神状態と感情は，それぞれどのように反応もしくは変化するのであろうか．
- 腕を楽にし，歩行に合わせて振る代わりに，硬くして体幹の脇で動かないようにすれば，何が起きるであろうか．
- もしあなたが自分の首を動かさないように保てば，生き生きと笑えるか．
- 歩行が生き生きとなるように，骨盤と肩の動きを強めてみる．そして今抱えている問題を思い出してみる．それは今でも問題となっているか．少しは問題のとらえ方が変わったか．
- 歩きながら歯を食いしばってみる．その力みに対し体はどのように順応するか．ご馳走を想像した舌なめずりが腰を緩めるのに対し，歯を食いしばると全身が力まないか．

ほとんどの人は，考えや感じのはっきりとした変化を感じることができる．次のステップとして，これらの動作と感情の関連性をボディランゲージをキーワードとしてコミュニケーションに利用することができる．ボディランゲージは，感情や内面の状態，そして自分自身と環境に対する態度，ならびに気分や特徴，外へ向かって動こうとする際の衝動も伝える．

人の姿勢と動作をはっきりと知るためには，感情移入の能力と集中的な経験を必要とする．ほとんどの人が共通の特徴をもっている．小さな歩幅で足をひきずり，肩を落としてくすんだムードで歩いてくる人を見て，直感的にいきいきとした様子と信じる人はいないであろう．多くの文献を見てみると，人の全体的印象は55％がボディランゲージ，38％が声，そしてたった7％が話している内容で決まるといわれている（Mehrabian 1972）．

Samy Molcho（1988）の引用句にさかのぼると，喜んでいる歩容と意気消沈している歩容を見分けるのは誰でもできる．重要なのはそれを治療にどのように生かすか，である．

気分と感情の表現は，もちろん生体力学的な動作の違いによっても認識できる．80年代の初めに，情動障害をもつ15名の患者と同じ体格の健常者のグループの歩行パターンが比較される実験が行われた（Sloman et al 1982）．この研究では，各人の通常速度の歩行を録画したフィルムのコマによって比較される手法が用いられた．各人の歩行周期中に，股関節と膝関節が最大伸展したときの関節角度が計測された．実験結果は，意気消沈した患者は，脚を前に運ぶよりはむしろもち上げる傾向が強く，それに対し，健常者グループの被験者は，活動的に前進するという仮説を裏づけている（Sloman et al 1982）．

その後，87名の健常な高齢者の床反力計測を主題とした研究が行われた（Sloman et al 1987）．ここではBDI（Beck Depression Inventory）で評価された気分と床反力結果の関連性が存在するかどうかの仮説が検査された．実験結果は，後方と下方への足圧成分が気分の状態と関連していることを示した．気分が乗り気でない人は，バランスのとれた気分の人に比べ，弱い足圧を示した．不機嫌な人の実験結果は，先に行われた意気消沈した人の実験結果と同じであった．そこで，臨床の患者において，歩行分析が意気消沈の度合いを知る上で，感度のよい指標となりえるかどうかの考察がなされた（Sloman et al 1982）．

このテーマに関して，それ以後も数多くの研究がなされているにもかかわらず，この領域ではまだ十分な研究がなされているとはいえない．そういった目標へ向かう動機づけとしてCh. Kirtley（MD, PhD Bioengineering）は自ら実験的な試みを実行した（Kirtley et al 1985）．VICOM™（motion-systems）を用いて2つの自分の歩行パターンを計測し検査した．

- 1つめの歩行パターン：悲しみと意気消沈に影響された歩行
- 2つめの歩行パターン：楽しく幸せな精神状態の歩行

骨格モデルのコンピュータグラフィックス・アニメーションを一瞥しただけで，どの歩行パターンがどちらの気分のものか，明らかにわかった（Kirtley et al 1985）．この歩行の特徴の分析と力学曲線は，さらに多くの興味深い各歩行の逸脱と健常な歩行パターンとの違いのデータを提供してくれた（**表7.1**）．

意気消沈歩行

- ケーデンス（歩数/分），歩行スピード（m/秒），歩幅（m）は明らかに減少
- 両脚支持期の時間が明らかに増大

幸せ歩行

- ケーデンス，歩行スピード，歩幅は正常に比べ増大
- 両脚支持期の時間が縮小

動作と感情との正確な関係がまだ究明されてい

表 7.1 意気消沈歩行と幸せ歩行の比較

意気消沈歩行	幸せ歩行
床反力の減少	強い床反力
ターミナルスタンスにおける前方推進力の減少	適切な前方推進力
腕の交互の振りの欠落	適切な腕の振り
直立した体幹の喪失	直立した体幹
・不適切なヒールロッカーとフォアフットロッカー	適切なヒールロッカーとフォアフットロッカー
・過度のアンクルロッカー	適切なアンクルロッカー
すべての相において過度の膝関節屈曲	膝関節の正常な動き
肩と骨盤の交互の反対の動きが減少もしくは欠落	適切な肩と骨盤の交互の反対の動き
身体重心が大きく左右へ動揺	身体重心の適切な動き

ないにせよ，その存在は多く証明されている．先に述べた研究は，たとえばプレスイングでの蹴り返す力，ならびにそれらと関係のある床反力の前方・後方向成分，ストライド長（1歩行周期の距離的長さ）とその人の気分との具体的な関連性など多くの重要な情報をもたらした．これらの情報は歩行を観察する上で信頼できる指標になると思われる（Kirtley 2001）．

この章の締め括りは，ちょっとしたクイズである．心理描写とそれに当てはまるイラストを探してみよう．心理描写の詳細と描写は，それぞれSamy Molcho（1988）と Gertraud Kietz（1948）から引用している．Kietz による発表は数十年前の資料だが，多くの非常に興味深い観点を有しており，Undeutsch 教授によると，今日なお利用価値が高いそうである．イラストは，Düsseldorf 出身の芸術家 Martin Baltscheit によって描かれている．

ここでは何よりも，ボディランゲージ的な観点による歩行分析の能力を磨くことを重要視している．ひょっとしたら解釈の際の力点が，人によって異なるかもしれないので，あえて明確な分類をしていない．また画一的に分類してしまう危険性も大きいので，ボディランゲージとその解釈は臨床において各個人の状況に照らし合わせて評価しなければならない点に注意する．

『シンボルだけの意思表示は，いろいろな意味にとることができる．それに対し，実際の動きを見ればはっきりと意味がつかみ取れ，納得することができる』（Auguste Flach 1928）．

それではイラストの分類を楽しんでいただきたい！

■ 小股さん

体格に比べると小さな歩幅で歩く人である．この人にとっては，物事の詳細が大切で，一歩ごとに真実性をチェックするための規範を必要とする．秩序がこの人にとってはたいへん重要な位置を占める．

小股さんにとって詳細を欠く提案は，推論的で十分検討されていなくて，いかがわしいものと思われる．すべての詳細を知っていて説明できる専門家に対しては理解を示し，アドバイスを受け入れようとする．

会計や，書式の小さなマスへの書き込みは，この人にとって最適な作業であるのかもしれない．

■ 大股さん

体格に比べると大きな歩幅で歩く人である．好んで詳細を飛ばし，個別の現象から全体像を推し量ることができる．大股さんには，詳細なことに煩わせるのはよくなく，むしろこの人の治療に関しては，誰がリーダーであるかをはっきりと告げるほうがよいであろう．

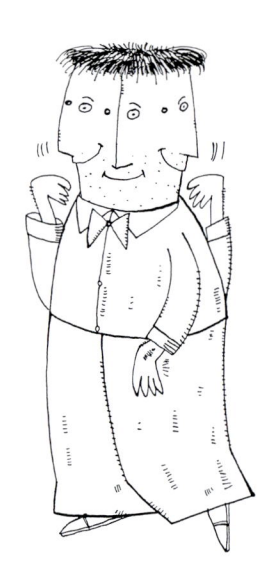

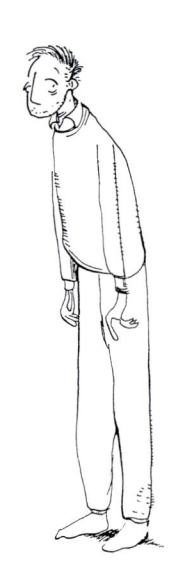

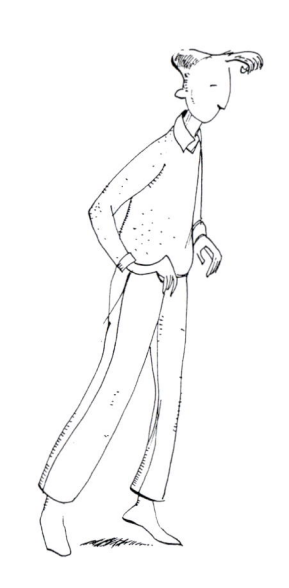

プランニングと戦略立案がこの人にとって最適な作業であるかもしれない．大股さんが最も好むモットーは「小事にとらわれず大局をつかむ」である．

■ いきいき軽やかさん

いきいきと軽やかに歩く人は緊張を解いている状態であることがわかる．精神状態は歩行に相応する．さらに軽やかな腕の振りは行動する歓びを示している．

■ 前腕歩きさん

この人は前腕を胸の前に構えて動きを制限し，肘から歩いてくる．それはボクサーのような防衛本能かもしれない．

■ 享楽さん

歩きながら全身で享楽的に話し続ける人である．腰つきは緩んでいる．

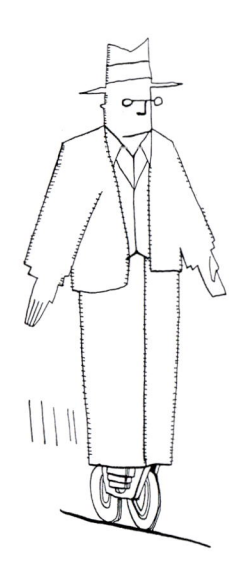

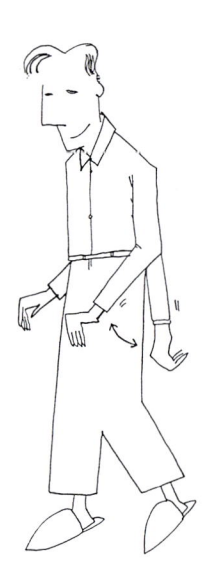

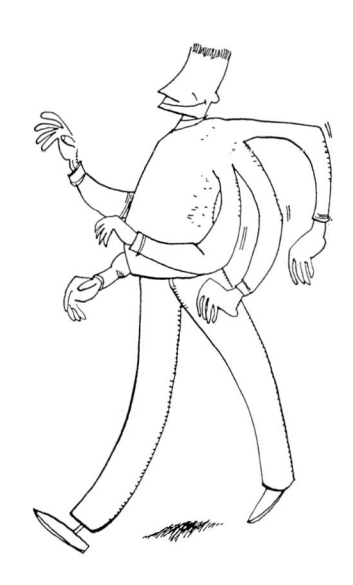

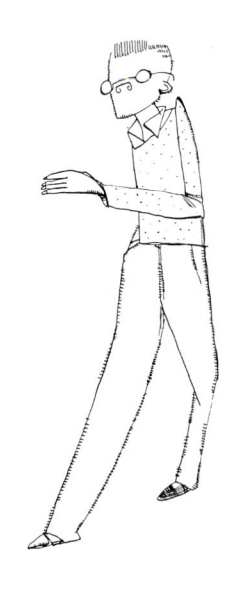

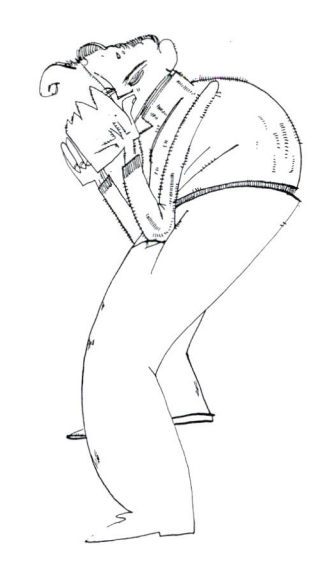

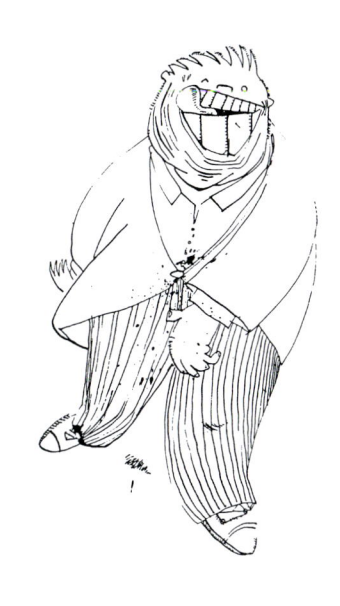

手の甲さん

　手の甲を前に向けて，敏感な手のひらを守りながら歩いている．前面にその人の特徴が現れている．肩と骨盤の動きは抑制され，軽やかな歩行は不可能である．この人はおそらく口数が多くない．この人に何か提供するのは，この人から何かを引き出すのと同じくらい困難である．この人に関する情報は少なく，囲い込まれている．もしこの人から何かを知りたい場合は，正確に質問しなければならない．黙秘されることはないが，質問しなければ答えは出てこない．しかもその答えはほとんど目立たない．

　この動作様式は，その昔，ソビエトの最高指導者層のドキュメント映画にしばしばみられた．

レール歩きさん

　首は動かず，ぴくぴくっとした感じの頭の動きがまっすぐな姿勢を強調している．この人は，目的をしっかりともっている．よそ見は時間の浪費

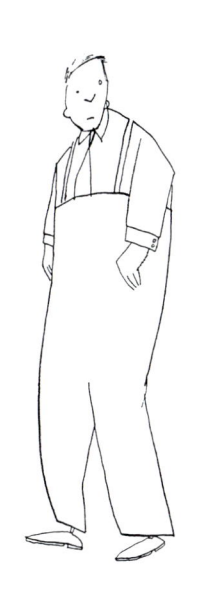

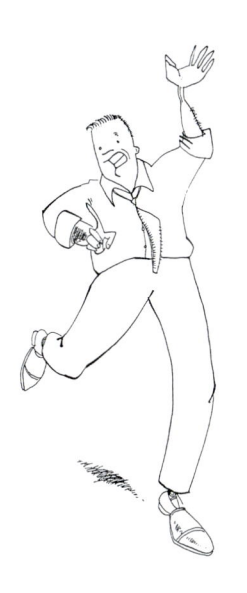

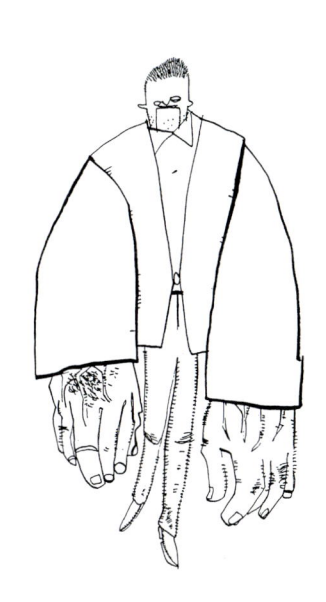

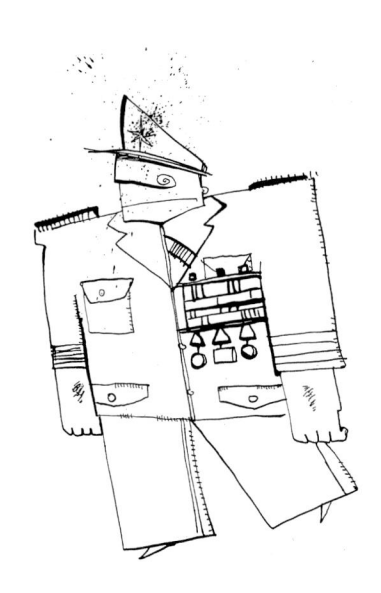

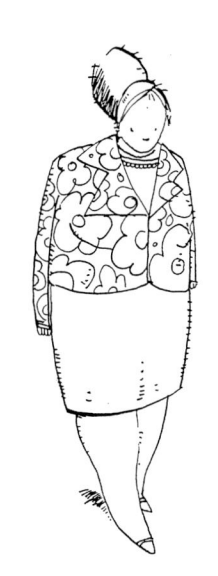

と考えている．すべての方向へ向かうことは可能だが，歩行プランとコンセプトはすでに決定している．計画を重要視し，即興的なものに対しては混乱を感じる．

このタイプの人は，特に議事日程の作成に能力を発揮するかもしれない．

■ きょろきょろさん

首がよく動き，多くの情報を取り込んでいく．

外界の事象に対し常に興味深々で，心を開いている．きょろきょろさんはレール歩きさんより移動に時間がかかる．情報収集の多様性とテンポには直接的な関係がある．情報収集のために目的地に向かう時間が犠牲になる．

この人に提案されるものは，多様性を有しているべきである．一番よいのは慎重にそして詳細にチェックされた完全な情報のパッケージである．

さいごに 8

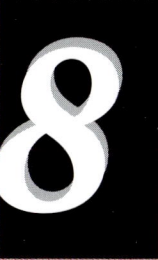

『無知なことではなく，無知であることに対して無知なことが知の終焉である』(Alfred North Whitehead)

これまでの章で直立歩行について，二足歩行の発現より現代人の健常歩行までを記述してきた．健常歩行という高次元の機能的複合体を専門的かつ理解しやすく伝えることに重点を置いた．滑らかで調和のとれた歩容を可能にするためには，歩行の各相で多くの前提条件を満たさなければならない．健常歩行の機能に関するバイオメカニクスから生理学的までの正確な知識を得ることによって，初めて病的な逸脱運動を確実に認識することが可能となる．

また，認識したことをわかりやすく言葉でまとめるために，多くの異なる専門分野の歩行分析のエキスパートが用いている国際標準として認知された専門用語を用いた．

それは同様に世界中で，PT，あらゆる専門分野の医師，体育学士，OT，義肢装具士ならびにバイオメカニクスの専門家，物理学者，数学者，バイオエンジニア，そして歩行と動作分析をテーマに臨床的ならびに科学的に取り組んでいるすべての人に用いられている．

このような英語の専門用語に取り組むことは，個々人にとって初めは労力を要するようにみえるかもしれないが，そのよさを物語る根拠がある．標準化された専門用語を知っておくと，患者の幸せのための日々の作業において，専門職種間で必要なコミュニケーションがとりやすくなり，個人的な卒後研修として，臨床に関連する科学的な知識を得ることが可能になる．ほとんどの研究と公開された科学的実験結果が英語でまとめられており，この専門用語が用いられている．

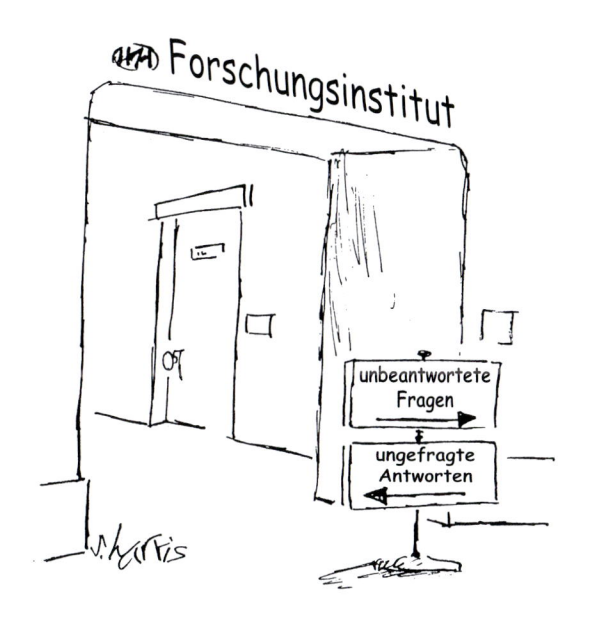

本書の内容が可能な限り理解されるように，この日本語版では英語の専門用語をできるかぎりそのまま使用して翻訳してもらった．

検査も治療も標準規格が必要である．観察による歩行分析はシステマチックに検査を行い記録し，そして結果を臨床的に有意義な治療戦略に置き換えることを可能にする，優れた臨床のための標準規格である．その際，たとえばO.G.I.G.歩行分析シートを用いた記録は，システマチックで機能的な患者の検査と治療をさらに続ける同僚や医師，費用負担機関といった部門間の情報交換に役立つ．何よりも専門的にみて妥当な記録は委託者と費用負担機関にとって重要な基準となり，PTによってなされた仕事の成果を証明する．

今日，多くの医療分野において，検査のために開発された最新技術の機械がある．ふさわしい機械を装備した歩行分析室はドイツでも次第に増えており，臨床に応用されている．さまざまな専門

分野からなるチームは，検査と分析機械によって得られる膨大なデータの正しい解釈と効率的な評価を行わなくてはならない．

目的は，データに基づいて信頼できる診断と個々のケースに即した効果的な治療戦略を立てることである．これは，もし将来どのような新技術が用いられたとしても，専門分野の知識に加え，歩行のバイオメカニクス・生理学・病理学の包括的な知識を使える人だけが成しうることである．

歩行分析室や診療室，病院に勤めているかどうかにかかわりなく，歩行セラピストは健常歩行と病的歩行の機能，神経筋機能障害における運動メカニズムの知識を必要としている．このような理由により，本書では歩行の生理学に加えて，頻繁にみられる歩行の逸脱運動とその原因も紹介した．しかしながら特定の治療方法は明示していない．なぜならそれぞれの治療は，患者の個々の問題の特異性に基づかないといけないからである．本書は，主として多くの起こりうる逸脱運動を科学的に証明されたバイオメカニクス，運動学と運動力学の観点で紹介し，多くの可能性のある影響を与える要因を挙げている．

それぞれのケースに即した治療と適切な理学療法を，検査と結果に照らし合わせながら立案する．そのことのみが，存在する障害と逸脱運動に関する正確な解明をもたらすのである．確認した障害あるいは逸脱運動を心理学的に，そして社会医療の観点との関連においても判断できるために，どのようなアプローチであればその効果が診断結果や治療，そして治療による結果に影響を及ぼすことができるかを理解しなければならない．そのことがしばしば，患者とPTの双方にとって成果のある理学療法の鍵であることが臨床で示されている．

著者が歩行分析に対して切望していることは，病理学と生理学の両方の観点から検査でき，必要があれば，そこから効果的に影響を及ぼすことができる多面的な方法であることである．それゆえ歩行分析は決して退屈なものではない．歩行分析はPTとその他の専門職従事者に，感情移入の能力，鋭い感受性，客観的に医学と生体力学の絶対的な基礎を理解できる創造力を要求する．そのような歩行分析は，先入観や固定観念，偏った治療技術に制約されることはない．

歩行分析はPTにさまざまなことを要求する．たとえば，導入している方法の信頼性の絶え間ないチェック，常に最新の信頼の置ける科学的な知識を身につけること，そしてもし必要ならば理学療法技術と戦略そのものの改善や変更などである．結果として歩行分析は，積極的に取り組んでいるPTによって，すべての患者に最も効果的で最善の支援をもたらす．

患者が回復していくという意味において，PTとしての行動は常にその介入のタイミングと有効性が繰り返しチェックされなければならない．なぜならできる限り早く，『…長く続いた不自由と無力の状態から，…再び力がよみがえってくることを信じ…再び到達可能な目標を与えられなければならない』からである（ニーチェ1887，「悦ばしき知識」第2版の序言）．

［付録］
O.G.I.G.─歩行分析基本データ・フォーム

O.G.I.G.—歩行分析シート

患者名＿＿＿＿＿＿＿＿＿＿＿＿　　使用補装具＿＿＿＿＿＿＿＿＿＿＿＿　　年月日＿＿＿＿＿＿＿＿＿＿＿＿
診断名＿＿

主要な問題＿＿
望ましい対策＿＿
検査場所＿＿＿＿＿＿＿＿＿＿＿＿＿＿＿＿＿＿＿＿＿　　セラピスト＿＿＿＿＿＿＿＿＿＿＿＿＿＿＿

○左患側　　　　　　　　　　　　　　　　　　　　　　　　　　　　　　　　　　　　　　　右患側○

荷重の受け継ぎ		単脚支持期		遊脚期			
IC	LR	MSt	Tst	PSw	ISw	MSw	TSw
踵接地 ○あり ○なし		適切な背屈 ○あり ○なし			適切な背屈 ○あり ○なし		
	適切な底屈 ○あり ○なし	踵離れのタイミング ○早すぎ ○適切 ○遅れ 骨盤の安定 ○あり ○なし					
適切な膝屈曲 ○あり ○なし		適切な膝伸展 ○あり ○なし		適切な膝屈曲 ○あり ○なし		適切な膝伸展 ○あり ○なし	
		股関節伸展 ○あり ○なし		適切な股屈曲 ○あり ○なし			
ヒールロッカー ○不足 ○過多 ○正常		アンクルロッカー ○不足 ○過多 ○正常	フォアフットロッカー ○不足 ○過多 ○正常	フットクリアランス ○あり ○なし			

代償運動
○ 骨盤のもち上げ
○ パーストレトラクト
○ 分廻し
○ 反対側の伸び上がり
○ 体幹の前傾
○ デュシェンヌ
○ トレンデレンブルク

○その他＿＿＿＿＿＿＿＿＿＿＿＿＿
　　　　＿＿＿＿＿＿＿＿＿＿＿＿＿
　　　　＿＿＿＿＿＿＿＿＿＿＿＿＿
　　　　＿＿＿＿＿＿＿＿＿＿＿＿＿
　　　　＿＿＿＿＿＿＿＿＿＿＿＿＿

腕の振り＿＿＿＿＿＿＿＿＿＿＿
頭部位置＿＿＿＿＿＿＿＿＿＿＿

階段
○上り　　　　○下り
○可能　　　　○可能
○不可能　　　○不可能
○痛み　　　　○痛み

二重課題　　○可能　　○不可能
二重課題条件付　　○可能

足関節
- ローヒール Low heel（底屈位での踵接地，IC）
- フォアフットコンタクト Forefoot contact（前足部から接地，IC）
- フットフラットコンタクト Foot-flat contact（足底全体で初期接地，IC）
- フットスラップ Foot slap（踵接地の後の制御されていない底屈動作，LR）
- 過度の底屈 Excess plantarflexion（IC, LR, MSt, TSt, ISW, MSw, TSw）
- 過度の背屈 Excess dorsal flexion（IC, LR, MSt, TSt, PSw）
- 過度の回外（内反）Excess supination（IC, LR, MSt, TSt, TSw）
- 過度の回内（外反）Excess pronation（IC, LR, MSt, TSt, TSw）
- ヒールオフ/早すぎるヒールオフ Heel-off / premature heel-off（ローディングレスポンスとミッドスタンスで踵が床から離れている，LR, MSt）
- ノーヒールオフ No heel-off（ターミナルスタンスとプレスイングで踵が離床しない，Tst, PSw）
- トゥドラッグ Toe drag（遊脚相で指，前足部，もしくは踵が接床，LSw, MSw, TSw）
- 反対側の伸び上がり Contralateral vaulting（早くから，もしくは過度に反対側の立脚肢の踵を持ち上げる状態，PS w , ISw, MSw, TSw）

足趾
- アップ Up（過伸展，LR, MSt, TSt）
- 伸展不足 Inadequate extension（TSt, PSw）
- クロウトゥ・ハンマートゥ Clawed/Hammered（TSt, PSw）

膝関節
- 屈曲制限 Limited flexion（LR, PSw, ISw）
- 過度の屈曲 Excessive flexion（IC, LR, MSt, TSt, TSw）
- 動揺 Wobbles（1つの相で素早い屈曲伸展，LR, MSt, TSt）
- 過伸展 Hyperextension（IC, LR, MZt, TSt, PSw）
- 急激な伸展 Extension thrust（膝関節が激しく完全伸展，LR, MSt, TSt）
- 外反/内反 Valgus / Varus（MSt, TSt）
- 反対側の過度の屈曲 Excessive contralateral flexion（PSw, ISw, MSw, TSw）

股関節
- 屈曲制限 Limited flexion（IC, LR, ISw, MSw, TSw）
- 過度の屈曲 Excess Flexion（IC, LR, MSt, TSt）
- パーストレトラクト Past retract（ターミナルスイングで観察される大腿の前方への動きの直後に起こる後戻りする動き（TSw）
- 内旋 Internal Rotation
- 外旋 External Rotation
- 内転 Adduction
- 外転 Abduction

骨盤
- 骨盤のもち上げ Hikes（ISw, MSw）
- 骨盤の後傾 Posterior tilt
- 骨盤の前傾 Anterior tilt
- 前方回旋不足 Lacks forward rotation（TSw）
- 後方回旋不足 Lacks backward rotation（TSt）
- 過度の前方回旋 Excess forward rotation
- 過度の後方回旋 Excess backward rotation
- 同側の落ち込み Ispilateral drop（PSw, ISw, MSw, TSw）
- 反対側の落ち込み Contralateral drop（LR, MSt, TSt）

体幹
- 体幹の前傾 Forward lean（LR, MSt, TSt）
- 体幹の後傾 Backward lean（LR, MSt, TSt）
- 体幹の側屈 Lateral lean（LR, MSt, St, ISw, PSw, MSw, TSw）
- 過度の前方回旋/後方回旋 Rotates forward / backward

（　）=これらの逸脱運動が意味をもち，機能的課題の遂行を阻害する相

衝撃吸収メカニズム

足関節　　○適切　　○不適切　影響する箇所＿＿＿＿＿＿＿＿＿＿＿＿＿＿＿＿＿＿＿＿＿＿
膝関節　　○適切　　○不適切　影響する箇所＿＿＿＿＿＿＿＿＿＿＿＿＿＿＿＿＿＿＿＿＿＿
骨盤　　　○適切　　○不適切　影響する箇所＿＿＿＿＿＿＿＿＿＿＿＿＿＿＿＿＿＿＿＿＿＿

検査結果

SLS　　　○右＿＿＿＿＿＿＿＿＿＿＿＿＿＿＿＿＿＿＿＿＿＿＿＿＿＿＿＿＿＿＿＿＿＿＿＿＿
　　　　　○左＿＿＿＿＿＿＿＿＿＿＿＿＿＿＿＿＿＿＿＿＿＿＿＿＿＿＿＿＿＿＿＿＿＿＿＿＿
筋力・筋張力　＿＿＿＿＿＿＿＿＿＿＿＿＿＿＿＿＿＿＿＿＿＿＿＿＿＿＿＿＿＿＿＿＿＿＿＿＿
感覚・受容器　＿＿＿＿＿＿＿＿＿＿＿＿＿＿＿＿＿＿＿＿＿＿＿＿＿＿＿＿＿＿＿＿＿＿＿＿＿
可動域・拘縮　＿＿＿＿＿＿＿＿＿＿＿＿＿＿＿＿＿＿＿＿＿＿＿＿＿＿＿＿＿＿＿＿＿＿＿＿＿
VAS（visual analog scale）　　治療前＿＿＿＿＿＿＿＿＿＿＿＿
　　　　　　　　　　　　　　治療後＿＿＿＿＿＿＿＿＿＿＿＿
詳細な検査結果　＿＿＿＿＿＿＿＿＿＿＿＿＿＿＿＿＿＿＿＿＿＿＿＿＿＿＿＿＿＿＿＿＿＿＿＿

可能性のある原因

○ 弱化＿＿＿
○ 運動制御の障害＿＿＿＿＿＿＿＿＿＿＿＿＿＿＿＿＿＿＿＿＿＿＿＿＿＿＿＿＿＿＿＿＿＿＿
○ 可動域制限＿＿＿＿＿＿＿＿＿＿＿＿＿＿＿＿＿＿＿＿＿＿＿＿＿＿＿＿＿＿＿＿＿＿＿＿＿
○ 感覚・受容器の障害＿＿＿＿＿＿＿＿＿＿＿＿＿＿＿＿＿＿＿＿＿＿＿＿＿＿＿＿＿＿＿＿＿
○ 痛み＿＿＿
○ 変形＿＿＿
○ 大脳辺縁系 情緒領域＿＿＿＿＿＿＿＿＿＿＿＿＿＿＿＿＿＿＿＿＿＿＿＿＿＿＿＿＿＿＿＿

適切な治療介入

＿＿＿
＿＿＿
＿＿＿

治療前の検査結果	年　月　日			
検査距離	（m）	検査時間　　（秒）	歩数	歩
検査距離	（m）/検査時間	（秒）×60=	（m/分）	**歩行速度**
検査距離	（m）/歩数	×2=	（m）	**ストライド長**
歩数	×60/検査時間	（秒）=	（歩/分）	**ケーデンス**

治療後の検査結果	年　月　日			
検査距離	（m）	検査時間　　（秒）	歩数	歩
検査距離	（m）/検査時間	（秒）×60=	（m/分）	**歩行速度**
検査距離	（m）/歩数	×2=	（m）	**ストライド長**
歩数	×60/検査時間	（秒）=	（歩/分）	**ケーデンス**

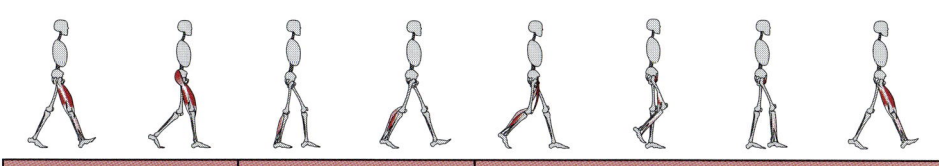

		荷重の受け継ぎ		単脚支持		遊脚肢の前方への動き			
		初期の安定性 動作の流れの維持 衝撃吸収		安定性 前方への動きの維持		足の離床 歩幅の獲得			
歩行周期		0%	0〜12%	12〜31%	31〜50%	50〜62%	62〜75%	75〜87%	87〜100%
観察肢		IC	LR	MSt	TSt	PSw	ISw	MSw	TSw
反対側		PSw	PSw	ISw/MSw	TSw	IC/LR	MSt	MSt	TSt
体幹	直立								
骨盤		5° 前方回旋	5° 前方回旋	0°	5° 後方回旋	5° 後方回旋	5° 後方回旋	0°	5° 前方回旋
垂線に対する大腿の角度（股関節）		20° 屈曲	20° 屈曲	0°	20° 見かけ上 過伸展	10° 見かけ上 過伸展	15° 屈曲	25° 屈曲	20° 屈曲
膝関節		5° 屈曲	15° 屈曲	5° 屈曲	5° 屈曲	40° 屈曲	60° 屈曲	25° 屈曲	5° 屈曲
足関節		0°	5° 底屈	5° 背屈	10° 背屈	15° 底屈	5° 底屈	0°	0°
指（MTP関節）		25° までの伸展	0°	0°	30° 伸展	60° 伸展	0°	0°	25° までの伸展

歩行中の関節の肢位（RLANRCによる歩行分析結果を部分的に修正）

用語解説

Art. tarsi transversa：距舟関節とショパール関節を形成．脛骨の内旋を伴う距骨下関節の回内においても，脛骨の外旋を伴う距骨下関節の回外においても，前足部が床に接して衝撃を吸収することを可能にする（Mann1975）．

Beck Depression Inventory（BDI）：Beck（1987）による気分の落ち込み度合いの手がかりを得るための統計．気分の状態を点数で答える21の質問から成るスタンダート化されたテスト

Deviation：逸脱運動

HAT：頭，腕，体幹（head, arm, trunk）．"パッセンジャー"の別称

O.G.I.G.（Observational Gait Instructor Group）：歩行と動作分析のエキスパートの国際協会

RLANRC：Rancho Los Amigos National Rehabilitation Center, Los Angeles, USA

アンクルロッカー（ankle rocker）：脚の加速に寄与する背屈

運動学：力学の一部．動きの原因となっている力は含まず，身体の時間の経過に依存する幾何学的動きに関する学問

運動力学：内部と外部の力の影響下の動きの学問

回転モーメント（torque, moment）：関節に作用する回転力．回転モーメントMは力Fと半径（レバーアーム）rを掛け合わせたもの：$M = F \times r$　rはFに対し直角．単位はNm（第4章の補説参照）

カルカネオグレード（calcaneograde）：踵から歩行，すなわち踵で初期接地

観察肢：身体の左右のうち観察の焦点をあてている側．ランチョ・ロス・アミーゴの観察による歩行分析では，一度に身体の片側だけを評価する．

逆動力学（inverse dynamic）：重力，床反力，体節（たとえば大腿や下腿）の慣性力によって関節に生じる外部モーメントに対し，筋の活動によって生じる内部モーメントを算出するための数学的逆算方法

距骨下関節：上部の距骨と下部の踵骨の間の3つの異なる関節面で構成される複合関節．3つの観察面で動きが観察できる一軸性の動きをする．身体重量を支持する距骨下関節の機能は，足が床と安定した接触を保つ間，身体重量による回転力を受け止めることに寄与する．

強直：可動域の完全消失を伴う骨性もしくは関節包の硬化

クローヌス：痙性疾患の患者の足と膝蓋骨に最もよく起こる反射性のリズミカルな痙攣

ケーデンス（cadence）：1分あたりの歩数

ゴニオメーター：角度計

自由歩行（free walk）：一番楽に歩ける速度（平地で手に何も持ってない状態）での歩行．固有の身体特徴の理想的な機能的バランスを示す．

重心（center of gravity ; COG, center of mass ; COM）：重力のモーメントの総和が0の点．身体の重心は，「計算された」位置である．剛体は総質量が重心に集中しているように振るまう．実際には重量は各部に作用するが，総重量がこの点に作用するととらえることができる．

深部知覚：固有受容器によって得られる身体のポジションに関する知覚

鮮新世：第三紀の最上層．気候は温暖．

前脛骨筋群：前脛骨筋，長指伸筋，長母指伸筋

調和の感覚（sense of coherence）：連関性．調和や整合性を感じ取る能力

デュシェンヌ跛行：患肢の荷重支持期で体幹の重心が患肢側へずれること．患肢で荷重支持を止めると重心は再び元に戻る．

動的な筋の活動のコンビネーション：PNFコンセプトのテクニック．機能的な状況（たとえば椅子から立ち上がったり，再び腰掛けたりする）で，求心性，遠心性そして等尺性の筋の活動をトレーニングする．

トレイリングポジション（trailing position）：身体重心が前足部の支持面の直上から大きく離れて前にある状態

トレイリングリム（trailing limb）：体幹の重心が前足部の支持面の直上から大きく離れて前にある状態．つまり足が後ろに残って，股関節が無理矢理前に出る状態．ターミナルスタンスにおける股関節の過伸展

トレンデレンブルク徴候：この跛行パターンは股関節外転筋群の筋力不足よって生じる．反対側の脚を持ち上げると骨盤が沈み込む．

二分法：ある概念とその対極概念を合わせた上位概念

パッセンジャー：頭部，頸部，上肢，体幹，骨盤からなる上半身

ハムストリングス（hamstrings）：半腱様筋と半膜様筋と大腿二頭筋の長頭

反対側の脚：観察肢と逆の脚．反対側の脚を確認することによって観察肢がどの相にあるかがわかる．

反対側の伸び上がり（contralateral vaulting）：足関節の歩行の逸脱．遊脚相にある観察肢を振り抜くために，早期に過剰に反対側の踵をもち上げる．

反張膝：膝関節がニュートラルゼロポジションを超えて過伸展すること

ビジュアル・アナログ・スケール（Visual Analogue Scale）：0から10で答える痛みの主観的評価．（0=痛みなし，10=最も痛い）

ヒールロッカー：踵のゆりてこ

複合課題（dual task）：2つの互いに独立した課題を同時に満たすこと

プランティグレイダーゲイト（plamtigrader gait）：踵と前足部の同時接床

ベクトル（vector）：作用している力の作用点と方向と大きさを定めた物理的表記法（矢印で表現される）．たとえば床反力ベクトル

床反力ベクトル(ground reaction force vector)：床反力は矢状面，前額面そして水平面のすべての観察面で方向を持つベクトルで表せる．このベクトルは歩行中に身体に作用する三次元空間において方向を持つ力である．矢印(線)で表した場合，方向と大きさを示す．床反力ベクトルの大きさと関節との位置関係によって，関節に生じる回転モーメントが決定する．

ロッカー(rocker)：脚に勢いをつけるための3つの異なる機能的に重要なゆりてこが存在する(踵，足関節，前足部)．

文献

Adams J, Baker LL, Perry J, et al. Quantitative assessment of static and dynamic postural stability in normal adults. Master's Paper. New York: USC, Department of Physical Therapy; 1987.

Adler S, Beckers D, Buck M. PNF in Practice – An Illustrated Guide. 2nd ed. Berlin: Springer; 1993.

Antonovsky A. Complexity, Conflict, Chaos, Coherence, Coercion and Civility. Social Science & Medicine. 1993;37:969–974.

Antonovsky A. Salutogenese – Zur Entmystifizierung der Gesundheit. Tübingen: Deutsche Gesellschaft für Verhaltenstherapie; 1997.

Arend S, Higgins JR. A strategy for the classification, subjective analysis and observation of human movement. Journal of Human Movement Studies. 1976;2:36–52.

Atwood HL, MacKay WA. Neurophysiologie. Stuttgart: Schattauer; 1994.

Basmajian JV, De Luca CJ. Muscles alive: their functions revealed by electromyography. 5th ed. Baltimore: Williams & Wilkins; 1985.

Beasley WC. Quantitative muscle testing: Principles and applications to research and clinical services. Arch Phys Med Rehabil. 1961;6:398–425.

Beck AT, Steer RA. Beck Depression Inventory (BDI). San Antonio: Psychological Corporation; 1987.

Beck AT, Steer RA, Garbin, MG. Psychometric Properties of the Beck Depression Inventory: Twenty-five years of evaluation. Clinical Psychology Review. 1988;8:77–100.

Bengel J, Strittmatter R. Aaron Antonovskys Modell der Salutogenese. Forschung und Praxis der Gesundheitsförderung. 2001;6.

Benninghoff A. Anatomie. Bd. 1. 14. Aufl. München: Urban & Fischer; 1985.

van den Berg F. Angewandte Physiologie. Teil 1. Stuttgart: Thieme; 1999.

Bernstein P, Cafarelli E. An Electromyographical Validation of the Effort System of Notation. American Dance Therapy Assn. 1972;2:78–92.

Bernstein P. Theory and Methods in Dance-Movement Therapy. Dubugue: Kendall/Hunt; 1981.

Bernstein PL. Theoretical Approaches in Dance-Movement Therapy. Iowa: Kendall/Hunt; 1984.

Biden E, Olshen R, Simon S, Sutherland D, Gage J, Kadaba M. Comparison of gait data from multiple labs. Transactions of the Orthopedic Society. 1987;12:504.

Bizzini M. Sensomotorische Rehabilitation nach Beinverletzungen – Mit Fallbeispielen in allen Heilungsstadien. Stuttgart: Thieme; 2000.

Boccardi S, Pedotti A, Rodano R, Santambrogio GC. Evaluation of muscular moments at the lower limb joints by an on-line processing of kinematic data and ground reaction. J Biomech. 1981;14:35–45.

Bojsen-Moller F, Lamoreux L. Significance of free dorsiflexion of toes in walking. Acta Orthop Scand. 1979;50:471–479.

Bronner O. Der lumbale Schmerz. München: Pflaum; 1986.

Bronner O. Die untere Extremität und ihre funktionelle Behandlung nach Verletzungen und bei anderen Störungen. Heidelberg: Springer; 1992.

Bruckner J. The Gait Workbook. New York: Slack; 1998.

Brüggemann GP, Arampatzis A, Potthast W. Dynamic variables and running injuries. Proceedings of the IV. World Congress of Biomechanics. Clagary; 2002.

Burnfield JM, Josephon KR, Powers CM, Rubenstein LZ. The influence of lower extremity joint torque on gait characteristics in elderly individuals. Archives of Physical Medicine and Rehabilitation. 2000;9:1153–1157.

Cavanagh PR, Michiyoshi AC. A technique for the display of pressure distributions beneath the foot. J Biomech. 1980;13:69–75.

Cerny K. A Clinical Method of Quantitative Gait Analysis: Suggestions from the Field. Gait Basic Research, Vol. 1. Alexandria: APTA; 1993.

Collis WJ, Jayson MI. Measurement of pedal pressures. Ann Rheum Dis. 1972;31:215–217.

Cotta H, Heipertz W, Hüter-Becker A, Rompe G. Krankengymnastik. Bd. 1: Grundlagen, Techniken. Thieme: Stuttgart; 1990.

Cutting JE. Generation of synthetic male and female walkers through manipulation of a biomechanical variant. Perception. 1978;7:393–405.

Damasio A. Ich fühle, also bin ich. Die Entschlüsselung des Bewusstseins. München: List; 2000.

Daniels L, Worthingham C. Muskelfunktionsprüfung – manuelle Untersuchungstechniken. Stuttgart: G. Fischer; 1985.

Darwin Ch. The expression of the emotions in man and animals. London: Murray; 1872.

Day MH, Wickens EH. Laetoli Pliocene hominid footprints and bipedalism. Nature. 1989;286:385–387.

de Andrade MS, Grant C, Dixon A. Joint distension and reflex muscle inhibition in the knee. J Bone Joint Surg. 1965;47A:313–323.

De Luca CJ, Bonato Perry, Roy S. EMG-Based Approach to Identifying Functional Motor Activities. Chattanooga GCMA Congress; 2002.

Dvorak J, Dvorak V. Manuelle Medizin – Diagnostik. Stuttgart: Thieme; 1991.

Ehara Y, Yamamoto S. Introduction of Body-Dynamics – Analysis of Standing-up Movement. Tokyo: Ishiyaku Publishers; 2001.

Elftman H. The function of the arms in walking. Human Biology. 1939;11:529–536.

Elftman H. The functional structure of the lower limb. In: Kolpsteg PE, Wilson PD, eds. Human limbs and their substitutes. New York: McGraw Hill; 1954.

Elftman H. Biomechanics of muscle. Journal of Bone and Joint Surgery. 1966;48a:363–373.

Engelhardt M, Reuter I, Freiwald J. Alterations of the neuromuscular system after knee injury. European Journal of Sports Traumatology and Related Research. 2001;2:75–81, 2001.

Eyring EJ, Murray WR. The effect of joint position on the pressure of intra-articular effusion. J Bone Joint Surg. 1964;6:1235–1241.

Facchini F. Der Mensch – Ursprung und Entwicklung. Augsburg: Weltbild Verlag; 1991.

Fernandez-Ballesteros ML, Buchtal F, Rosenfalck P. The pattern of muscular activity during the arm swing of natural walking. Acta Physiol Scand. 1965; 63:296–310.

Freiwald J. Beeinflussung der Sportfähigkeit durch neuromuskuläre Veränderung nach Trauma und OP am Kniegelenk. Berlin: Springer 2000.

Freiwald J. Rückenschmerzen – Editorial. Die Säule. 2000;3:5.

Gage J. Gait Analysis in Cerebral Palsy. Clin Dev Med. 1991;121:132–172.

Gellert W. Natur. Kleine Enzyklopädie. Leipzig; 1973.

Grieve DW, Rashid T. Pressure under normal feet in standing and walking as measured by foil pedobarography. Ann Rheum Dis. 1984;43: 816–818.

Grundy M, Tosh PA, McLeish RD, Smidt L. An investigation of the centers of pressure under the foot while walking. J Bone Joint Surg. 1975;1: 98–103.

Haines RP. Effect of bed rest and exercise on body balance. J Appl Physiol. 1974;36:323.

Hedin-Anden S. PNF – Grundverfahren und funktionelles Training. Stuttgart: Gustav Fischer; 1994.

Higgins S, Higgins JR. The Acquisition of Locomotor Skill. St. Louis: Mosby; 1995a.

Higgins S, Higgins JR. The Emergence of Gait. St. Louis: Mosby; 1995b.

Hoff Al, Geelen BA, van den Berg J. Calf muscle moment, work and efficiency in level walking; role of series elasticity. J Biomech. 1983;7:523–537.

Hoffmann F, Canavan AGM, Netz J, Hömberg V. Gangmuster – Unterschiede zwischen schnellem und langsamen Gehen bei Gesunden und Hemiplegikern. Düsseldorf: unveröffentl. Handout; 1993.

Hogue R. Upper extremity muscular aktivity at different cadences and inclines during normal gait. APTA Antology Gait Basic Research; 1969.

Hüter-Becker A, Hrsg. Physiotherapie mit allen Sinnen. Stuttgart: Thieme; 1999.

Inman VT, Ralston HJ, Todd F. Human Walking. Baltimore: Williams & Wilkins; 1981.

Jablonski NG, Chaplin G. Origin of habitual terrestrial bipedism in the ancestor of the Hominidae. Journal of the Hominidae. Human Evolution. J. hum. Evol. 1993;24:259–280.

Janke O, Netz J, Hömberg V. Denken und Gehen. Berlin: Springer; 2001.

Kadaba MP, Ramakrishnan HK, Wootten ME. Measurement of lower extremity kinematics during level walking. J Orthop Res. 1990;8:383–392. 1990

Karanth HO, Ferber S, Dichgans J. The origin of contraversive pushing: Evidence for a second graviceptive system in humans. Neurology. 2000; 55:1298–1304.

Kauffmann TL, Nasher LM, Allison LK. Balance is a Critical Parameter in Orthopaedic Rehabilitation. Orthopaedic Physical Therapy Clinics in North America. 1997;6:43–78.

Keki V. Der menschliche Gang als Signal – Einsatz eines künstlichen neuronalen Netzwerks in der Bewegungsanalyse [Diplomarbeit]. Wien: Universität Wien; 1999.

Kendall-Peterson FP, Kendall-McCreary ME, Geise-Provance P. Muskeln: Funktionen und Tests. 4., überarb. Aufl. München: Urban & Fischer; 2001.

Kietz G. Der Ausdrucksgehalt des menschlichen Ganges. Leipzig: Barth; 1948.

Kinney CL, Jaweed MM, Herbison GJ, Ditunno JFF. Overwork effect on partially denervated rat soleus muscle. Arch Phys Med Rehabil. 1986;67: 286–289.

Kirtley Ch, Whittle MW, Jefferson RJ. Influence of Walking Speed on Gait Parameters. Journal of Biomedical Engineering. 1985;4:282–228.

Kirtley Ch. The Importance of Ankle Push-off in Healthy and Pathological Gait. The British Journal of Podiatry. 2001;8:259–268.

Klein-Vogelbach S. Funktionelle Bewegungslehre. 4. Aufl. Berlin: Springer; 1990.

Klein-Vogelbach S. Gangschulung zur Funktionellen Bewegungslehre. Berlin: Springer; 1995.

Krebs DE, Wong D, Jevsevar D, Riley PO, Hodge WA. Trunk Kinematics during Locomotor Activities.

APTA Gait Basic Research. 1993.
von Laban R. Der moderne Ausdruckstanz in der Erziehung. Eine Einführung in die kreative tänzerische Bewegung als Mittel zur Entfaltung der Persönlichkeit. Unter Mitarbeit von Lisa Ullmann. Wilhelmshaven: Heinrichshofen; 1981. (Original: von Laban R. Modern Educational Dance. London: MacDonald & Evans; 1948).
LeVeau BF. Williams and Lissner Biomechanics of Human Motion. 2nd ed. Philadelphia: Saunders; 1977.
Lunsford BR, Perry J. The Standing Heel-Rise Test for Ankle Plantar Flexion: Criterion for Normal. Physical Therapy. 1995;8:694–698.
Lyons K, Perry J, Gronley JK, Barnes L, Antonelli D. Timing and relative intensity of hip extensors and abductor muscle action during level and stair ambulation. Phys Ther. 1983;63:1597–1605.
Malouin F. Gait Analysis. St. Louis: Mosby; 1995
Mann RA. Biomechanics of the foot. In: American Academy Orthopadics Surgeons, eds. Atlas of Orthotics: Biomechanical Principles and Application. 1975.
Marees H, Mester J. Sportphysiologie 1. Frankfurt: Sauerländer; 1991.
Masuhr KF. Neurologie. Thieme: Stuttgart; 1989.
Mehrabian A. Nonverbal Communication. Chicago: Aldine-Atherton; 1972.
Molcho S. Körpersprache als Dialog. München: Mosaik; 1988.
Mulder T. Current topics in motor control: Implications for rehabilitation. In: Greenwood R, Barnes MP, McMillam TM, Ward CD, eds. Neurological Rehabilitation. Edinburgh: Churchill Livingstone; 1993.
Mulder T. Born to adapt. Experimental and clinical studies on motor control, motor disorders and recovery. Bad Nauheim: Handout; 2000.
Mulder T. De geboren aanpasser. Over beweging, bewustzijn en gedrag. Amsterdam, Antwerpen: Contact 2001.
Murray MP, Drought AB, Kory RC. Walking pattern of normal men. J Bone Surg. 1964;46A:335–360.
Murray MP, Seiteg AA, Sepil SB. Normal postural stability and steadiness: quantitative assessment. J Bone Joint Surg. 1975;4:510–516.
Murray MP, et al. Pattern of sagital rotation of the upper limbs in walking. APTA Publications Anthology. Gait Research. 1993; 1.
Neptune RR, Kautz SA, Zajac FE. The Functional Role of the Ankle Plantar Flexors during Normal Walking. Sacramento/USA: 6th Annual Meeting of the Gait & Clinical Movement Analysis Society. 2001.
Nietzsche F. Die Fröhliche Wissenschaft. Stuttgart: Kröner; 1986.
Nigg BM, Fischer V, Ronsky JL. Gait characteristics as a function of age and gender. Gait and Posture. 1994;2.
Norkin CC, Levangie PK. Joint Structure and Function: A Comprehensive Analysis. 2nd. ed. Philadelphia: F.A. Davis; 1992.
Oehl M. Beobachtungskriterien des normalen Gangs aus Sicht der FBL. Krankengymnastik. 1991;10.
Paeth-Rohlfs B. Erfahrungen mit dem Bobath-Konzept. Stuttgart: Thieme; 1999.
Patla AE. A Framework for Understanding Mobility Problems in the Elderly. St Louis: Mosby Yearbook; 1995.
Peiper A. Die Eigenart der kindlichen Hirntätigkeit. Barth: Leipzig; 1949.
Perry J, Mulroy SJ, Renwick S. The Relationship between Lower Extremity Strength and Stride Characteristics in Patients with Post-polio Syndrom. Arch Phys Med Rehabil. 1990;71.
Perry J. Gait Analysis. New York: Slack; 1992.
Perry J, Clark D. Biomechanical abnormalities of post-polio patients and the implications for orthotic management. Neurorehabilitation. 1997; 8:119–138.
Poeck K. Neurologie. Berlin: Springer; 1994.
Powers CM, Boyd LA, Fontaine C, Perry J. The influence of lower extremity muscle force on gait characteristics in individuals with below-knee amputations secondary to vascular disease. Physical Therapy. 1996;4:36977.
Powers CM, Perry J, Hsu H, Hislop HJ. Are patellofemoral pain and quadriceps strength associated with locomotor function? Physical Therapy. 1997a;77:1063–1074.
Powers CM, et al. The effects of patellar taping on stride characteristics and joint motion in subjects with patellofemoral pain. JOSPT. 1997b; 26: 286–291.
Powers CM. Rehabilitation of patellofemoral joint disorders: A critical review. J Orthop Sport Phys Ther. 1998;28:345–354.
Powers CM, Shellock FG. Kinematic MRI of the Joints. Boca Raton: CRC Press; 2001.
Prodromos C, Andriacchi T, Galante J. A relationship between gait and clinical changes following high tibial osteotomy. J Bone Joint Surge. 1985;67A: 1188–1193.
Ralston HJ. Effect of immobilization of various body segments on energy cost of human locomotion. Ergonomics. 1965;53.
Rauber A, Kopsch F. Anatomie des Menschen – Lehrbuch und Atlas. Stuttgart: Thieme; 1987.
Richarts CL, Malouin F, Dumas F, Tardif D. Gait Velocity as an Outcome Measure of Locomotor Recovery after Stroke. St. Louis: Mosby Year Book; 1995.
Rohen J. Funktionelle Anatomie des Menschen. Thieme: Stuttgart; 2000.
Rose J, Gamble JG. Human Walking. 2nd es. Baltimore: Williams & Wilkins; 1994.
Saunders CM, Inman VT, Eberhart HD. The major determinants in normal and pathological gait. J. Bone Joint Surg. 1953;35A:543–588.
Schewe H. Die Bewegung des Menschen. Stuttgart:

Thieme; 1988.
Silbernagel S, Klinke R. Lehrbuch der Physiologie. Stuttgart: Thieme; 1996.
Skinner HB, Antonelli D, Perry J, Lester DK. Functional demands on the stance limb in walking. Orthopedics. 1985;3:355-361.
Sloman L, Berridge M, Homatidis S, Hunter D, Duck T. Gait patterns of depressed patients and normal subjects. Am J Psychiatry. 1982;139:9497.
Sloman L, Pierrynowski M, Berridge M, Tulping S, Flowers J. Mood, depressive illness and gait patterns. Can J Psychiatry. 1987;3:190-193.
Smidt GL. Hip Motion and Related Factors in Walking. APTA Gait Basic Research; 1993.
Soames RW. Foot pressure patterns during gait. J Biomed Eng. 1985;2:120-126.
Speers RA, Kuo A.D, Horak FB. Contribution of altered sensation and feedback responses to changes in coordination of postural control due to aging. J Gait and Posture. 2002;1.
Stephan KM, Hömberg V. Gangparameter bei hemiparetischen Patienten. Bern: Huber; 1991.
Stone LR. Neuro-Orthopaedic Complications Following Traumatic Brain Injury. Physical Medicine and Rehabilitation: State of the Art Reviews. 1993;3.
Sutherland DH, Cooper L, Daniel D. The role of the ankle plantar flexors in normal walking. J Bone Joint Surg. 1980;62A:354-363.
Sutherland DH. The Development of Mature Walking - Clinics in Developmental Medicine. Vol. 104/105. Philadelphia: Lippincott; 1988.
Taub E, Bauder H, Miltner WHR. Behandlung motorischer Störungen nach Schlaganfall. Göttingen: Hogrefe; 2001.
The Pathokinesiology Service and The Physical Therapy Department. Observational Gait Analysis Handbook. Rancho Los Amigos Research and Education Institute; Los Angeles: 2001.
Thorstensson A, Nilsson J, Carlson H, Zomlefer MR. Trunk movements in human locomotion. Acta Physiol Scand. 1984;121:9-22.
Tittel K. Beschreibende und funktionelle Anatomie des Menschen. Jena: G. Fischer; 1994.
Tylkowski CM, Simon SR, Mansour JM. Internal Rotation Gait in Spastic Cerebral Palsy. In: Nelson JP, ed. The Hip. St. Louis: Mosby; 1982.
Umphred DA. Neurologische Rehabilitation. Berlin: Springer; 2000.
Vaas R. Evolution - Walkie-talkie und Gelächter. Bild der Wissenschaft. 2000;4:105-106.
Völcker D. Physik, Mentor-Lernhilfen Band 60. München: Mentor; 1992.
Walters RL, Morris JM: Electrical activity of muscles of the trunk during walking. J. Anat. 1972;2: 191-199.
Waters RL, Morris J, Perry J. Translational motion of head and trunk during normal walking. J. Biomechanics. 1973;6:167-172.
Waters R, et al. Energetics: Application to the study and management of locomotor disabilities. Orthopedic Clinic North America. 1978;9:351-377.
Waters RL, Lunsford BR. Energy cost of paraplegic locomotion. J. Bone Joint and Surg. 1985;67: 1245-1250.
Waters RL, Perry J, Contay P, et al. Energy cost of walking with arthritis of the hip and knee. Clin Ortho. 1987;214:278-284.
Waters RL, Mulroy SJ. The energy expenditure of normal and pathologic gait. Gait and Posture. 1999;9:207-231.
Whittle MW. Gait Analysis - an introduction. 3rd ed. Oxford: Butterworth/Heinemann; 2001.
Winstein CJ. Balance retraining: does it transfer? In: Duncan P, editor. Balance. American Physical Therapy Association; 1989.
Winter DA. Biomechanics and Motor Control of Human Movement. 2nd ed. New York: Wiley; 1990.
Wright DL, Kemp TL. The Dual-Task Methodology and Assessing the Attentional Demands of Ambulation with Walking Devices. Phys Ther. 1992; 4:306-315.

索引

＊用語は，片仮名，平仮名，漢字（第1文字目の読み）順の電話帳方式で配列した．
＊数字で始まる用語は「数字・欧文索引」に掲載した．

[和文]

あ

アクセルレーション　10
アップ　126
アンクル・プッシュオフ　50
アンクルロッカー　28, 29, 49
足の軽度外旋　9
頭のポジション　104

い

イニシャルコンタクト
　　　10, **40**, 47, 57, 60, 68
イニシャルスイング
　　　10, **44**, 51, 59, 65, 73
逸脱運動　8, 40, 83, **111**
　──，股関節の　137
　──，骨盤　146
　──，膝関節　127
　──，足関節　112
　──，足趾　126
　──，体幹　151

う

腕　77
　──の振り　16, 104
運動学的計測装置　107
運動制御の障害　87
運動生理学　5
運動の範囲　46
運動力学的計測装置　107

え

エネルギー消費　33

鉛直線　37

お

落ち込み，反対側の　146

か

カルカネオグレード　27
加速期　10
荷重応答期　10
荷重を受け継ぐ相　40
過伸展　126, 127
過多　104
回外　60, 112
回転モーメント　38, 108
回内　60, 112
回避動作　8
階段昇降　104
開張足　55
外旋　137
外転　138
外反　60, 127
外部モーメント　108
関節運動の範囲の異常　87
関節間力　93
関節の機能　39
関節浮腫　93
関節モーメント　46, 107
観察肢の選択　96

き

偽内転　145
距骨下関節　57
距踵関節　57
筋活動電位計測装置　107
筋力不足　87, 88

く

クリティカルイベント　46, 103
クリニカルテスト　98
クロートゥ　126
屈曲　127, 137
屈曲制限　127, 137

け

ケーデンス　18
痙縮　88
健康生成モデル　161
健常歩行　8, 15
　──，高齢者の　20
　──，子どもの　20
減速期　10

こ

股関節内転拘縮　85
股関節の運動　75
呼気ガス分析　109
固有受容器　92
拘縮　90
後傾　151
　──，骨盤の　146
後方回旋　146, 151
後方回旋不足　146
骨盤の回旋　35

さ

サイクルタイム　19
左右立脚時間比　16
酸素消費量測定　109

し

自由落下　28
時間的空間的パラメータ，歩行の　18
膝関節屈曲拘縮　86
終期両脚支持　14, 43
初期接地　10
初期両脚支持　14
衝撃吸収　30
衝撃吸収メカニズム　104
踵接地　10
踵離地　10
上下動　22
情動的原因　88, 93
身体重心　33
伸展　127
伸展不足　126
深部知覚障害　92

す

ステップ　9
ストライド　9
ストライドタイム　19
ストライド長　18

せ

正常　7
全か無かの状況　88
前傾　151
——，骨盤の　146
前方回旋　146, 151
前方回旋不足　146
前遊脚期　10, 44

そ

足底圧　56
足底筋　55
足底腱膜　55
足底接地　10, 48
側屈　151

た

ターミナルスイング
　　　10, 45, 46, 52, 59, 66, 74

ターミナルスタンス
　　　10, 42, 43, 49, 58, 63, 71
体幹　75
代償運動　104, 115
単脚支持　10, 48, 62, 71
　——の安定性　99
単脚支持期　14, 41

ち

知覚障害　87, 91
中枢パターン・ジェネレータ
　　　5
腸脛靱帯　62
調和の感覚　160
直立姿勢　1

つ

つま先離地　10

て

ディギグレード　27
デセレレーション　10
デュシェンヌ跛行　151
底屈　53, 85, 112
底屈筋群のテスト　100
底屈拘縮　84, 91

と

トゥアウト　143
トゥイン　142
トゥオフ　10
トゥドラッグ　112
トーマス手技　140
トレイリングポジション
　　　63, 71
トレンデレンブルク徴候
　　　145, 151
徒手筋力テスト　98
疼痛　87, 93
動的筋活動電位　109
動揺　127

な

内旋　137
内転　137

内反　60, 127
内部モーメント　108

に

ニュートラル・ゼロ・ポジション　45
ニュートンの第3法則　25
二次的現象　111
二足歩行　1

の

ノーヒールオフ　112
伸び上がり　112

は

ハムストリングス　75
ハンマートゥ　126
パーストレトラクト　137
パッセンジャー　22
はさみ歩行　145
背屈　85, 91, 112
廃用性萎縮　93

ひ

ヒールオフ　10, 50, 112
ヒールコンタクト　10
ヒールストライク　10
ヒールロッカー　28
病因論　160

ふ

フォアフットコンタクト　112
フォアフットロッカー
　　　29, 50, 53
フットスイッチ・システム　109
フットスラップ　112
フットフラット　10, 48
フットフラットコンタクト
　　　112
ブラウン・セカール症候群　91
プッシャー症候群　155
プッシュオフ　50
プランティグレード　27
プレスイング
　　　10, 42, 43, 50, 59, 64, 72

不足　103
複合課題　6, 104
分廻し　116, 138

へ

変形性膝関節症　137

ほ

歩隔　9
歩行　21
　──の決定要因　34
歩行効率　34
歩行周期　9
歩行速度　17, 105
歩行能力　17
歩行分析システム　81
歩幅　9, 16
歩容, ヒトの　5

ま

マネージ力　160

み

ミッドスイング
　　10, 45, 51, 52, 59, 66, 74

ミッドスタンス
　　10, 41, 48, 58, 62, 70

め

メカノセプター　56
メディアルコラプス　99, 136

も

モーメント　46
もち上げ, 骨盤の　146

ゆ

揺りてこ　27
有意義性を感じ取る力　160
遊脚期　10
遊脚終期　10
遊脚肢　42, 51, 59, 64–66, 74
遊脚初期　10
遊脚中期　10
床反力　40
床反力計　107
床反力作用線　27
床反力ベクトル
　　25, 40, 108, **178**
　──の作用点　107

り

リウマチ性関節炎　136
理解力　160
立脚安定性　25
立脚期　10, 44
立脚肢　67
立脚終期　10
立脚中期　10
両脚支持期　14

れ

レバーアーム　28, 108

ろ

ローディングレスポンス
　　10, **40**, 48, 57, 61, 69
ローヒール　112
ロールオフ　50
ロコモーター　22, 24
ロッカーファンクション
　　27, 103

[数字・欧文]

3次元運動分析　107
6つの運動の流れ　34

A

abduction　138
adduction　137
ankle 2 push-off burst　53
ankle push-off　50, 53
ankle rocker　53
anterior tilt　146

B

backward lean　151
BDI ; beck depression inventory　164

C

cadence　18
center of pressure　107
circumduction　138
contralateral drop　146
contralateral vaulting　112
controlled roll-off　53
cycle time　19

D

determinants of gait　34
digigrade　27
dual task　6

E

effort-shape　163

EMG ; electromyography　107
excess backward rotation
　　146
excess dorsal flexion　112
excess flexion　137
excess forward rotation　146
excess plantarflexion　112
excess pronation　112
excess supination　112
excessive contralateral flexion
　　127
excessive flexion　127
extension thrust　114, 127
external rotation　137

F

feedback　92

feedforward 92
foot-flat contact 112
foot slap 112
forefoot contact 112
forward lean 151
FS ; functional significance 47

H

HAT ; head, arms, trunk 22
heel-off 50, 112
hikes 146
hyperextension 127

I

IC ; initial contact 10, 40
IDLS ; initial double limb support 11
initial contact 10
initial double limb stance 14
internal rotation 137
ispilateral drop 146
ISw ; initial swing 10, 44

K

kalkaneograde 27
KMRI ; kinamatic magnet resonance imaging 91

L

lacks backward rotation 146
lacks forward rotation 146
lateral lean 151
learned non-use 90
limited flexion 127, 137
lnadequate extension 126
low heel 112
LR ; loading response 10, 40

M

MA ; muscle action 47
MMT ; mannal muscle testing 98
M.O.V.E. 6
MSt ; mid stance 10, 41
MSw ; mid swing 10, 45

N

no heel-off 112

O

O.G.I.G. ; observational gait instructor group 81

P

past retract 137
plantigrade 27
posterior tilt 146
premature heel-off 112
PSw ; pre-swing 10, 43
push-off 50
push off the limb 53

R

ROM ; range of motion 47
roll-off 50, 53
rotates backward 151
rotates forward 151

S

sense
―― of coherence 160
―― of comprehensibility 160
―― of manageability 160
―― of meaningfulness 160
single limb stance 14
stance 10
stance ratio 16
step 9
step width 9
stride 9
stride time 19
swing 10

T

temporal-spatial parameter of gait 18
terminal double limb stance 14
TD ; torque demand 47
TDLS ; terminal double limb support 13
toe drag 112
toe out angle 9
trailing limb 42
trailing position 63, 71
TSt ; terminal stance 10, 42
TSw ; terminal swing 10, 45

U

up 126

V

valgus 127
varus 127

W

wobbles 127